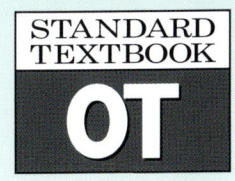

標準作業療法学
専門分野

作業療法研究法
第2版

■編集
山田　孝　東京保健医療専門職大学リハビリテーション学部・教授/東京都立大学・名誉教授/一般社団法人日本人間作業モデル研究所・代表理事

■編集協力
長谷龍太郎　神奈川県立保健福祉大学リハビリテーション学科・教授

■執筆

山田　孝　東京保健医療専門職大学リハビリテーション学部・教授/東京都立大学・名誉教授/一般社団法人日本人間作業モデル研究所・代表理事

吉川ひろみ　県立広島大学保健福祉学部作業療法学科・教授

湯浅孝男　秋田大学・名誉教授

長谷龍太郎　神奈川県立保健福祉大学リハビリテーション学科・教授

小林法一　東京都立大学健康福祉学部作業療法学科・教授

奈良進弘　鹿児島大学医学部保健学科作業療法学専攻・教授

村田和香　群馬パース大学リハビリテーション学部作業療法学科・教授

永井洋一　新潟医療福祉大学リハビリテーション学部作業療法学科・教授

川又寛徳　福島県立医科大学保健科学部作業療法学科・講師

篠原和也　常葉大学保健医療学部作業療法学科・准教授

鈴木久義　昭和大学保健医療学部作業療法学科・教授

中田眞由美　埼玉県立大学保健医療福祉学部作業療法学科・教授

小林幸治　目白大学保健医療学部作業療法学科・教授

石井良和　群馬パース大学リハビリテーション学部作業療法学科・教授

有川真弓　千葉県立保健医療大学健康科学部リハビリテーション学科作業療法学専攻・准教授

医学書院

標準作業療法学　専門分野		
作業療法研究法		
発　　　　行	2005年 6月15日	第1版第1刷
	2012年 1月 6日	第1版第6刷
	2012年 8月 1日	第2版第1刷©
	2024年12月 1日	第2版第12刷
シリーズ監修	矢谷　令子（やたに　れいこ）	
編　　　集	山田　孝（やまだ　たかし）	
編 集 協 力	長谷　龍太郎（ながたに　りゅうたろう）	
発　行　者	株式会社　医学書院	
	代表取締役　金原　俊	
	〒113-8719　東京都文京区本郷 1-28-23	
	電話 03-3817-5600（社内案内）	
組　　　版	ウルス	
印刷・製本	大日本法令印刷	

本書の複製権・翻訳権・上映権・譲渡権・貸与権・公衆送信権（送信可能化権を含む）は株式会社医学書院が保有します．

ISBN978-4-260-01483-0

本書を無断で複製する行為（複写，スキャン，デジタルデータ化など）は，「私的使用のための複製」など著作権法上の限られた例外を除き禁じられています．大学，病院，診療所，企業などにおいて，業務上使用する目的（診療，研究活動を含む）で上記の行為を行うことは，その使用範囲が内部的であっても，私的使用には該当せず，違法です．また私的使用に該当する場合であっても，代行業者等の第三者に依頼して上記の行為を行うことは違法となります．

JCOPY 〈出版者著作権管理機構　委託出版物〉
本書の無断複製は著作権法上での例外を除き禁じられています．複製される場合は，そのつど事前に，出版者著作権管理機構（電話 03-5244-5088，FAX 03-5244-5089，info@jcopy.or.jp）の許諾を得てください．

＊「標準作業療法学」は株式会社医学書院の登録商標です．

刊行のことば

　21世紀に持ち越された高等教育の課題を表す重要キーワードとして，"教育改革"という4文字がある．このことは初等・中等教育においても同様と考えられるが，きわめて重要な取り組みとして受け止められている．また，大学入学定員と志願者数が同じになるという"全入時代"を数年後に控えた日本の教育界において，"変わる教育"，"変わる教員"が求められる現在，"変わる学生"が求められるのもまた必然の理となる．教育の改革も変革もまだまだこれからであり，むしろそれは常に"今日"の課題であることはいうまでもない．ただし，改革や変革を安易に日常化してしまうのではなく，それら1つひとつを真摯に受け止め，その結果を厳しく評価することで，教員も学生も一体となって教育の成果を体得することこそ重要になる．

　このような状況下にあって，このたび「標準作業療法学 専門分野」全12巻が刊行の運びとなった．これは「標準理学療法学・作業療法学 専門基礎分野」全12巻，および「標準理学療法学 専門分野」全10巻の両シリーズに並び企画されたものである．

　本シリーズの構成は，巻頭見開きの「標準作業療法学シリーズの特長と構成」の項に示したように，「作業療法教育課程の基本構成領域」（指定規則，平成11年度改定）に基づき，『作業療法学概論』以下，各巻の教科タイトルを選定している．加えて，各領域の実際の臨床現場を多様な事例を通して学習する巻として『臨床実習とケーススタディ』を設け，作業療法教育に関連して必要かつ参考になる資料および全巻にわたる重要キーワードの解説をまとめた巻として『作業療法関連資料・用語解説』を設けた[注]．

　また，シリーズ全12巻の刊行にあたり心がけたいくつかの編集方針がある．まず注意したことは，当然のことながら"教科書"という性格を重要視し，その性格をふまえたうえで企画を具体化させたことである．さらに，前述した教育改革の"改革"を"学生主体の教育"としてとらえ，これを全巻に流れる基本姿勢とした．教員は学生に対し，いわゆる"生徒"から"学生"になってほしいという期待を込めて，学習のしかたに主体性を求める．しかし，それは観念の世界ではなく，具体的な学習への誘導，刺激があって，学生は主体的に学習に取り組めるのである．いわば，教科書はそのような教育環境づくりの一翼を担うべきものであると考えた．願わくば，本シリーズを通して，学生が学習に際して楽しさや喜びを感じられるようになれば幸いである．

　編集方針の具体化として試みたことは，学習内容の到達目標を明確化し，そのチェックシステムを構築した点である．各巻の各章ごとに，教育目標として「一般教育目標」（General Instructional Objective; GIO）をおき，「一般教育目標」を具体化した項目として「行動目標」（Specific Behavioral Objectives; SBO）をおいた．さ

らに，自己学習のための項目として「修得チェックリスト」を配した．ちなみにSBOは，「～できる」のように明確に何ができるようになるかを示す動詞によって表現される．この方式は1960年代に米国において用いられ始めたものであるが，現在わが国においても教育目標達成のより有効な手段として広く用いられている．GIOは，いわゆる"授業概要"として示される授業科目の目的に相当し，SBOは"授業内容"または"授業計画"として示される授業の具体的内容・構成に通ずるものと解することができる．また，SBOの語尾に用いられる動詞は，知識・技術・態度として修得する意図を明確にしている．今回導入した「修得チェックリスト」を含んだこれらの項目は，すべて学習者を主体として表現されており，自らの行動によって確認する方式になっている．

　チェックリストの記入作業になると，学生は「疲れる」と嘆くものだが，この作業によって学習内容や修得すべき事項がより明確になり，納得し，さらには学習成果に満足するという経験を味わうことができる．このように，単に読み物で終わるのではなく，自分で考え実践につながる教科書となることを目指した．

　次に心がけたことは，学生の目線に立った内容表現に配慮したという点である．高校卒業直後の学生も本シリーズを手にすることを十分ふまえ，シリーズ全般にわたり，わかりやすい文章で解説することを重視した．

　その他，序章には見開きで「学習マップ」を設け，全体の構成・内容を一覧で紹介した．また，章ごとに「本章のキーワード」を設け，その章に出てくる重要な用語を解説した．さらに終章として，その巻の内容についての今後の展望や関連領域の学習方法について編者の考えを記載した．巻末には「さらに深く学ぶために」を配し，本文で言及しきれなかった関連する学習項目や参考文献などを紹介した．これらのシリーズの構成要素をすべてまとめた結果として，国家試験対策にも役立つ内容となっている．

　本シリーズは以上の点をふまえて構成されているが，まだまだ万全の内容と言い切ることができない．読者，利用者の皆様のご指摘をいただきながら版を重ね，より役立つ教科書としての発展につなげていきたい．シリーズ監修者と8名の編集者，および執筆いただいた90名余の著者から，ご利用いただく学生諸氏，関係諸氏の皆様に，本シリーズのいっそうの育成にご協力くださいますよう心よりお願い申し上げ，刊行のあいさつとしたい．

2004年5月

シリーズ監修者　一同
編集者

〔注〕本シリーズの改訂にあたり，全体の構成を見直した結果，『作業療法関連資料・用語解説』についてはラインアップから外し，作業療法士が対象とする主要な対応課題である高次脳機能障害の教科書として，『高次脳機能作業療法学』の巻を新たに設けることとした．（2009年8月）

第2版 序

　本書の初版は7年前の2005年6月に出版されている．その序で，恩師三島二郎・元早稲田大学教育学部教授の講義についてふれたが，その恩師も5年前にお亡くなりになった．私も2012年3月に首都大学東京を定年退職し，4月から大学院修士課程の新設ということで乞われて，目白大学大学院リハビリテーション学研究科に勤務している．編集者がそのようなことなので，第2版には編集協力者をおくことにした．私に万が一のことがあった場合には，編集協力者である長谷龍太郎が代わりに編集者になるということである．長谷とは，かつての東京都立府中リハビリテーション学院での師弟関係にあり，34年もの付き合いがあり，お願いしたわけである．

　この7年間には，私事でもいろいろなことがあった．子どもたちの結婚と孫たちの誕生で，爺さんになってしまった．また，6年前には脳出血を経験し，急性期から1か月間の入院を体験し，4か月間の休職も体験した．今も，声の出にくさや書痙など，細かな後遺症に悩まされている．教師としては，板書ができないということは致命的なことのように思われたが，最近はパワーポイントを使って講義をすることが増えたために，特に問題はなくなった．しかし，本書の校正は，書痙のために，医学書院の編集担当者にはご迷惑をおかけしたのではないかと思う．最初はミミズの這ったような字で本当に読むのが困難であったと自分でも思ったので，ワープロで打ち出したりしていた．それが校正を続けるうちに，かなり読めるような文字が書けるようになった．校正という作業が私の書痙を治療してくれたようである．

　第2版では，いくつかの点で変更がある．キールホフナーの米国の作業療法の歴史を紹介したものを歴史研究と位置づけたこと，身体機能，精神機能，発達過程，高齢期という各分野の研究の流れと研究者自身の研究を紹介するという章(第5章「臨床研究の実践例と動向」)を立てて，石井良和先生，小林法一先生，小林幸治先生，有川真弓先生に新たに執筆者に加わっていただいた．また，研究計画の手順や論文の構成を示す具体例に，初版では，私の古い研究を用いていたのを，第2版では，若手の研究者の例を用いて説明するために，川又寛徳先生と篠原和也先生にも執筆者に加わっていただいた．

　わが国の作業療法も，ランダム化比較試験が用いられるなど，エビデンスのレベルが高まってきていると同時に，質的研究も増えているように思う．作業療法の研究がますます発展することを祈っている．

2012年6月

山田　孝

初版の序

　35年前，私が早稲田大学教育学部で教育心理学を学んでいたときに，三島二郎教授の発達心理学の授業で，「科学とは何か」という講義があった．少々長くなるが，以下に当時の私のノートから引用する．

> 心理学は，ブント（Wundt W）以来，「自然科学」になろうとして努力してきたが，結果的に人間とは無関係のものになってしまった．心理学は本来的に「精神科学」でなければならない．精神科学とは，あらゆる客観的現象は根本では生の表現にほかならないため，それを内面化したものであり，「対象を理解する」ということに尽きる．科学的心理学は外なるものを外なるものとして認識するのであるから，記述的，分析的な説明のみであって，「死んだ生」を説明しているにしか過ぎず，人間の理解にはいたっていない．われわれは「生きた生を，生きたまま了解し」なければならない．そのように主張したディルタイ（Dilthey W）の考えを再び取り戻すべきである．

　作業療法も，科学的になろうと努力し，科学の方法論を取り入れて，障害をもつ人々を支援してきたが，科学とは何なのだろうか．大辞林〔松村　明（編），p416，三省堂，1988〕によると，科学とは「①学問．学．世界・事象に関する知的・合理的な探求の営み．②特定の対象領域に関する経験的実証的学問．自然科学・精神科学・社会科学・文化科学など．狭義には，自然科学のこと」となっている．科学というときに，私たちは一般に，この定義の①を考えてしまう．だから，作業療法は科学ではないという考えには抵抗を覚える．作業療法学は学問ではないと言われているように聞こえるからである．しかし，定義の②のうち，特に最後の「自然科学のこと」であるとなると，作業療法は自然科学ではないし，したがって科学ではないということになる．学問としての作業療法学を展開するためには，②の「特定の対象領域に関する経験的実証的学問」ということから出発して，「障害者の生活の支援」にかかわる事象に関する「知的・合理的な探求」を続けることが必要である．

　恩師の講義は，そのあとに一般システム理論の紹介が続いていた．35年も前に，「生きた生を，生きたまま了解する」ことや，そのために一般システム理論を利用することを教わったことが，私の作業療法士としての原点になっている．

　本書は，こうした視点に立って編集されたものである．学問としての作業療法学の完成を目指して，自然科学的な研究法だけでなく，社会科学・人文科学的な研究法を紹介することにも，かなりのページを費やしている．将来の作業療法士となる読者が，こうした幅の広い方法を身につけることで，作業療法の実践を確かなものにし，エビデンスを発信することになり，ひいては，学問としての作業療法学を確立することにつながるものと期待している．

2005年5月

山田　孝

「標準作業療法学シリーズ」の特長と構成

シリーズコンセプト
毎年数多く出版される作業療法関連の書籍のなかでも、教科書のもつ意義や役割には重要な使命や責任が伴います。
本シリーズでは、①シリーズ全12巻の構成内容は「作業療法教育課程の基本構成領域(下欄参照)」を網羅していること、②教科書としてふさわしく、わかりやすい記述がなされていること、③興味・関心を誘発する内容で、自己学習の示唆に富む工夫が施されていること、④学習の到達目標を明確に示すとともに、学生自身が自己学習できるよう、"修得チェックリスト"を設けること、といった点に重点をおきました。

シリーズ学習目標
本シリーズによる学習を通して、作業療法の実践に必要な知識、技術、態度を修得することを目標とします。また最終的に、作業療法を必要とする人々に、よりよい心身機能の回復、生活行為達成への支援、人生の意味を高める援助のできる作業療法士となることを目指します。

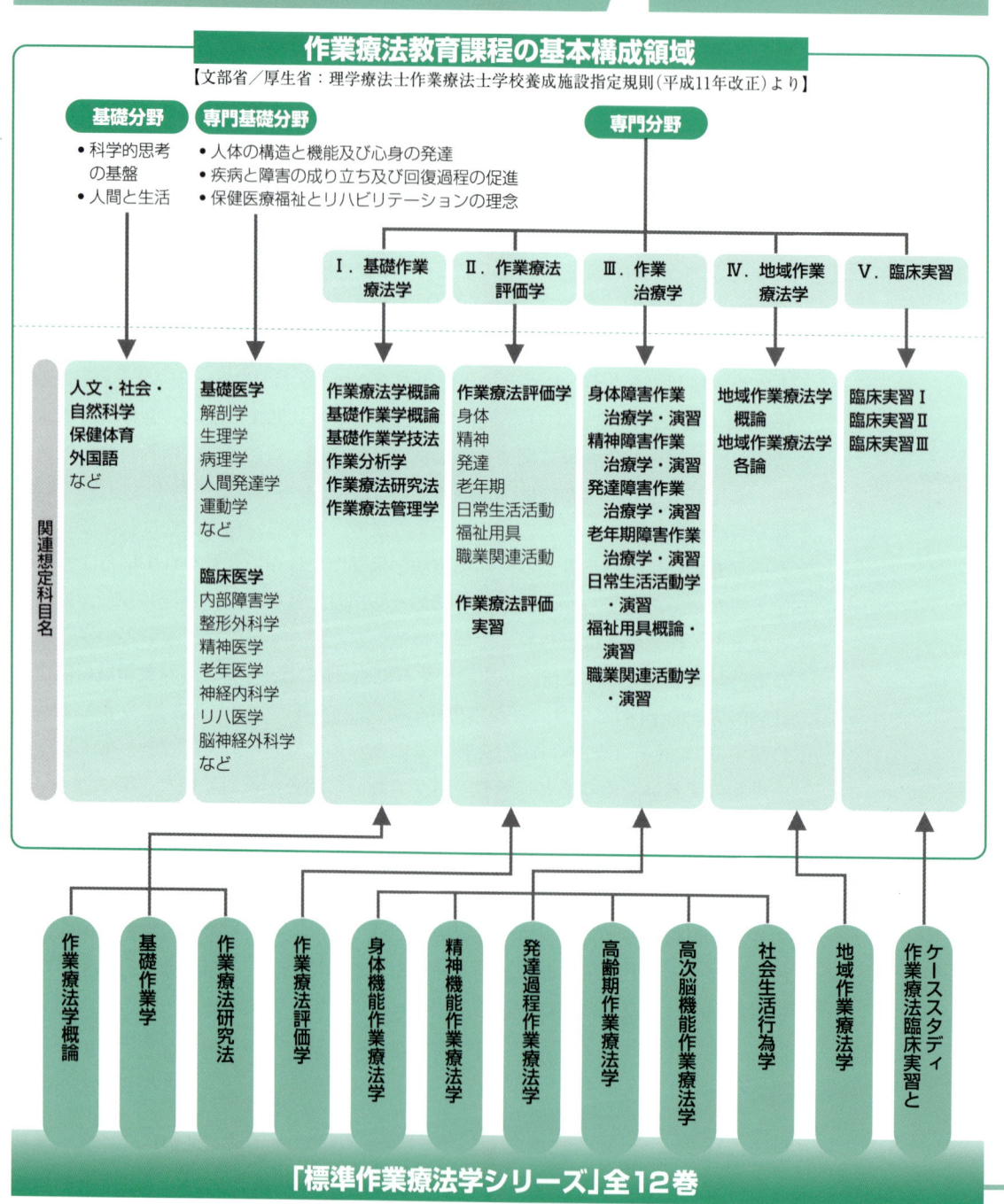

作業療法教育課程の基本構成領域
【文部省／厚生省：理学療法士作業療法士学校養成施設指定規則(平成11年改正)より】

基礎分野
- 科学的思考の基盤
- 人間と生活

専門基礎分野
- 人体の構造と機能及び心身の発達
- 疾病と障害の成り立ち及び回復過程の促進
- 保健医療福祉とリハビリテーションの理念

専門分野
- Ⅰ. 基礎作業療法学
- Ⅱ. 作業療法評価学
- Ⅲ. 作業治療学
- Ⅳ. 地域作業療法学
- Ⅴ. 臨床実習

関連想定科目名：

- 人文・社会・自然科学／保健体育／外国語 など
- 基礎医学：解剖学、生理学、病理学、人間発達学、運動学 など／臨床医学：内部障害学、整形外科学、精神医学、老年医学、神経内科学、リハ医学、脳神経外科学 など
- 作業療法学概論／基礎作業学概論／基礎作業学技法／作業分析学／作業療法研究法／作業療法管理学
- 作業療法評価学：身体、精神、発達、老年期、日常生活活動、福祉用具、職業関連活動／作業療法評価実習
- 身体障害作業治療学・演習／精神障害作業治療学・演習／発達障害作業治療学・演習／老年期障害作業治療学・演習／日常生活活動学・演習／福祉用具概論・演習／職業関連活動学・演習
- 地域作業療法学概論／地域作業療法学各論
- 臨床実習Ⅰ／臨床実習Ⅱ／臨床実習Ⅲ

「標準作業療法学シリーズ」全12巻

- 作業療法学概論
- 基礎作業学
- 作業療法研究法
- 作業療法評価学
- 身体機能作業療法学
- 精神機能作業療法学
- 発達過程作業療法学
- 高齢期作業療法学
- 高次脳機能作業療法学
- 社会生活行為学
- 地域作業療法学
- ケーススタディ 作業療法臨床実習と

「標準作業療法学シリーズ」の共通章立て紹介

序章　○○○を学ぶ皆さんへ　……この巻において学ぶ事項とその学び方，また関連して学ぶべきシリーズの他巻の内容などについての説明が示されます．それらを理解し，この巻の特徴を把握します．

　▲学習マップ　……見開き両面にこの巻で学ぶ全体像を示し，その特徴を図示します．作業療法の全体におけるこの巻の役割が把握しやすくなります．

第1章　○○○の基礎　……この巻で取り上げる分野や領域における基礎事項，たとえば歴史，理念，関連法規・制度，対象とする疾患や障害，作業療法において実践される治療や指導，援助の原理・原則，応用などについて理解します．

　▲一般教育目標※1　……（General Instructional Objective; GIO）
各章ごとに一般教育目標（GIO）を設け，その章において修得すべき知識・技術・態度の一般的な目標について把握します．

　▲行動目標※2　……（Specific Behavioral Objectives; SBO）
上記の一般教育目標を遂行するために立てられた具体的な目標です．知識面，技術面，態度や情意面に分けられ，それぞれの達成目標が明確に表現されていますので，自分の学習目標がはっきりします．

　▲修得チェックリスト　……上記の行動目標を受けて，さらに学習のポイントを具体化し，自分の修得度をチェック項目ごとに確認していく自己学習のためのリストです．

　▲本章のキーワード　……学習する際に役立つキーワードを説明します．さらに深い知識が身につき，理解力がアップします．本文中の該当語には✓をつけます．

第2章　○○○の実践　……実際に作業療法が行われる過程（情報収集→評価→治療・指導・援助→再評価→フォローアップ・他領域でのかかわり）に沿って知識や技術，態度について学びます．あわせて作業療法の効果判定（EBOT; Evidence-based OT）を実現するための方法や手段，記録法についても学びます．

　▲一般教育目標　▲行動目標
　▲修得チェックリスト　　├ 上記のとおり
　　▲本章のキーワード

第3章　○○○の実践事例　……臨床の場で多く出会う作業療法の対象を紹介し，事例ごとの学習を行います．

　▲一般教育目標　▲行動目標
　▲修得チェックリスト　　├ 上記のとおり
　　▲本章のキーワード

○○○の発展に向けて　……社会情勢が変化するなかで，世界および日本の作業療法がどのように動いているのかを解説し，作業療法にかかわる者がどこへ向かうのが望ましいのか，この巻のテーマについて今後の予想や示唆，あるいは編者の想いを伝えるものです．ぜひ学習の理解に役立てましょう．

　▲さらに深く学ぶために　……本文では言及しきれなかった関連する学習項目や参考文献などを紹介し，一歩広がる内容にふれます．

※1，2　学習終了時に期待される成果を示すものを一般教育目標（GIO）としてあげ，その目標を達成するためにいくつかの下位目標，すなわち行動目標（SBO）があげられる．行動目標は，明確にどのようなことができるようになるのかを示す動詞に置き換えて表現される．
通常使用されている"講義概要"や"一般目標"は一般教育目標に相当し，"学習目標"や"到達目標"は行動目標に相当すると考えられる．

目次

序章　作業療法研究法を学ぶ皆さんへ　山田 孝　　1

『作業療法研究法』学習マップ …… 2
A．「研究」とは何か …… 4
B．「研究」と作業療法の類似性 …… 4
C．作業療法の根拠のために …… 4

第1章　研究とは何をするのか　　7

GIO，SBO，修得チェックリスト …… 8

I　研究は誰が何のためにするものなのか
　　　　　　　　　　　　　　　　山田 孝 …… 12
A．作業療法における研究 …… 12
　1　研究者とは …… 12
　2　作業療法の定義 …… 12
　3　臨床の場で行われる研究 …… 13
B．問題解決としての研究 …… 13
　1　研究テーマの具体例 …… 13
　2　臨床家がもつ研究すべき問題 …… 14
C．臨床実践に関する概念 …… 14
　1　作業療法リーズニング …… 15
　2　エビデンスに基づく実践（EBP）…… 16
　3　ナラティブに基づく実践（NBP）…… 17
　4　国際生活機能分類（ICF）…… 18
　5　作業中心の実践 …… 19
D．アートとサイエンス …… 19
　1　サイエンスの特性 …… 19
　2　アートの特性 …… 20
　3　サイエンスとしての研究，アートとしての研究 …… 21

II　分野別研究とその流れ：歴史研究と時代背景・研究に関する概観
　　　　　　　　　　　　　　　　山田 孝 …… 24
A．歴史研究 …… 24
　1　作業療法士の誕生 …… 24
　2　歴史研究 …… 24
　3　キールホフナーの歴史研究 …… 24
　4　作業療法への適用 …… 25
B．わが国の状況 …… 27
　1　作業療法を科学にする …… 27
　2　運動学を理解する …… 27
　3　動作分析を行う …… 28
　4　理学療法との区別 …… 28
　5　現状と今後の課題 …… 28

III　研究疑問を立てること　山田 孝 …… 33
A．疑問をまとめる …… 33
B．疑問を検討する …… 34

IV　研究疑問を解決するにはどうするか
　　　　　　　　　　　　　　　　山田 孝 …… 35
A．研究命題をつくる …… 35
　1　概念 …… 35
　2　命題 …… 35
　3　研究命題 …… 35
B．変数を定義づける …… 36
　1　操作的定義 …… 36
　2　独立変数と従属変数 …… 36
C．研究疑問を修正し，データを収集する …… 36
D．まとめ …… 39

V 研究と倫理　吉川ひろみ …………………… 40

A．臨床と研究における倫理…… 40
 1　臨床と研究の目的の違い…… 40
 2　研究における倫理的配慮の必要性…… 41
 3　科学的目的達成と被験者の人権への配慮
  …… 43

B．インフォームドコンセント…… 46
 1　インフォームドコンセントの概念…… 46
 2　自己決定権とインフォームドコンセント
  …… 47
 3　インフォームドコンセントの方法…… 47

C．プライバシーの問題…… 48
D．研究デザインと倫理的問題…… 49
 1　文献研究…… 49
 2　調査研究…… 49
 3　実験研究…… 50
 4　ランダム化比較試験…… 51
 5　シングルシステムデザイン…… 53
 6　アクションリサーチ…… 54

E．研究者と対象者の協同作業としての研究…… 54
F．研究成果と倫理的配慮を取り入れた実践…… 54
本章のキーワード…… 56

第2章　研究にはどのようなものがあるのか　59

GIO，SBO，修得チェックリスト…… 60

I 研究の類型　山田 孝 ………………………… 62

A．類型とは…… 62
B．目的による類型…… 62
 1　探索的デザイン…… 64
 2　記述的・説明的デザイン…… 64
 3　実験的デザイン…… 64
C．手法による類型…… 65
 1　文献研究…… 65
 2　システマティックレビュー…… 65
 3　調査研究…… 66
 4　実験研究…… 66
 5　事例研究…… 66

II 文献レビューと文献研究　湯浅孝男 ……… 69

A．文献調査の必要性…… 69
B．文献研究の種類…… 69
C．文献検索…… 69
 1　文献検索の準備…… 69
 2　マニュアル検索…… 70
 3　インターネット検索とシステマティックレビュー…… 70
 4　文献の入手…… 73
D．文献の読み方…… 73
E．文献の整理…… 73
 1　パソコン（表計算ソフト）を利用する方法
  …… 73
 2　文献カードを利用する方法…… 74
 3　コピーの整理法…… 74
F．文献研究…… 74
 1　文献研究の工程…… 74
 2　文献引用の注意点…… 75
G．まとめ…… 76

III 調査研究 ……………………………………… 77

A．調査研究とは　長谷龍太郎…… 77
 1　目的…… 77
 2　特徴…… 78
 3　限界…… 78
B．進め方と留意点　長谷龍太郎…… 79
C．調査研究の種類　長谷龍太郎…… 80
 1　記録調査法…… 80

- 2 質問紙調査法 …… 80
- 3 面接調査法 …… 81
- 4 インターネット媒体を利用した調査法 …… 82

D. 観察と面接　長谷龍太郎 …… 83
- 1 観察 …… 83
- 2 面接 …… 83

E. 質問紙　長谷龍太郎 …… 85
- 1 質問紙の構成 …… 85
- 2 質問文の作成 …… 86

F. 質問文で用いられる尺度　長谷龍太郎 …… 87
- 1 尺度の種類 …… 88
- 2 質的尺度(計数尺度) …… 88
- 3 量的尺度(計量尺度) …… 89

G. 調査結果の分析　長谷龍太郎 …… 89
- 1 尺度における信頼性 …… 89
- 2 尺度における妥当性 …… 90

H. 尺度の構成法　長谷龍太郎 …… 91
- 1 リカート法 …… 91
- 2 ガットマン尺度 …… 91
- 3 意味的微分法 …… 92
- 4 視覚的アナログスケール …… 93

I. 測定の分析　長谷龍太郎 …… 94

J. 因子分析とラッシュ分析　小林法一 …… 94
- 1 因子分析 …… 94
- 2 ラッシュ分析 …… 96

IV 実験研究　奈良進弘 …… 98

A. 作業療法実践と実験研究 …… 98
- 1 ランダム化(ランダムサンプリング) …… 98
- 2 マスク化 …… 99
- 3 独立変数と従属変数 …… 100
- 4 実験研究の類型とエビデンス …… 101

B. 実験研究の研究デザイン …… 101
- 1 群間比較研究(ランダム割り当てあり) …… 101
- 2 準実験的デザイン …… 102
- 3 群内前後比較研究 …… 103
- 4 要因計画研究法 …… 103
- 5 実験的観察研究法 …… 105

C. 研究対象者の主体性を尊重した実験研究 …… 107

V 事例研究：一般　村田和香 …… 109

A. 事例研究の基礎的知識と研究の倫理 …… 109
- 1 作業療法の臨床実践と事例研究 …… 109
- 2 研究方法としての事例研究 …… 111
- 3 研究の倫理と情報の管理 …… 113

B. 事例研究と事例報告の作成方法 …… 113
- 1 作業療法の記録 …… 113
- 2 事例研究の流れ …… 114
- 3 事例報告の作成要領 …… 116

C. 事例研究の発展に向けて必要なもの …… 117

VI 事例研究：シングルシステムデザイン　永井洋一 …… 118

A. シングルシステムデザインとは …… 118
- 1 事例検討と多標本実験計画法の欠点 …… 118
- 2 なぜシングルシステムデザインなのか …… 118
- 3 シングルシステムデザインの目的と方法の概略 …… 119
- 4 多標本実験計画法との比較 …… 119

B. 基本的手順──実施のためのステップ …… 120
- 1 従属変数の観察・記録 …… 120
- 2 測定値の備えるべき属性 …… 122

C. 基本的な研究デザイン …… 123
- 1 AB デザイン …… 123
- 2 ABA デザイン …… 124
- 3 ABAB デザイン …… 124
- 4 BAB デザイン …… 125
- 5 基準変更デザイン …… 125
- 6 データ収集に関する留意点 …… 126

D. より複雑なデザイン …… 126
- 1 多重ベースライン法 …… 127
- 2 交替操作法 …… 128

E．効果判定の方法 …… 129
　1　目視法 …… 129
　2　準統計的方法 …… 131
F．長所と短所 …… 134
G．まとめ …… 134
本章のキーワード …… 137

第3章　研究にかかわる基礎知識　　139

GIO，SBO，修得チェックリスト …… 140

I　研究計画の手順と論文の構成 …… 144

A．論文の構成と論文評価　山田 孝 …… 144
　1　論文の構成 …… 144
　2　論文の評価 …… 145
B．研究計画立案の手順　山田 孝 …… 147
　1　事前に計画を立てておく …… 147
　2　研究計画書を作成する …… 147
C．論文作成の実際
　　　　　川又寛徳，篠原和也，山田 孝 …… 147
　1　テーマの選び方とその表し方 …… 148
　2　著者名，所属の表し方 …… 149
　3　緒言とその表し方 …… 149
　4　方法の選び方とその表し方 …… 152
　5　結果とその表し方 …… 156
　6　考察とその表し方 …… 158
　7　結論とその表し方 …… 160
　8　文献とその表し方 …… 161

II　研究とEBMの立証 …… 163

A．作業療法リーズニング　村田和香 …… 163
　1　作業療法実践の基礎となる作業療法のリーズニング …… 163
　2　作業療法リーズニングのスキル向上のために …… 168
B．エビデンスに基づく実践と作業療法
　　　　　鈴木久義 …… 170
　1　はじめに …… 170
　2　EBPとは …… 170
　3　EBPを理解するためには──基礎的な知識の必要性 …… 170
　4　臨床経済学的視点の必要性 …… 175
　5　おわりに …… 176
C．量的研究と質的研究　山田 孝 …… 177
　1　量的研究 …… 177
　2　質的研究 …… 181
　3　量的研究と質的研究の複合的研究 …… 183

III　統計解析（量的研究）にかかわる基礎知識
　　　　　奈良進弘 …… 186

A．作業療法研究における統計解析 …… 186
　1　確率と統計解析 …… 186
　2　統計学的検定法 …… 187
　3　データと尺度 …… 187
B．さまざまな検定法 …… 188
　1　度数についての検定（χ^2検定）…… 188
　2　相関係数とその検定 …… 189
　3　平均値の検定 …… 191
　4　ノンパラメトリック検定 …… 193
　5　分散分析 …… 198
C．おわりに …… 200

IV　質的研究にかかわる基礎知識
　　　　　長谷龍太郎 …… 201

A．量的な研究と質的な研究 …… 201
　1　量の比較 …… 201
　2　質の比較 …… 201
　3　どちらの研究法をとるか …… 202
　4　量的研究とは …… 202
　5　質的研究とは …… 202
B．作業療法における質的研究 …… 203

C. 作業療法における質的研究の基本的認識 …… 204
D. 質的研究の留意点 …… 204
 1 事前準備における留意点 …… 204
 2 質的研究の限界 …… 205
 3 妥当性と信頼性の検証 …… 205
 4 研究者に求められるもの …… 206
E. 質的研究の分類 …… 206
 1 民族誌学を基盤とした質的研究 …… 206
 2 現象学的アプローチ …… 207
 3 シンボリック相互作用論の影響を受けたグラウンデッドセオリー …… 208
 4 ソフトシステム方法論を利用したアクションリサーチ …… 209
F. 質的研究の実施 …… 210
 1 論文の構成 …… 210
本章のキーワード …… 216

第4章　研究論文の発表と手続き　中田眞由美　217

GIO，SBO，修得チェックリスト …… 218

I 作業療法教育における卒業研究論文の作成とその到達レベル …… 220

A. 卒業研究の目標 …… 220
B. 卒業研究の目的 …… 220
C. 卒業研究の流れ …… 221
 1 指導教員の決定 …… 221
 2 卒業研究のテーマ決定 …… 221
 3 先行研究者の尊重 …… 221
 4 研究計画書の作成 …… 221
 5 予備的研究 …… 222
 6 倫理的配慮と研究許可 …… 222
 7 中間発表 …… 222
 8 本研究 …… 222
 9 研究発表 …… 222
 10 論文作成 …… 223
 11 研究の評価 …… 223

II 研究論文発表に関する知識と手続き …… 224

A. 学会発表 …… 224
 1 口述発表 …… 224
 2 ポスター発表 …… 225
B. 論文発表 …… 226
 1 論文とは …… 226
 2 執筆から投稿まで …… 226
 3 査読から掲載まで …… 229
C. 海外学術誌への投稿 …… 230
 1 投稿にあたって必要なこと …… 230
 2 査読，校正 …… 231
本章のキーワード …… 232

第5章　臨床研究の実践例と動向　233

GIO，SBO，修得チェックリスト …… 234

I 身体機能領域の研究の実践例と動向
　　　　　　　　　　　小林幸治 …… 236

A. 筆者が今取り組んでいる研究 …… 236
 1 研究の発端 …… 236
 2 研究の構成 …… 236
B. 身体機能領域の研究の動向 …… 238
C. 身体機能領域の今後の課題 …… 239

II 精神機能領域の研究の実践例と動向
　　　　　　　　　　　石井良和 …… 240

A. 筆者が今取り組んでいる研究 …… 240
B. 精神機能領域の研究の動向 …… 241

C. 精神機能領域の今後の課題 …… 242

III 発達過程領域の研究の実践例と動向
有川真弓 …… 244

A. はじめに …… 244
B. 研究計画の立案 …… 244
 1 作成方法の検討 …… 244
 2 対象者の選定 …… 245
 3 分析方法の検討 …… 245
C. 具体的調査方法と結果 …… 245
 1 言語的妥当性検討の方法 …… 245
 2 言語的妥当性検討の結果 …… 245
 3 日本語版のCOSAを用いた信頼性と構成概念妥当性検討の方法 …… 245
 4 構成概念妥当性検討の結果 …… 246
 5 信頼性検討の結果 …… 246
D. 取り組んだ研究の成果と今後の課題 …… 246
E. 発達過程領域の研究の動向 …… 246

 1 文献研究 …… 247
 2 実践研究 …… 247
 3 事例研究 …… 247
 4 実験研究 …… 247
 5 調査研究 …… 247
F. 発達過程領域の今後の課題 …… 247

IV 高齢期領域の研究の実践例と動向
小林法一 …… 249

A. 対象と研究デザインからみた高齢期領域の研究の動向 …… 249
B. 高齢期領域の研究の動向と実践例 …… 249
 1 良質な効果研究の増加 …… 249
 2 作業療法オリジナルの評価法開発 …… 250
 3 質的研究による新たな概念の生成 …… 250
 4 環境に着目した研究 …… 251
C. 高齢期領域の今後の課題 …… 251

本章のキーワード …… 253

作業療法研究法の発展に向けて　山田 孝　255

A. 学問としての作業療法の発展 …… 255
B. 研究の必要性 …… 255
 1 サイエンス的手法による研究 …… 255
 2 アート的手法による研究 …… 256
 3 生活を探索することから研究へと結びつけていく …… 256

さらに深く学ぶために　山田 孝 …… 259

索引 …… 261

本シリーズにおける呼称・表記について

　サービスの受け手を何と表現するかはサービス提供者との関係性を示す指標となる．また，人権思想の浸透具合をみる社会的指標でもある．現在，作業療法領域で複数の表現がみられるのは以下の用語である．

1. サービスの受け手の表現について
　作業療法領域ではサービスの受け手の表現のしかたが主に4通りある．状況に応じて選択できるようにしておくとよい．
① 「対象者・対象児」は，作業療法の守備範囲が医療・保健・福祉の全領域にわたり，病院や施設から在宅まで支援の幅が広いこと，年齢や疾患・障害の種類にかかわらず対象とすることなどから，サービスの受け手を限定せずに指すときに使われる．またサービスの受益者と提供者が対等な関係であることを示しており，日本作業療法士協会が採用している〔作業療法臨床実習の手引き，第4版，2010〕．本シリーズでも発刊当初から採用している．英語そのままにクライエント（client）の語を用いることも多い．
② 「患者」は医師の治療を受ける人〔広辞苑，第6版〕の意で，もっぱら医療の対象者を指す．上記，実習の手引きでも，作業療法を含めて主に医療の対象者として表現する場合は「患者」の語を使うとしている．
③ 「当事者」は精神障害分野において一般の人々がいだくマイナスイメージを避ける意味を込めて使われる．
④ 「利用者」は疾患や障害に関係なく，在宅サービス（通所や訪問）を受ける人々を指して表現することが多い．

2. 「障害者」という用語について
　疾患に対するマイナスイメージの払拭をはかるため，厚生労働省の公式文書が「精神分裂病」から「統合失調症」へ（2002年），「痴呆症」から「認知症」へ（2004年）と変更された．同じように内閣府は「障がい者制度改革推進本部」を設け，「害」の字をひらがな表記にした（2009年）．2010年現在，各メディアもこれにならっているが，いまだ統一されていない．
　本シリーズでは文脈上必要な場合を除き，原則として「対象者・対象児」，「クライエント」を用いている．ただし，法律用語や「上肢機能障害」など障害そのものを表す場合は「障害」としている．

3. IADL（instrumental activities of daily living）の訳語について
　instrument が道具・器械・器具・手段と和訳される〔研究社リーダーズ英和辞典，第2版〕ことから，「手段的日常生活活動」の訳語が定着したと考えられるが，日本語として違和感がもたれて議論になることが多い．ADL そのものの内容をめぐっても過去に多くの議論があった．
　食事の用意，家事全般，金銭や薬の管理，買い物，交通手段の利用など，セルフケア以外で多くの人々が日常的に行う活動には，"活動手段となるべき物"が介在する．それゆえ，「生活関連動作（活動）（activities parallel to daily living; APDL）」とも呼ばれている．本シリーズでは，文献引用などの場合を除いて，IADL，APDL ともに「生活関連活動」の訳語を用いている．それは，上記のように日本語として「生活関連活動」のほうが，実態を表すのにより適していると考えられるからである．

4. 「介入」という用語について
　「介入」は，問題・事件・紛争などに，本来の当事者でない者が強引にかかわること〔広辞苑，第6版〕という意味の一般用語である．本シリーズでは，作業療法は対象者とともに問題を解決するという立場から，「介入」の語は極力用いず，「治療，指導，援助」などの用語を用いることにしている．

序章

作業療法研究法を
学ぶ皆さんへ

『作業療法研究法』学習マップ

序章 作業療法研究法を学ぶ皆さんへ
- 研究とは何かを学ぶ
- 研究と作業療法の類似性を学ぶ
- 作業療法の根拠を構築するためには，研究が必要なことを学ぶ

研究とは何かを，誰が，何のために研究をするのか，意味のある研究疑問を立てること，研究疑問を解決するために必要なことにはどのようなものがあるのかなど，本書全体の概略を示します．

第1章 研究とは何をするのか
- 研究は誰が，何のためにするものなのかに関する事柄を学ぶ
- 研究の時代的背景を学ぶ
- 研究疑問を立て，研究を進める価値があるかどうかを検討することに関する事柄を学ぶ
- 研究疑問を解決するために必要な事柄を学ぶ
- 研究と倫理について学ぶ

何のために，誰が，どのようにするのかといった流れ，時代による研究テーマの変化，研究疑問とその立て方と解決法，研究命題を作成し，変数を定義づけ，データを収集することといった研究に関する基本的なことを学んだら，研究をやってみたくなるでしょう．また，研究に関する倫理についても学びます．

第2章 研究にはどのようなものがあるのか
- 研究の類型やデザインを学ぶ
- それぞれの研究デザインを詳しく学ぶ
- それぞれの研究デザインの実際と応用について学ぶ

文献レビューと文献研究，調査研究，実験研究，事例研究とシングルシステムデザインといったさまざまな研究デザインを知っていると，研究疑問をうまく解決できます．

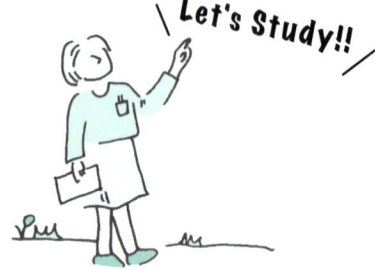

シリーズ各巻の紹介

作業療法学概論　[基礎作業療法学]
本巻では，作業療法を学習するにあたって必要とされる一般基礎知識を解説し，身体機能・精神機能・発達過程・高齢期の各専門領域について，導入的に説明します．特徴としては作業療法の概念，哲学および，歴史的背景について学びます．

基礎作業学　[基礎作業療法学]
本巻での学習はのちに続く評価学や各治療学の基礎として重要な役割を果たします．ここでは作業療法の最大の特徴となる"作業・活動"に焦点を当て，作業療法としての適用のしかたについて学習します．

作業療法研究法　[基礎作業療法学]
作業療法の効果を示し社会的評価へとつなげるために，研究はますます重要になります．本巻では，作業療法という専門職の研究・発展に必要な研究基礎知識を，量的研究と質的研究の両者から学びます．また，すでに発表された研究論文の読み方など研究の実際を学習します．

作業療法臨床実習とケーススタディ　[臨床実習]
本巻は，作業療法の全教育課程の3～4割を占めるとされる専門分野の領域にあたります．多様な臨床の現場を事例ごとに実践教育として学習します．これまで学習した全教科の，いわば総合編にあたります．臨床実習は各教育機関でそれぞれ詳しく指導されますが，ここでは事例ごとに作業療法の実態を紹介します．

社会生活行為学　[作業治療学]
本巻は，これまで日常生活活動や福祉用具概論，職業関連活動とされてきた科目を，広義で人間の行う生活行為であるととらえ，「社会生活行為」という名称を使用しています．個人の日常生活から心身の統合や社会生活の満足度を高める作業療法について，作業療法の全領域を含めながら学習します．

地域作業療法学　[地域作業療法学]
WHOのICF分類が個人の機能障害から活動・社会参加へと向けられているように，現在，作業療法が対象とする領域は，医療機関から保健・福祉の地域へと広がっています．

第3章 研究にかかわる基礎知識
- 研究計画の具体的な手順を学ぶ
- 論文の構成を学ぶ
- 量的研究の基礎を学ぶ
- 質的研究の基礎を学ぶ
- EBMと作業療法リーズニングを学ぶ

研究計画を立て，それに従うと研究は順序よく進みます．研究計画の具体的手順，研究論文の構成，さらに量的研究や質的研究に関する知識，EBMや作業療法リーズニングに関する知識を学ぶことで研究は円滑に進みます．

第4章 研究論文の発表と手続き
- 卒業研究の実施に必要な知識を学ぶ
- 論文執筆に必要な知識を学ぶ
- 発表に必要な知識を学ぶ

卒業研究を進めていく手順を示してあります．また，研究成果を発表すること，口述発表と論文執筆に必要な実際的な知識を学びます．さあ，発表をして，論文を書いてみましょう．

第5章 臨床研究の実践例と動向
- 身体機能領域の作業療法研究を学ぶ
- 精神機能領域の作業療法研究を学ぶ
- 発達過程領域の作業療法研究を学ぶ
- 高齢期領域の作業療法研究を学ぶ

作業療法が活躍する領域でどのような研究が行われているか示してあります．各領域には，近年注目されている話題や，作業療法が直面している問題があります．おのおのの領域で行われている作業療法研究を知ることで，研究の成果が実際にどのように貢献しているのか，どのような課題に直面しているのかを知ることができます．

作業療法研究法の発展に向けて
- 学問としての作業療法の発展には何が必要かを学ぶ
- 研究が作業療法の発展に必要なことを理解する

ここまでで，作業療法の発展を支えるのは研究であることが理解できたと思います．そうしたことをサイエンスとアートという観点からまとめました．さあ，研究をしましょう．

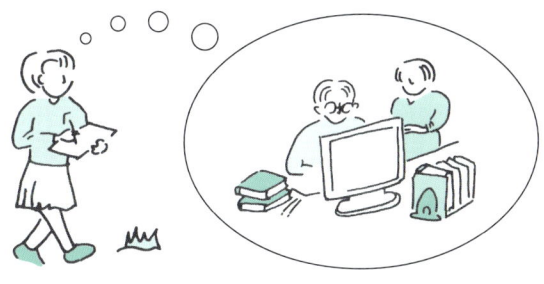
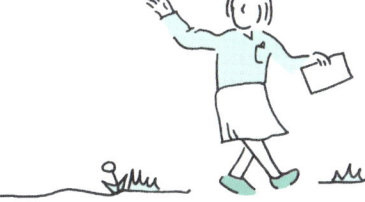

作業療法評価学
［作業療法評価学］
本巻では，作業療法の全領域で使用されている評価と評価法に関する知識および技法を，理論・演習を通して学習します．また，それらが各領域での実践において，どのような意味をもつものであるかについても学びます．

身体機能作業療法学
［作業治療学］
本巻は特に身体障害に関して，『基礎作業学』や『作業療法評価学』で学んだ関連事項をもとに作業療法の特性を生かした治療・指導・援助の方法を学習します．また，職業関連や日常生活に必要な作業遂行能力との結びつきについても紹介します．

精神機能作業療法学
［作業治療学］
本巻は特に精神障害に関して，『基礎作業学』や『作業療法評価学』で学んだ関連事項をもとに，作業療法の特性を生かした治療・援助の技法について学習します．

高次脳機能作業療法学
［作業治療学］
本巻は脳血管障害や認知症などの脳損傷によって引き起こされる，高次脳機能の障害に対する作業療法を学びます．症状の理解や評価方法にとどまらず，対象者の社会生活行為の支援に役立つ作業療法の実践方法を学習します．

高齢期作業療法学
［作業治療学］
本巻は特に高齢期を迎えた対象者の心身機能の変化や，それに伴っておこる生活上の動作・行動・行為への援助法について学習します．高齢社会といわれる今日のわが国の状況をもふまえて，障害をもつ高齢者に対する作業療法はもちろんのこと，現在健康である高齢者へのかかわりも含めて作業療法がどうあるべきかを学習します．またここで学習する内容は『地域作業療法学』と深い関係があります．

発達過程作業療法学
［作業治療学］
本巻は特に乳幼児から青年までを対象とした作業療法を，すでに『基礎作業学』や『作業療法評価学』で学んだ関連事項をもとに学習します．対象者個人の将来の可能性を広げるために，日常生活や学校生活，社会生活でのより適切な援助法を学びます．

※［　］内は，理学療法士作業療法士学校養成施設指定規則で定めた専門分野の科目名を表します．

A. 「研究」とは何か

本書は,「作業療法の研究とはどんなことをするのか」というテーマを明らかにするために計画されたものである.研究とは誰が,何のためにするのかということから紐解き,どのような知識をもてば研究をうまくできるのかということに進んでいくことになる.

研究を進めるためには,第1に研究疑問をもつ必要があるので,研究疑問をどのように立てるのかを示し,次いで,研究疑問を解決するためにはどのようにするのかを示す.

研究疑問を解決するためには,研究デザインや研究の形(表1)といったことを知っていると役立つので,そうしたことについても説明する.

研究を行う際には,研究疑問に基づいて,あらかじめ研究の計画を立てる必要がある.研究計画を立てるために必要な知識はたくさんあるが,本書では,学生に必要なレベルの知識(表2)を明らかにする.

さらに,実際にデータを収集し,整理し,検討するということにかかわる実際的な事柄についても説明する.この部分では具体的な説明を中心にしたので,楽しんでいただきたい.

最後に,研究の成果を発表することについて説明することになる.口述発表のしかた,論文の書き方など,知っていると便利な事柄である.

B. 「研究」と作業療法の類似性

Aで述べた事柄を知ったからといって,すぐに研究がうまくできるとは限らない.本文中にも述べているが,研究を行うことは作業療法を行うことに似ていると考えることができる.皆さんは作業療法についてさまざまなことを学んできているが,だからといって,すぐに作業療法をうまくできるかというと,必ずしもそうとはいえない.

作業療法の教育課程のなかには臨床実習が含まれている.これまでに学んできたことに基づき,臨床実習指導者の指導を受けながら,クライエントに実際に作業療法を提供することが臨床実習である.

研究もそれと似ている.研究のことを学んだからといって,すぐにうまく研究ができるとは限らない.養成校の教員などの指導を受けながら研究を実際に行うことが必要になる.「卒業論文」や「卒業研究」などと呼ばれている科目は,まさに研究に関する実習に相当するものである.

第1章「研究とは何をするのか」で説明するが,卒業して臨床に根ざした研究を進めることは臨床家の義務であるため,研究に必要なことを学生のときにきちんと理解しておく必要がある.そのためには,卒業論文や卒業研究などを通して,研究を指導してもらうとよい.

C. 作業療法の根拠のために

自分がいだいた研究疑問を解決するのは自分の責任である.根拠に根ざした実践(evidence-based practice; EBP)ということが15年ほど前から求められてきているが,自分の研究疑問に根拠をつくってくれる人は自分なのであって,他の人に依

表1 研究のデザイン,研究の形(研究の類型)

研究の具体的な形	文献研究　実験研究　調査研究　事例研究
研究デザイン	探索的 — 記述的 — 実験的
質的・量的区分	質的研究　　　　　　　実験的研究

表2 研究計画立案に必要な知識

作業療法リーズニング,エビデンスに基づく実践,ICF,量的研究(統計の論理と基礎的な事柄),質的研究の知識
研究上の倫理

存はできないのである．作業療法はクライエントの生活上の自立を支援するのであるから，私たちも実践の根拠を自立させて，自ら打ち立てる必要がある．

私たちがもつ必要がある根拠のレベルは，医学でいわれている根拠のレベルとは異なるものになるであろうが，そうしたことを含めて，"私たちの作業療法"における根拠のレベルを打ち立てること自体が，研究によらなければならないのである．

本書は作業療法を学ぶ学生のために書かれたものであるが，同時に研究法を知りたいと思う臨床家のためにも役立つものとなるであろう．

第 1 章
研究とは何をするのか

　第1章では，作業療法研究の必要性，研究の目的，研究の時代背景，研究疑問に対する判断，研究疑問解決に必要な事柄，倫理の重要性が示されています．まず，作業療法を研究する必要があるのは誰かを考えます．次に作業療法実践に影響を与える保健・医療・福祉に関連する事柄を学びます．自らが学んだことや経験している場面と対比し，検討が求められる事柄や疑問から研究命題を立案します．研究を始めるにあたっては研究の価値について優先順位を判断し，研究倫理に配慮しながら，研究実践への展望をもつことが期待されています．

GIO 一般教育目標	SBO 行動目標
1　作業療法を研究する必要があるのは誰なのかを理解する．	1) 作業療法実践を確かなものにするために，研究を行うべき人は誰か説明できる．
2　作業療法士は何のために研究をするのか理解する．	1) 研究は問題解決のために必要であることを説明できる． 2) 作業療法実践に影響を及ぼす以下の概念を説明できる．作業療法リーズニング，エビデンスに基づく実践（EBP），ナラティブ，国際生活機能分類（ICF） 3) サイエンスとアートとは何かを説明し，問題解決におけるサイエンスとアートの主な研究手法を説明できる．
3　作業療法実践に影響を及ぼした事柄，および，それらが作業療法の研究に与えた影響を理解する．	1) 研究のありようが時代によって変化することを説明できる． 2) 量的および質的研究はサイエンスおよびアートと関係していることを説明できる．
4　研究疑問が重要かどうかを決定する事柄を理解する．	1) 解決したい疑問が，研究するに値するかどうかを判定する事柄を説明できる． 2) 研究に値する研究疑問を判定する事柄は，研究の実施にどのような影響を及ぼしているのか説明できる．

修得チェックリスト

- ☐ ①研究を行う必要がある人を明らかにすることができた．

- ☐ ①作業療法実践に影響を及ぼし，研究のあり方に影響を及ぼしている概念を明らかにすることができた．
- ☐ ②作業療法に影響を及ぼしている①の概念が，作業療法研究とどのような関係があるのかを明らかにすることができた．
- ☐ ③作業療法リーズニングとはどのようなことなのか，どのような作業療法リーズニングがあるのか明らかにすることができ，また作業療法研究との関係を明らかにすることができた．
- ☐ ④EBPとはどのようなことなのか，その階層的分類を明らかにすることができ，また作業療法研究との関係を明らかにすることができた．
- ☐ ⑤ナラティブとはどのようなことであり，作業療法実践にどのような影響を及ぼしているのか明らかにすることができ，また作業療法研究との関係を明らかにすることができた．
- ☐ ⑥ICFはどのようなことであり，作業療法実践にどのような影響を及ぼしているのか明らかにすることができ，また作業療法研究との関係を明らかにすることができた．
- ☐ ⑦サイエンスの意味を明らかにすることができ，また作業療法研究との関係を明らかにすることができた．
- ☐ ⑧アートの意味を明らかにすることができ，また作業療法研究との関係を明らかにすることができた．

- ☐ ①わが国に作業療法が導入された時期(1966年ころ)の身体障害に対する作業療法の基本的考え方を明らかにすることができた．
- ☐ ②動作分析と作業(活動)分析との関係を明らかにすることができた．
- ☐ ③最近(1980年代以後)の作業療法の考え方を明らかにすることができた．
- ☐ ④サイエンスと量的研究の関係を明らかにすることができた．
- ☐ ⑤アートと質的研究の関係を明らかにすることができた．

- ☐ ①作業療法実践のなかで沸き上がった疑問を明らかにし，それを研究疑問，研究命題(仮説)にして操作的に定義するという研究の流れを明らかにすることができた．
- ☐ ②自分の研究疑問が，研究に値するかどうかを明らかにするためには，文献探索研究が必要であることを明らかにすることができた．

GIO 一般教育目標	SBO 行動目標
5 研究疑問を解決するために必要な事柄を理解する．	1）以下の用語を説明できる． 　量的研究，質的研究，概念，命題（仮説），操作的定義，独立変数，従属変数，エスノグラフィー，現象学，グラウンデッドセオリー
6 研究における倫理の必要性を理解する．	1）作業療法における倫理とは何かを説明できる． 2）研究を行う際の倫理的配慮の必要性を説明できる．

修得チェックリスト

- [ ] ①質的研究の必要性を明らかにすることができた．
- [ ] ②研究疑問が未解決かどうか，意義があるかどうか，どのような形の研究にするのか，具体的なデータ収集はどのようにすればよいのかを明らかにすることができた．
- [ ] ③研究命題とは何かを明らかにすることができた．
- [ ] ④操作的定義とは何かを明らかにすることができた．
- [ ] ⑤独立変数，従属変数とは何かを明らかにすることができた．

- [ ] ①臨床と研究の目的の違いを明らかにすることができた．
- [ ] ②研究対象者の権利，インフォームドコンセント，プライバシーの概念を明らかにすることができた．
- [ ] ③研究デザインに応じた倫理的配慮のポイントを明らかにすることができた．

I 研究は誰が何のためにするものなのか

A. 作業療法における研究

1 研究者とは

米国の作業療法士であるエリクサ(Yerxa)[1]は「専門職の存在価値はその臨床実践にこそある」と述べている．作業療法士は対象者〔クライエント(client)〕に効果のある作業療法を実施するために，さまざまな作業を提供する．作業とは，ほとんどの人が毎日行っている活動で，仕事的活動，遊びや余暇的活動，日常生活活動からなる[2]．クライエントを前にしたときに，このクライエントと類似した状況の過去の実践を振り返り，そこで効果のあったことを提供しようとするかもしれない．また，他の作業療法士の実践報告書（論文は報告書の一種である）での成功例を参考にしようとするかもしれない．こうした活動は，実はすでに"研究"を行っているということができる．

このように考えると，作業療法における研究とは，臨床家である作業療法士が自分の臨床実践を確かなものにするために行う活動であるということができる．研究すること自体が仕事である研究機関の職員や研究の比重が大きい大学教員などは，臨床実践のなかでの疑問や問題を，臨床家に代わって解決するために研究を行っているとも考えることができる．しかし，必ずしも臨床家のいだく臨床的な疑問を解決してくれるわけではなく，臨床家は自分の研究疑問に答えるために研究を行う必要があるのである．

2 作業療法の定義

ここで改めて，作業療法とは何なのかを考えてみよう．

米国作業療法協会(American Occupational Therapy Association; AOTA)は，2004年に作業療法の定義を改訂している[3]が，ここでは研究との関係が明瞭になっているその前の定義を示す．

> 作業療法は，人々が価値をおく作業に就くことを通して，自分の健康と健全な状態にとって重要であり，意味のある日々の活動を行うように援助する**アート(arts)**であり**サイエンス(sciences)**である．作業療法における"作業(occupation)"とは，人々がどのように時間を用いたり，あるいは"占める(occupy)"のかを意味しているこの作業という単語の古い用いられ方に由来する．したがって作業療法とは，人々の時間を占め，生活に意味をもたらす活動のすべてを指している．作業には，人々が自分自身を維持し，家族との生活のために捧げ，そして，より広い社会に参加するのを可能にさせる日々の活動が含まれる．〔文献2より抜粋．訳と強調は筆者による〕

この定義は，多様な状態にある個々のクライエントにとって，作業療法士が，重要で意味のある生活を送ることができるように支援することを示している．同時に，アートとサイエンスという研究上のポイントである考え方にふれている．

3 臨床の場で行われる研究

作業療法士が専門知識を用いてクライエントを支援するとき，さまざまな方法が用いられる．たとえば，①文献を参考にしてクライエントのために治療計画を立てることもあろうし，②過去に実施して効果のあったことを活用することもある．あるいは，③クライエントにこれまでの生活の様子を語ってもらい，ニーズを明らかにし，クライエントと話し合って治療計画を決定することもある．

これらの例はいずれも，作業療法士が臨床で研究を行っていることを示すものである．①の例は文献探索（literature review）研究に，②の例は効果研究（outcome study）に，そして③の例はナラティブ（叙述あるいは物語）という質的方法を用いた研究に従事していることになる．

①と②の例はこれまでの手法を参考にしたり，自分で効果を検証しようとすることで，のちに説明する"サイエンス的手法"である．一方，③の例は，なんとかこの人に合ったうまい方法がないか工夫しようとしている点で，これものちに説明する"アート的手法"である．

作業療法実践は，それぞれの作業療法士がこれまでに行われてきたセラピーを文献で調べて考えると同時に，クライエントと話し合うことで，クライエントが価値をおき，その人が重要だと考えている作業を明らかにし，その作業を利用してアプローチを組み立て，効果をきちんと検討するというようになされるのが理想的である．

そのためには，サイエンス的手法とアート的手法とをうまく組み合わせる必要がある．「作業療法はアートであり，サイエンスである」というAOTAの定義の意味は，具体的には，このように考えることができる．

B. 問題解決としての研究

1 研究テーマの具体例

研究する必要のある事柄は無限といってよいほどある．以下にそうした例を示す．

例1

ある特定の障害をもつクライエントの特性（症状や行動特徴）はどんなものなのかという疑問をいだいた．

① この疑問を解決するために文献探索を行い，特性を明らかにしようと考えた．

② この特性がみられる（発生する）頻度を，文献を読んで詳しく調べてみようと思った

③ 病院や施設に入院・入所しているたくさんのクライエントのカルテを調査し，その特性がみられるかどうか，また，どのくらいの頻度でみられるのかを検討してみようと思った．

④ 病院や施設に入院・入所しているたくさんのクライエントを実際に観察し，その特性がどのくらいの頻度でみられるのかを検討してみようと思った．

⑤ その特性の発生頻度を調査するためにアンケートを作成し，たくさんの病院や施設に依頼して調査してみようと思った．

例2

文献探索の結果，ある作業療法士が示している方法がよいように思われたので，それを実施したところ，クライエントが満足し，その体験をした自分も満足できた．

① その体験を事例報告（case report）にまとめてみようと思った．

② 同じような状態にあるたくさんのクライエントにこの方法を実施し，クライエントを1つのグループとしてとらえたときに，実施前と実施後の平均的な状態に統計学的有意差があるかどうかを検討してみようと思った．

③ 同じような状態のクライエントをたくさん集め，この方法を実施するグループと別の方法を実施するグループにランダムに分けて，その2グループの実施前と実施後の差を平均的にみたときに，統計学的に意味のある差があるかどうかを検討してみようと思った．

上記2例は，研究と呼ばれる活動に就いていることを示すものである．研究の成果を報告書にまとめ，施設・地区・県・地方・全国・世界の学会や研究会で発表すること，論文として雑誌に投稿して掲載されることなどは，そのあとに続く事柄である．

2 臨床家がもつ研究すべき問題

解決しなければならない問題を知っているのは，臨床場面で働く作業療法士である．別の言い方をすれば，作業療法士が臨床場面で解決を迫られていることこそが，研究をしなければならない問題なのだということができる．

このように考えると，前述したように，研究とは研究員や大学教員などの専門家だけが行う事柄ではなく，臨床家こそが取り組まなければならない事柄であるということができよう．

研究とは問題解決の1つの方法である．私たちが，「お昼に何を食べようか」「アルバイトをしようと思うが，勉強が大変なのでどうしようかと迷っている」などといったことも，問題解決を行っていることである．しかし，これらは一般には，研究という問題解決法をとらずに解決されている．共通点としては，問題を明確にする必要があるという点くらいであろう．「解決すべき問題は何か」ということがわからなければ，解決に着手することはできない．

問題がはっきりしたら，次に，その問題を研究で解決するためのデザインを考え，資料収集ができるように加工し（操作的定義づけと呼ばれる），資料収集や処理の具体的な方法を考えるといったことが必要になる[4]（図1）．

C. 臨床実践に関する概念

20世紀の後半には「クリニカルリーズニング（臨床的推論）」，また，20世紀の最後には「エビデンスに基づく実践（EBP）」，そして，2つの世紀をまた

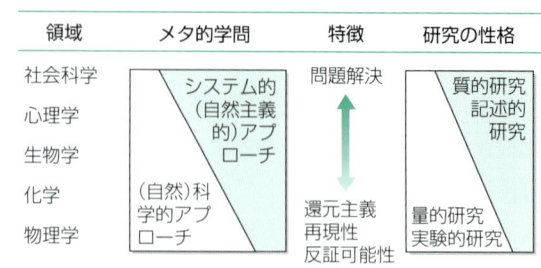

図1 学問の階層性と方法の関係
〔宮前珠子：作業療法の研究法．矢谷令子（編）：作業療法概論，pp201-221，協同医書出版社，1999 より改変〕

いで「ナラティブに基づく実践（NBP）」や「国際生活機能分類（ICF）」といった臨床実践に関係する考え方がおこった．21世紀をはさんで，欧米では，作業中心の実践という考えもおこった．最後の作業中心の実践以外は，医学の領域からおこったもので，これまでの枠組みでクライエントをみることの限界を認識し，新たな視点を模索した結果であると考えられる．

- クリニカルリーズニング（clinical reasoning）とは，日々の臨床的実践をどのような理由で行っているのかということである．作業療法では作業療法リーズニングということになる．
- EBP（evidence-based practice）とは，実践がどのような事実や証拠に基づいて行われているかということである．
- NBP（narrative-based practice）とは，クライエントの語りに基づいて実践を行うことである．
- ICF（International Classification of Functioning, Disability and Health）は，これまでの国際障害分類（International Classification of Impairments, Disabilities and Handicaps；ICIDH）を改訂し，生活機能（functioning）という視点から健康と疾病や障害をとらえようとするものである．
- 作業中心とは，運動の機能訓練のような理学療法の訓練の真似事をするのではなく，作業に就くことを強調して実践を行うというものである．

私たちは作業療法士として，臨床現場で作業療法実践を展開するが，そこでクライエントに提供していることはどのような理由によるのか，また，どのような証拠に基づいてなのか，さらに，クライエントの語りに耳を傾けて，それに対処すべく作業を用いた実践を行っているのかといったことは，いずれも重要なことである．

　これらの諸概念はまた，サイエンス的立場とアート的立場から生まれたということもできる．これらの考え方は今日の諸外国の作業療法実践に大きな影響を及ぼしており，わが国の作業療法実践にも大きな影響を及ぼすものと思われる．以下に，それぞれを実際の研究と関連づけながら検討する．

1 作業療法リーズニング

a．リーズニングとは

　リーズニング（reasoning）は，推論または推理と訳される．推理とは，ある前提からある結論を導き出す思考の働き，または過程と定義づけられる[5, 6]．前提とは，すでに知っている情報や仮定（a）で，結論とは新たな情報（b）である．したがって推理とは，ある判断（a）ともう1つの判断（b）との関係を指す．

　例を示すと以下のようになる．

例1
　「検査結果から，このクライエントの関節可動域が制限されており，また筋力が低下している」と判断（a）した．したがって，「このクライエントに，サンディングテーブルの傾斜を30°にして，前腕回内用ブロックを5分間，反復して押し上げてもらおう」と判断（b）した．

例2
　「クライエントが歩んできた人生について話をしてもらうなかで，家庭の主婦として，夫や子どものためにおいしい料理を食べさせることが，この脳血管障害（cerebrovascular accident; CVA）の後遺症に苦しむ女性が大きな価値をおくことである」と判断（a）した．したがって，「右麻痺の自分にはもう何もできなくなってしまったと思って，ベッドから出ようとしないクライエントに働きかけ，最終的には主婦

表1　作業療法リーズニングの分類

1. 科学的リーズニング（scientific reasoning）
   - 仮説の検証に基づくリーズニング
   - 医学などの他の専門職で収集されたデータによる研究や理論に基づく
   - 自然科学的研究に準拠
2. 物語的リーズニング（narrative reasoning）
   - セラピー上の出来事の意味づけに用いられる物語の現象的過程を反映するもの
3. 実際的リーズニング（practical reasoning）
   - セラピストの問題解決という知的活動が生じる作業療法の文脈を考えるもの
4. 倫理的リーズニング（ethical reasoning）
   - 特に倫理的ジレンマがある場合に，クライエントの個人的な希望を理解しつつ，限界に現実的に取り組むもの

の役割を再獲得するように作業療法を組み立てる必要がある」と判断（b）した[7]．

　このように，なんらかの障害をもち，生活が困難な状態のクライエントに効果をもたらすために，作業療法士が作業を提供する理由（reason）はさまざまである．

　例1のような検査結果が示しているという理由や，例2のようなクライエントの語りが示しているという理由のほかにも，たとえば，①養成校で教員に教わった，②教科書に書いてある，③探索した論文に書いてある，④職場の先輩の作業療法士から教わった，⑤クライエントの家族に依頼されたといったように，さまざまな理由をあげることができる．

b．作業療法リーズニングの分類

　作業療法リーズニングの研究は，1983年にロジャース（Rogers）[8]がElenor Clarke Slagle記念講演で取り上げたことを契機に作業療法に導入され，本格的に開始された．

　作業療法リーズニングは，4種類に大別される[9]（表1）．このうち，最初の3つについて説明する．

　第1の科学的リーズニングは，演繹的，帰納的，診断的，手続き的リーズニングなどとも呼ばれるリーズニングである．たとえば，カルテ調査や情

報収集の段階で，このクライエントに予想される問題についてなんらかの仮説を立て，その仮説の確認や修正のために評価を行うというものである．作業療法では，特に疾患や障害がクライエントの作業状態に及ぼす影響を説明するリーズニングである．

第2は物語的リーズニングで，患者が大事にしていること(価値)を取り入れるために，クライエントと作業療法士が話し合い，クライエントの語り(ナラティブ)のなかから作業療法を組み立て，クライエントと協業(collaboration)しながら支援を実施するというものである．

第3は実際的リーズニングである．これは，たとえば，職場の財政的理由で道具を買ってもらえないためといったように，作業療法士の問題解決という知的活動が生じる作業療法文脈(物理的，時間的な場の流れ)を理由にしたものである．

リーズニングについては第3章II-A「作業療法リーズニング」(☞163ページ)でさらに詳しく検討する．

2 エビデンスに基づく実践(EBP)

私たちはさまざまな理由で臨床実践を行っているが，その実践が研究による証拠に基づいてなされているのかどうかという問題がある．作業療法リーズニングの分類でいえば，実践がどのような科学的リーズニングに基づくのか，また，そのリーズニングはどのような科学的根拠に基づくのかということでもある．

a. EBPの階層性

EBPのための証拠や事実には，以下の5つの階層的レベルが設定されている[10-14]（表2）．

1) レベルIの証拠

ランダムサンプリングされた実験群と統制群(対照群)があり，両群の治療前と治療後の得点を比較するといった，きちんとコントロールされた良好なデザインの研究(後述するレベルIIの証拠の研

表2 EBPのための証拠の階層性

レベルI：	多面的で良好なデザインで，ランダム化されて統制群をもつコントロールされた研究の2つ以上を系統的に検討したもの
レベルII：	適切な標本数をもち，良好にデザインされた統制群をもつランダム化された研究
レベルIII：	ランダムサンプリングはないが，1集団の前後比較研究，コホート研究，時間連続性研究，対応する事例などの良好なデザインの研究
レベルIV：	1つ以上のセンターや研究グループによる良好にデザインされた非実験的研究
レベルV：	臨床的事実に関する尊敬されている権威者の意見，記述的研究，専門家委員会の報告

究)を2つ以上集めて，それらを系統的に検討し，その介入に効果があると判定することである．

具体的には，メタ分析研究(meta-analytic studies)や系統的文献レビュー(systematic reviews)によって，ある治療法の効果には，確かな事実があるとすることである．

2) レベルIIの証拠

適切な標本数があり，ランダムサンプリングされて実験群と統制群に分けられた良好なデザインの研究によって，効果が示されている治療である(ランダム化比較試験)．レベルIとIIは関係があり，レベルIIの研究が多数なければ，レベルIの証拠は示されないことになる．ランダムサンプリング，実験群と統制群については第2章IV「実験研究」(☞98ページ)で説明する．

3) レベルIIIの証拠

ランダムサンプリングはされていないものの，良好なデザインで，コントロールされた研究である．具体的には，1集団の前後比較研究，コホート研究，時間連続性研究，対応する事例研究などである．時間連続性研究の具体的な方法であるシングルシステムデザインについては，第2章VI「事例研究：シングルシステムデザイン」(☞118ページ)で詳しく説明する．

4) レベルIVの証拠

1つ以上のセンターや研究グループによる，良

好にデザインされた研究によって示された介入である．

5）レベル V の証拠
臨床的事実に関する尊敬されている権威者の意見，専門家委員会の報告，記述的・説明的な研究（事例研究など）である．

b. 科学的エビデンスの必要性
EBP を作業療法リーズニングと関係づけると，全体的に科学的リーズニングにあたることが理解できよう．特にレベル I〜III までの証拠は，統計学的に厳密な証拠に基づいた実践を行うということであり，サイエンスの立場から証拠を示していることになる．

EBP については第 3 章 II–B「エビデンスに基づく実践と作業療法」(☞ 170 ページ) でさらに詳しく検討する．

3 ナラティブに基づく実践（NBP）

a. ナラティブとは
ナラティブ♪（narrative）とは，物語♪や語りという意味である．NBP は 1980 年代後半から，医療をはじめ多くの領域で同時的に発生した[15]．

医療人類学では illness narrative，家族療法では narrative therapy，プライマリケアでは narrative-based medicine などと呼ばれ，その総称がナラティブアプローチ（narrative approach）と呼ばれている[15,16]．ナラティブは，医療，看護，福祉などの臨床分野でこそ重要な役割を果たすとされている[15,16]．

語りとは，誰かに向かって何かを語ることや，語られた内容である．人は皆，さまざまな出来事や思いをつなぎ合わせて，なんらかの結末へと向かう物語をかかえて生きている[15]．

物語は語りから生まれる．何気ない語りのなかに，一片の物語が含まれている．さまざまな語りの断片から，壮大な物語ができあがる．逆に，語りは物語から生まれる．

b. 物語的説明
"科学的"説明は一般性，普遍性，必然性を重要視する．つまり，ある一定の条件では，ある一定の結果が生じるということを説明する．たとえば，家庭環境にこういう問題があると，人間はこういう行動をするし，性格はこんな傾向になるといった説明である．

しかし，同じ境遇にあっても，大半の人は事件をおこさないのに，なぜこの人だけが事件をおこしたのかという説明には"物語的"説明を必要とする．このことは"現実組織化作用"と呼ばれる．生きる世界の地図を提供するもので，言葉単独では表せない事態のつながりを表現する．

物語的説明は，時間的認識と空間的認識の両者を示す．時間軸上にさまざまな出来事を配列し，つながりを示すとともに，さまざまな出来事を 1 つの空間上に配置し，見取り図を提供する．できあがった物語は事態を理解する際に参照・引用され，現実理解を一定方向へと導き，制約するという作用をもたらす．これは物語の"現実制約作用"と呼ばれる[15]．

また，過去－現在－未来のつながりや，現在を説明するためには過去が用いられる．現在が変わると，物語のなかの過去も変わる傾向にあるといわれている[15]．

c. 物語とケアの関係
物語とケア♪との関係をみると，物語的理解は人生物語が見え隠れする場所，意味が生起する場所を理解することでもある．そのことは科学的説明の及ばない場所と深く関係しているといえる．生物学的理解は生物学的ケアの根拠となるが，それ以外の根拠とはならない．ケアという行為は，科学的説明の及ばない場所と深く関係している．その意味で，bio-psycho-social-spiritual という全体を理解する必要があるが，科学的説明にこだわると，スピリチュアル（spiritual）なことがわからないということになる．臨床の場は，言葉，語り，物

語で成り立っている．ケアを受ける者と行う者の語りが紡ぎ出される場であり，それぞれの物語が出会う場である[15]．

d. 病いとナラティブ

病いのナラティブを考えると，病い(illness)とは，病気の個人的な意味，経験を表すと考えられ，症状の表面的な意味(社会・文化)，文化的に際だった特徴をもつ意味(社会・文化)，個人的経験に基づく意味(個人)，病いを説明しようとして生じる意味(個人と社会・文化)などが語られる．何をやってもうまくいかない自分と病いの経験を結合させると，病気のせいで，うまくいかない自分という物語になる．一方，疾患(disease)は病気の生物学的側面を示している[15, 16]．

e. ナラティブのための方法

クライエントのナラティブを引き出すために用いられる方法は，面接(interview)と呼ばれる．質問があらかじめ決められている面接は構成的面接と呼ばれる．作業療法で開発されている面接には，作業的ケース分析面接法と評定尺度♪(occupational case analysis interview and rating scale; OCAIRS)，作業遂行歴面接第2版♪(occupational performance history interview, Revised; OPHI-II)[17]，勤労者役割面接♪(worker role interview; WRI)，仕事環境影響尺度♪(work environment impact scale; WEIS)などがある．これらはいずれも人間作業モデル♪(model of human occupation; MOHO)[18]を理論的背景として作成された面接法である．

フレミング(Fleming)[19]は，作業療法はクライエントを個別的に理解するため，その人にとっての障害，セラピーの体験，作業の意味を知ることが大切であり，自身と生活の再構築の可能性を展開していると述べている．

その目的は，①クライエントを組織的に観察する，②クライエントのこれまでの人生の物語を傾聴する，③担当するクライエントの生活に関する解釈を妥当なものにする，④新たな世界，意味，人生物語をつくり出すなどのためで，いずれもクライエントと交流して協業する．フランク(Frank)[20]はそうした方法をケース歴，生活年表，生活史，生活物語，解釈学的事例再構築，治療的筋書きなどに分類している．

4 国際生活機能分類(ICF)

a. ICFの成り立ち

ICFは1980年に開発され，リハビリテーションの分野で広く使われてきた国際障害分類(ICIDH)を2001年に改訂したものである[21, 22]．1980年のICIDHは，病気(disease)または変調(disorder)が機能障害(impairments)を引き起こし，さらに能力低下(disabilities)をまねき，社会的不利(handicaps)をもたらすというように，連続性の概念を含むものであった．このことから，以下のような批判があった．

① 障害が一方向的に生じるという誤解をまねきやすい．
② 否定的な側面だけで，肯定的側面がない．
③ 環境の重要性が反映されていない．
④ 社会的不利の次元が不十分である．
⑤ クライエントの主観的側面が含まれていない．
⑥ 小児や精神科の領域では使用しにくい．
⑦ 当事者が参加せずに開発されたものである．
⑧ 欧米中心の考え方であって，多様な文化に応用できない．

これらの批判に応えて，ICFは，心身機能と構造(機能障害)と活動(活動制限)と参加(参加制約)という3つの肯定的側面(否定的側面)が相互作用するものとして図式化され，さらに環境因子と個人因子がこれらの各側面と相互作用するとされた(図2)．

ICFは1994年から7年をかけて，61か国が参加して開発された．その目的は，健康状態がもたらした結果の科学的基盤を提供し，各国間のコミュ

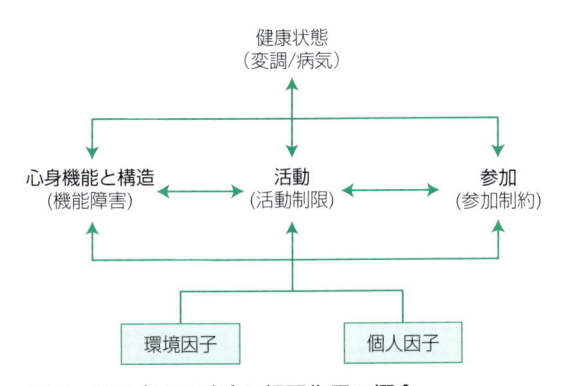

図2 ICF（2001年）の相互作用の概念
〔障害者福祉研究会（編）：国際生活機能分類（ICF）—国際障害分類改定版．中央法規出版，2002より一部改変〕

ニケーション改善のために共通言語をつくるとともに，健康情報システムに系統的なコード体系を提供し，データの比較（国別，健康と関連領域別，諸サービス別，時間別）が可能となるというものである．

ICFの草稿は，わが国を含む27か国語に翻訳され，全世界で2,000事例に面接評価を，3,500事例に簡易評価をそれぞれ実施したフィールドテストが行われた．

b. ICFの特徴

ICFの特徴は，以下のようにまとめることができる．
① 障害という否定的側面だけをみるものではなく，生活機能をみるものである．
② 少数者のモデルではなく，普遍的モデルである．
③ 単なる医学モデルや社会モデルではなく，統合モデルである．
④ 障害が　方向に進むのではなく，相互作用を示している．
⑤ 病因論的因果関係を示すものではなく，等価性をもつ関係である．
⑥ 個人の問題としてとらえるのではなく，相互関係を包含している．
⑦ 西欧の概念ではなく，多文化への適用性をもっている．
⑧ 理論倒れにならない実用性がある．
⑨ 成人のみを対象とするものではなく，生涯をカバーするものである．

ICFでは，環境因子と個人因子も含めているが，特に後者の内容は今後の検討課題とされている．

また，作業療法では，これまで「作業活動」や「活動」という用語が用いられてきたが，ICFの「活動」と混同しやすい．この点については，米国ではすでに，従来の「活動」に対して，「作業形態」（occupational form）という名称が「作業遂行」（occupational performance）と対にされて用いられている．わが国でも，こうした混乱を防ぐために，作業の形を意味する「作業形態」といった用語を開発する必要があるかもしれない．

5 作業中心の実践

現代の作業療法は作業に就くこと強調する．クライエントが作業療法を求めるのは，価値ある作業，つまり仕事，余暇や遊び，日常生活活動に就くのに支援を必要とするためであるとする．この専門職の信念は作業に就くことを強調し，そして，人々の作業が同一性の中心であり，作業を通して自分を再建することができるという研究によって立証される[18,23]．クライエントによる作業の評価と優先順位をつけることは，作業中心の実践にとって不可欠であるとされている．

D. アートとサイエンス

1 サイエンスの特性

a. サイエンスとは

先に示したように，AOTAの定義では，「作業療法はアートであり，サイエンスである」とされている．このことの意味を再度，別の角度から検討してみる．

サイエンスとは，一般的に「科学」と訳される．

しかし，大学の学部名の英語表記であるFaculty (School) of Scienceは「科学学部」ではなく，「理学部」と訳されていた．現代ならば「科学学部」と訳されたかもしれないが，欧米の学問がわが国に入ってきた明治初期には，「科学」という概念(すなわち言葉)がなかったため，明治初期の啓蒙思想家西周による苦労の結果の訳と推察される．サイエンスの内容が，理詰めで結論を導き出すということから，「ことわり」を意味する「理」という単語があてがわれたと思われる．

理学部，すなわちサイエンスを構成する学問領域は，数学，物理学，天文学(宇宙物理学)，化学，生物学など，いずれも自然の成り立ちや自然に生起する現象を説明しようとしている．したがって，サイエンスとはこれらの学問領域の総称であると考えることができる．つまり，自然科学ということである．

b. サイエンスの手法

現代のサイエンスの基本的な考え方は，現象のとらえ方として，デカルト(Descartes)によって打ち立てられた"要素還元主義"(reductionism)という見方をとることと，解決法として，"実証主義"(positivism)という考え方に基づく方法を用いる，ということができる．

要素還元主義とは，ある現象を，それを構成すると考えられる最小の要素(要因，単位)に分析し，それを測定して数字に置き換え，各要素間の関係を，特に数学を用いて説明したのちに各要素をもとに戻すと，現象の成り立ちが明らかになるという考え方である．実証主義とは，仮説の反証可能性を否定して，仮説が真であることを証明しようとする態度である．客観性と再現性を確保するために数学を用い，仮説検証の数学的方法として統計学(推計学)を用いる．

こうした一連の方法がサイエンス(自然科学)における手法(リサーチ研究と呼ばれる)そのものであり，この研究を通して実証(証明)することがサイエンスの学問的態度として重視される．また，数字に基づいて検証するということから，定量的あるいは量的研究と呼ばれている．このような手法を最初に用いた物理学が大成功を納め，その応用領域である工学(engineering)が人々の生活を飛躍的に豊かにしたがゆえに，これらの基本的な態度や方法が，生物学とその応用である医学をはじめとする他の学問領域にも取り入れられたと考えることができる[24]．

c. 作業療法のサイエンス

「作業療法はサイエンスである」という場合，サイエンスとされる学問領域の考え方と方法論を作業療法で用いることと考えることができる．作業療法が問題にする現象とは，「さまざまな障害の状態にある人々が，自分にとって重要であるとか，意味のある日々の生活を送ることができるよう支援する」ことである．

したがって，サイエンスとしての作業療法は，①特定の障害をもつ人々に共通する一般的特性やその障害の発生頻度などを決定したり，②その人々が重要である，意味があるとする生活はどんなものなのかといったことの一般的特性を明らかにしたり，③どのような支援法が最も効果的なのかといったことを示すために，それぞれの事柄の要素を分析し，測定し，関係の有無を検討し，効果を検証することとなる．つまり，サイエンスの手法を用いて実証するということになる．

作業療法リーズニングの科学的リーズニング，EBPのレベルⅠ～Ⅲのような手法は，作業療法をサイエンス(自然科学)とする場合に用いられるリーズニングと手法であるということができよう．

② アートの特性

a. アートとは

アートとは，芸術とか美術という意味もあるが，技(わざ)という意味もある．「作業療法はアートである」という場合，作業療法の手段としての絵画，

陶芸，織物などのアートを用いることを指すのではなく，技であることを意味する．

たとえば，料理のつくり方を教わり，家で食べられるような食事をつくれるようになっても，すぐには料金を払って食べに来てもらえるプロにはなれない．プロになるには，親方の「技」を盗むなどというように，親方のもとで何年間も修行をする必要がある．

ところで，School of Liberal Arts とは，教養学部や学芸学部のことである．学芸とは，現代では語学，科学，哲学，歴史などを指し，そのほかには文学部を構成するような学問である社会学，文化人類学なども含まれると考えることができる．

のちに質的研究の項目〔第3章 II-C-2〕「質的研究」（☞ 181 ページ）〕で詳しく説明するが，文化人類学の方法としてエスノグラフィー（民族誌学）が，哲学の方法として現象学が，社会学の方法としてグラウンデッドセオリーやKJ法が生まれた．質的研究は既存の概念や理論にとらわれずに，物事を新たな目で見つめるという場合に威力を発揮するとされている．このように考えてくると，アートとは人文科学であるとすることができる．

同じことは，熟練工などに当てはまるだけでなく，「専門職のなかの専門職」といわれる法律家や医師の制度にも取り入れられている．司法修習生制度や研修医制度はこれに当たるものと考えられる．

b. 作業療法のアート

作業療法士の場合にも，養成校で教員から繰り返し作業療法の実施方法を教えられても，実際に現場でクライエントを前にしてうまく作業療法を実施できるわけではない．一人前になるためには，1,000 時間ほどの臨床実習が必要とされ，そこで実際にクライエントを対象に作業療法の実地訓練を受ける．最初はうまくクライエントに触れたり話を聞き出すこともできないが，実習指導者がクライエントを支援する場面を見学したり，手を取って教えてもらい，場数を踏むにつれて，クライエントとうまく話をしたり，運動機能の評価を行ったり，支援を実施できるようになる．このように，基本的な知識をもっていてもなお，よい作業療法を目の前のクライエントに提供するために創意工夫することがアートと呼ばれている．

「さまざまな障害の状態にある人々が，自分にとって重要であるとか，意味のある日々の生活を送ることができるよう支援する」という作業療法の解決すべき問題とアートとの関係を考えてみる．重要であるとか，意味のあるということを数字で示すことは困難である．毎日を自宅で生活している障害者の生の体験を聞き取ったり，生活の様子を観察し，記録した情報を分類することによって，明らかにする必要があろう．

こうした考え方や方法は，サイエンス以外の領域で生まれたもので，エスノグラフィー，現象学，グラウンデッドセオリーなどと呼ばれている[25-28]．これらに共通することは，実際に現象が生じる現場でデータを収集すること，フィールドワークという点である．観察したことやインタビューしたことを無理に数字に置き換えずに，その特性を分類し検討するという方法を用いるため，定性的研究あるいは質的研究と呼ばれている．

作業療法リーズニングのナラティブリーズニングやNBPなどは作業療法をアートとするために必要な事柄であるといえよう．

3 サイエンスとしての研究，アートとしての研究

サイエンスとしての定量的研究とアートとしての定性的研究の両者の役割について，以下に述べる．

a. サイエンスとしての研究

現象を問題にする場合には，サイエンスの研究方法に力点をおくと効果的であると考えられる．

たとえば，作業を提供することが本当にクライエントの特定の機能状態を変えるのだろうか，半側視空間失認とはどのような検査によって明らか

にされるのだろうか，統合失調症のクライエントの入院期間と社会復帰の成功には関係があるのだろうか，感覚統合の問題は検査結果からどのように分類できるかといったことである．

これは特定のクライエントというよりも，個人をまたがる現象の存在と関係，あるいは因果関係などを問題とする場合であって，現象を要素に分析し，要素間の関係を特定化できるような場合であると考えることができる．問題は個々の人間ではなく，母集団の現象であり，その再現可能性である．

b. アートとしての研究

特定の個人や特定の集団という個々の対象を問題にする場合には，アートの研究方法に力点をおくと効果的であると考えられる．

たとえば，この人はなぜ作業に参加しないのか，この人が作業に参加するようになるには作業療法をどのように仕立て上げる（tailored）必要があるのか，自宅で自立して生活しているこの人がなぜ外来で作業療法を受け続けているのかといったことである．

これらのことは，その人の生活の様子を知ることや，価値観，自己認識，興味，生活に対する社会や文化の影響といったことにかかわるものであり，別の人には当てはまらないという個別性と，この人のほかの状況にも当てはまらないという一回性（文脈性）が重視される[28]．

c. アート的な考え方の重要性

「作業療法はアートであり，サイエンスである」と考えると，作業療法の研究では，こうした両者の考えと方法を用いて，そのクライエントの状態を明らかにするとともに，そのクライエントに適した作業療法をうまく仕立て上げることが必要であると思われる．

作業療法の歴史を振り返ってみたとき，これまでサイエンスとなろうとすることに集中してきた時期があったことがわかる．それは作業療法の科学的パラダイム期と呼ばれる時期である〔第1章 II–A「歴史研究」（☞ 24〜27 ページ）参照〕．しかしその後は，そうしたパラダイムが危機に直面していると考えられ[29]，アート的な手法によって，パラダイムの転換をはかる必要があるとされている．ICF の心身機能と構造・活動・参加という概念は，アートとサイエンスの両者を結びつけるための努力の1つであるととらえることができる．

したがって本書では，アート（人文科学）的な考え方・方法を学ぶことは重要であると考え，サイエンス（自然科学）的な考え方・方法と同様に説明していく．

● 引用文献

1) Yerxa E（著），鎌倉矩子（訳）：研究者としての作業療法士. Hopkins HL, Smith HD（編），鎌倉矩子，他（訳）：作業療法，改訂第6版（下），pp415-423，協同医書出版社，1989
2) Crepeau EB, et al: Occupational therapy practice today. In: Crepeau EB, et al (eds): Willard and Spackman's Occupational Therapy, 10th ed, p28, Lippincott Williams & Wilkins, Philadelphia, 2003
3) Brayman SJ, et al: Scope of practice (2004). *Am J Occup Ther* 58:673-677, 2004
4) 宮前珠子：作業療法の研究法. 矢谷令子（編）：作業療法概論，pp201-221，協同医書出版社，1999
5) 山田 孝：作業療法の理論と臨床の論理—ある症例を通して. 作業療法 13:292-300, 1994
6) 山田 孝：クリニカル・リーズニング. 作業行動研 5:1-5, 2001
7) 野藤弘幸，山田 孝：協業により作業役割を獲得した一例. 作業行動研 5:25-31, 2001
8) Rogers JC: Clinical reasoning: The ethics, science and art. Eleanor Clarke Slagle Lectureship 1983, *Am J Occup Ther* 37:601-616, 1983
9) Fleming MH: Aspects of clinical reasoning in occupational therapy. In: Hopkins HL, Smith HD (eds): Willard and Spackman's Occupational Therapy, 8th ed, pp867-881, Lippincott Williams & Wilkins, Philadelphia, 1993
10) Holm MB: Our mandate for the new millennium: Evidence-based practice. The 2000 Eleanor Clarke Slagle Lecture, *Am J Occup Ther* 54:575-585, 2000
11) Tickle-Degnen L: Organizing, evaluating, and using evidence in occupational therapy practice. *Am J Occup Ther* 53:537-539, 1999
12) 宮田靖志，山本和利：EBMの概説—歴史と展望. OTジャーナル 36:36-41, 2002
13) 宮田靖志，山本和利：エビデンス利用と産出のための知識と技術. OTジャーナル 36:209-215, 2002
14) 山下由美，吉川ひろみ：根拠に基づいた作業療法（EBOT）の現状. OTジャーナル 36:307-311, 2002
15) 野口裕二：物語としてのケア—ナラティヴ・アプローチの世界へ. シリーズ ケアをひらく，医学書院，2002
16) 斎藤清二，岸本寛史：ナラティブ・ベイスト・メディスンの実践. 金剛出版，2003
17) Kielhofner G, et al（編），山田 孝，他（訳）：作業遂行歴面接 第2版，使用者用手引. 日本作業行動研究会，1999
18) Kielhofner G（編），山田 孝（訳）：人間作業モデル—理論と応用. 改訂第3版，協同医書出版社，2007
19) Fleming MH: Aspects of clinical reasoning in occupational therapy. In: Hopkins HL, Smith HD (eds): Willard and Spackman's Occupational Therapy, 7th ed, pp867-881, Lippincott Williams & Wilkins, Philadelphia, 1993
20) Frank G: Life histories in occupational therapy clinical practice. *Am J Occup Ther* 50:251-264, 1996
21) 障害者福祉研究会（編）：国際生活機能分類—国際障害分類改定版. 中央法規出版，2002
22) 田端幸枝：作業療法におけるICFの使用とその意義. OTジャーナル 35:1180-1186, 2001
23) Jackson J: Living a meaningful existance in old age. In: Zemke R, Clark F (eds): Occupational Science; The Evolving Discipline, pp339-336, F.A. Davis, Philadelphia, 1996〔佐藤 剛（監訳）：作業科学—作業的存在としての人間の研究. 三輪書店，pp373-396, 1999〕
24) Bertalanffy L（著），長野 敬，太田邦昌（訳）：一般システム理論—その基礎・発展・応用. みすず書房，1973
25) 佐藤郁哉：フィールドワーク—書を持って街へ出よう. ワードマップ，新曜社，1992
26) Strauss AL（著），南 裕子（監訳）：慢性疾患を生きる—ケアとクオリティ・ライフの接点. 医学書院，1987
27) 木下康仁：グラウンデッド・セオリー・アプローチ—質的実証研究の再生. 弘文堂，1999
28) 箕浦康子：フィールドワークの技法と実際—マイクロ・エスノグラフィー入門. ミネルヴァ書房，1999
29) Kielhofner G, Burke JP（著），山田 孝（訳）：アメリカにおける作業療法の60年—その同一性と知識の変遷について. 作業行動研 5:38-51, 2001

● 参考文献

30) Hasselkus BR: Beyond ethnography: Expanding our understanding and criteria for qualitative research. *OTJR* 15:75-82, 1995
31) 川喜田二郎：発想法—創造性開発のために. 中央公論社，1967

II 分野別研究とその流れ：歴史研究と時代背景・研究に関する概観

A. 歴史研究

1 作業療法士の誕生

すでに『作業療法学概論』で学んだように，わが国の作業療法は，昭和41（1966）年に，第1回国家試験が実施されたことに伴って新たに誕生した作業療法士の実践により開始された．

歴史的に，作業療法は身体障害者に対する職能療法，精神障害者や知的障害児に対する作業指導，肢体不自由児に対する療育指導などと呼ばれており，明治以後の近代医学の導入に伴うリハビリテーション医学の思想と技術の導入とともに，すでにわが国に導入されていた[1]．しかし，わが国の資格制度は1966年が出発点であり，それ以後，今日まで46年が経過している．46年を短いとみるか，長いとみるかはそれぞれの受け取り方によるであろうが，間もなく50年という半世紀を迎えることを考えると，孔子の「四十にして惑わず」という言葉のように，一人前になった領域と考えることができる．

筆者が作業療法士の免許を取得したのは昭和52年（1977年）で，ただちに入会した社団法人日本作業療法士協会の会員番号は495番であった．1966年の出発から11年が経過しても，わが国には500名程度の作業療法士しかいなかったという状態であったのが，この10年間に3万人近い作業療法士が輩出されたことを考えると，隔世の感がある．この間，作業療法は，実践も研究も"科学"になろうと努力してきたように思われる．

2 歴史研究

こうした歴史を研究することも研究の一領域である．科学史を研究したクーン（Kuhn）[2]は，その著書『科学革命の構造』のなかで，パラダイムという概念を世にもたらしたことであまりにも有名である．米国の作業療法士キールホフナー（Kielhofner）とバーク（Burke）[3]は，1977年にクーンの『科学革命の構造』を参照して，米国の作業療法の60年の歴史を検討した．これは，いわゆる歴史的研究であり，その後，この論文は米国の作業療法の代表的な教科書[4]の作業療法史にも大きな影響を与えている．ここでは歴史研究のために，キールホフナーらの研究の概要を示す．

3 キールホフナーの歴史研究

1977年に，キールホフナーらは「アメリカにおける作業療法の60年——その同一性と知識の変遷について」[3]を発表した．この論文は1917～1977年までの60年間にわたる米国作業療法の知識の変遷と作業療法士の同一性を歴史的に検討したものであった．その論文で用いられた歴史分析の方法は，クーンがその著書『科学革命の構造』[2]で論じたパラダイムの転換という考え方であった．クーンは，科学の知識は蓄積的に発展してきたわけではなく，古い知識が役立たなくなるという革命と，その後の安定期という周期的な過程を経て発展しているとした．革命とは，ある学問領域が再び定

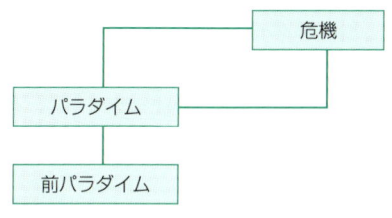

図1 クーンのパラダイムの発展

義し直されることであり，それまでに蓄積された知識が役立たなくなることを意味する．このように，科学においても，その知識は直線的な増加を示すのではなく，時には大きな知識の断絶を経て発達してきたことが示されている．

クーンによれば，科学革命は4つの時期を周期的にたどる構造をもつ（図1）．第1は単一原理の形成以前の状態で，前パラダイム期（pre-paradigm）と呼ばれ，さまざまな考えが競合する時期である．第2はパラダイム期（paradigm）で，どのような現象に関心をもつのかという合意が形成され，その合意からもたらされた定義に基づいて知識が生産され，操作される通常科学の時期である．合意には，専門職の「目的」，実践の特性と範囲，そして研究上の興味などの決定が含まれ，知識内容の蓄積によって教育課程とその内容も決定され，教科書が書かれる．第3は危機期（crisis）で，異常（anomalies）と呼ぶ問題状況，つまりパラダイムの範囲内では処理しきれない問題が生じる時期である．古いパラダイムは説明力不足との批判を受け，異常事態を処理するために新たな競合する考え方の諸学派がおこる．そして，第4はパラダイムへの回帰（returning to paradigm）で，第2のパラダイムへ戻る時期である．

各時期を明らかにするためには，文献を縦断的に分析する必要がある．文献は以下の視点で検討するとパラダイムの変化が明らかになるとされる．それらは，(a)現象の説明，(b)現在の現象の見方，(c)取り組む問題の範囲，(d)実施している問題解決法，(e)その原理の努力が目指す目標である．そうした各文献の検討ののち，類似する文献を集めてみると，上述したパラダイム発展のそれぞれの時期が明らかになるとされている．

4 作業療法への適用

キールホフナーは，この科学革命が作業療法のような応用領域でもみられるかどうかを検討した．米国の作業療法は1917年に米国作業療法協会の前身である全米作業療法推進協議会が結成されているが，この年から1977年までの歴史を検討した．米国では，機関誌『American Journal of Occupational Therapy』の前身である『Archives of Occupational Therapy』が1922年に発行されているので，主にそれに掲載された論文と教科書が検討の対象とされた．その結果，キールホフナーらは米国の作業療法の歴史を以下のように説明した（図2）．

1）前パラダイム期

18～19世紀にかけて，ヨーロッパでは，精神病を脳の病気とみて薬物と拘束による手法を中心とする科学的立場の学派と，新しくおこった精神障害者に対する道徳療法が競合していた．この道徳療法を作業療法の前史ととらえることができ，この両者の競合の時期を前パラダイム期とした．これらの2つの競合する考え方はそのまま新大陸（アメリカ）にも持ち込まれたとした．

道徳療法（morale treatment）は人道主義哲学の影響を強く受け，すべての人間は平等で，宇宙の自然の法則に支配されるだけであるという基本的立場をとった．精神障害者は単に環境の外圧に負けただけで，社会は彼らが人生の表通りへと戻るよう援助する道徳的義務を負うとする．

これと競合する科学的学派は，「物理科学の合理的研究による法則と科学的方法」に基づく科学的思考の学派である．精神病は脳の病気を病因とする疾患であるとする立場をとり，人間の環境よりも脳こそが焦点を当てるべき対象であるとされた．したがって，治療は科学の力による脳病理の解明によりなされるとし，精神医学のモデルをつくり

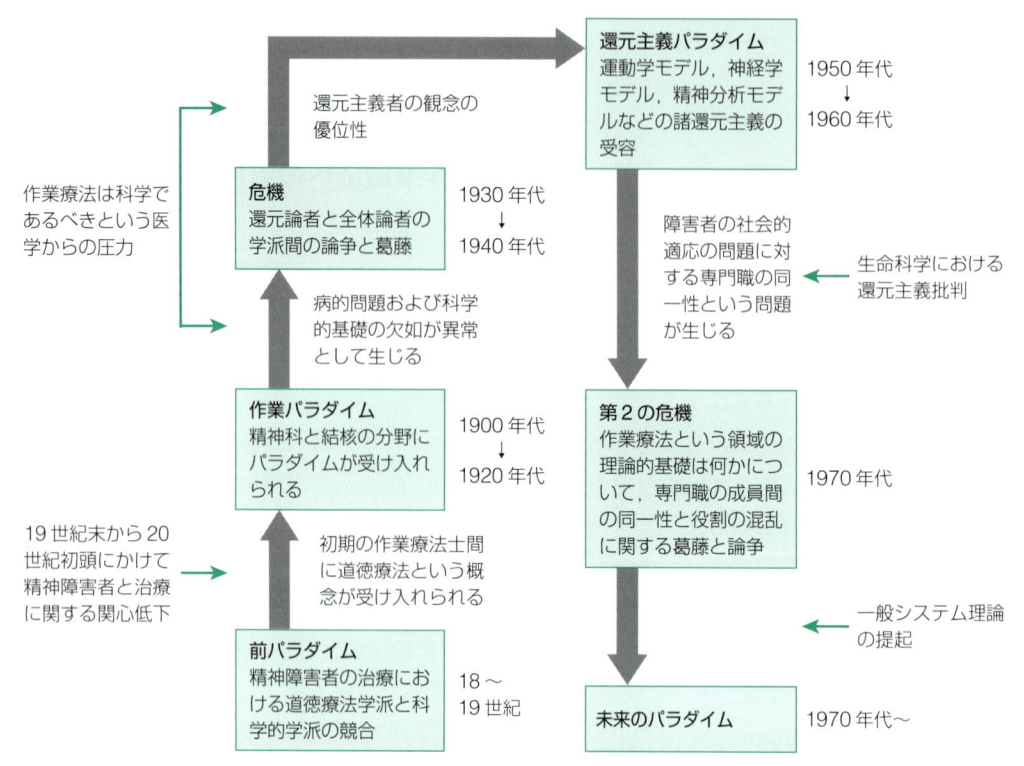

図2 キールホフナーによる科学革命のモデルによる作業療法史

出し，薬物療法を用いた治療を発展させた．

2）第1のパラダイム期：作業パラダイム

20世紀初頭に，道徳療法はエネルギッシュで献身的な多数の人々の業績を通して，作業療法と呼ばれる新たな専門職として再生された．それはまた，精神障害者に対してだけでなく，あらゆる領域の障害者の治療にも適用されるようになった．

キールホフナーはこれを作業パラダイムと命名し，このパラダイムのもとに2つの治療モデルが生まれたとした．1つは精神病治療モデルで，作業療法士スレーグル（Slagle）の精神病院における習慣訓練（habit training）プログラムなどを具体例にあげている．もう1つは結核治療モデルで，結核患者は必要な強制的静養のために身体的・精神的な退行が生じており，結核患者に段階づけの原理を適用し，習慣のみならず活動に対する身体的条件を段階づけるように目指した．

3）危機期

1940年代から1950年代にかけて，作業療法は競合する見方との緊張の高まりによる危機を迎えた．競合する見方は医学が採用した病理学という要素還元主義的な人間観であり，作業療法もそこから理論的にもたらされる行為をとるように圧力を受けた．要素還元主義（reductionism）とは，物理学をパイオニアとする合理的研究形態の1つで，研究の対象とする現象を測定可能な単位または部分に分析し，これらの単位を測定して他の単位との関係を特定する．すべての単位と関係が微細なレベルで記述されたとき，全体とその機能が理解できるように再び組み立てられるというものである．

4）第2のパラダイム期：還元主義パラダイム

1950年代末までに，作業療法の焦点を人間の内的状態に移行することが完了し，作業療法は還元主義に基づく科学的な色彩を強調することになった．

還元主義を受け入れた3つのモデルがつくられた．1つは1920年代の身体障害者に対する働きかけに対する異議で，作業療法を治療の場とするというものであった．身体障害者に対する訓練では，習慣訓練をはずすこと，レクリエーションは作業療法の一部とは考えないこと，作業療法は直接的な職業訓練に置き換えることなどが主張され，実践された．テイラー（Taylor）とマクナリー（McNary）は，作業療法の課題は訓練を通しての身体的回復であると再定義した．動作分析がなされ，最小単位として関節可動域（range of motion; ROM），筋力，持久力が明らかにされた．また，活動分析との対応によって，患者に欠けている活動の部分を提供することにより，効果を明確に示すことができるとされた．活動の部分の例として，木工の一部を取り出したサンディングがあげられる．

もう1つは1940年代におこった精神障害者に対する働きかけで，精神分析の見解を受け入れるよう強く主張し，作業療法士は精神力動過程に付随するセラピストであり，精神分析の原理を用いた作業療法の実施を主張した．

3つめは，小児の感覚運動の障害に対しては神経学を理論的基礎として，問題を人間の内部の最小単位の問題としてとらえることであった．

5）第2の危機期：外的環境の影響

1970年代に入り，作業療法の領域でも還元主義そのものに対する疑義が生じた．ガリレオやニュートンの時代以来，近代科学は行動を因果的用語で取り出しうる最小の要因へと分析し，還元することによって理想的な説明を行おうとしてきた．それに対して，システム理論と呼ばれる考え方が作業療法にも影響を及ぼすようになった．また，作業療法士の同一性にも危機が生じた．

作業療法士は，還元主義パラダイムによる実践のなかで，理学療法士との違いが明確でなくなり，自らを明確に定義できない状況が生まれた．さらに，社会・経済状況が作業療法士の働く医療の場に大きな影響をもたらした．具体的な影響は，医療費の削減と病院・病床数の削減であり，これによって作業療法は地域実践へと移行することになった．地域での実践に必要な知識は病院での実践に必要な知識とは異なるもので，これも作業療法士の同一性の危機を促進することになった．

6）未来のパラダイム

この危機を解決するためには，複雑性，個人性・主観性，多様性，文脈性といったことを重視したパラダイムの形成が必要とされた．そうしたなかで，これらの概念を取り入れた作業行動という考え方が重視され，そのモデルである人間作業モデルが提起されることになった．

B. わが国の状況

1 作業療法を科学にする

サイエンス（自然科学）については，第1章I-D「アートとサイエンス」（☞19ページ）でも説明したように，自然に生起する事象を明らかにすることに主眼がおかれている．作業療法の場合の自然に生起する事象とは，人が生物学的存在である限り体験する疾病と，そこからもたらされる障害であると考えることができる．疾病の生起に関するメカニズムを明らかにすることは医学の範疇の事柄であり，作業療法はそこから生じる障害とその改善に関するメカニズムを明らかにしようとしてきた．それが作業療法を"科学"にするということであると考えられた．

2 運動学を理解する

作業療法を"科学"にするという考え方は，作業療法がわが国に入ってきた1966年ころに，主な移入先であった米国の作業療法がまさに取り入れていた考え方であった[5]．そのためには，事象をその最小限の単位で分析し，それぞれの単位間の関係を明らかにすることが求められた．作業療法の場合には，人間が障害をもちながらも，生活

上の行為をうまく遂行するにはどのような援助が必要なのかということが問題にされた．

人間の行為は人体運動学(kinesiology)によって明らかにできると考えられたため，運動学を理解するためには，運動を生み出す筋骨格系，および筋を支配する神経系を中心にした解剖学と運動生理学が重要とされた．このような背景から，解剖学と生理学，そして運動学が"身体障害に対する作業療法の基礎"であると考えられた．

3 動作分析を行う

人間の行為は動作(action)としてとらえられ，動作を構成する要素は筋力，ROM，持久力と協調性であると考えられ，人間が行うさまざまな動作をこれらの要素から分析する"動作分析"が行われた．障害をもつ人は動作になんらかの問題をもち，その欠陥をもつ動作はこれらの要素のうちのどれが"主たる問題"となっているのかが検討された．動作の問題が筋力の低下によるものであれば筋力強化のための訓練が，ROMの制限であればROM拡大の訓練が，また，持久力の低下が原因であれば持久力強化の訓練が考案され，提供された．協調性の問題は，筋の持久力がつけば解決されるとも考えられていた．

4 理学療法との区別

動作または運動に関するこうした考え方と要素分析は，整形外科学や理学療法学と共通するものであったため，これらの学問領域とのコミュニケーションは円滑に進んだ．しかし理学療法と作業療法は共通点が多いために，両者は同じもので，前者は体幹と下肢を担当し，後者は上肢だけを担当するといった誤った考え方がもたらされることになった．最初は，理学療法と作業療法の2つの領域を分けへだてる境界はなかった．

しかし，作業療法は直接的な運動や体操を提供するのではなく，作業を提供することによって障害にある運動を回復させるものであると考え，作業分析や活動分析という手法が生まれた．

動作分析で問題となった要素を改善するためには，作業や活動のどの部分に対応するのかを求める研究がなされた[3]．その結果，たとえば木工の一工程である「紙ヤスリをかけること(サンディング)」が筋力強化をもたらす漸増抵抗運動やROMを拡大させる運動であるとされると，サンディングテーブルとサンディングブロックという道具がつくられることになった．こうした道具は1日あたりの頻度，反復の回数，抵抗の強さ(角度と重量)などの点で，数字に置き換えることができるように操作的に定義されることになり，どの角度で，どの重さで，どのくらいの反復により，どのくらいの期間で障害をもつ運動が改善されるのかという原理を示すことができるようになった．こうして，作業療法は科学としての装いをもつようになった[3]．

しかし，先に述べたような作業療法と理学療法の境界のあいまいさは，そのまま作業療法の職業的同一性の混乱として残された．作業や活動を媒介にする作業療法よりも，直接的な運動を用いる(運動療法と呼ばれる)理学療法のほうが，より効果的であるとする考え方もおこった．その結果，多くの作業療法士は理学療法で用いるさまざまな運動療法の手技を取り入れることになった．たとえば，神経発達的〔ボバース(Bobath)〕アプローチであり，片麻痺の運動療法〔ブルンストローム(Brunnstrom)法〕で用いる回復段階の評価などである．

5 現状と今後の課題

a. 作業療法の核とは

このようななかで，作業療法とは何かを改めて問うという状況が生まれ，1986年の第20回から1991年の第25回までの日本作業療法学会では，矢谷令子協会長(当時)のもとで，「作業療法の核を問う」というテーマで，作業療法の中核は何かが論じられた[6-9]．こうした一連の論議のなかで，作業療法はクライエントのQOLの改善を目指すということが論じられるようになった[10]．

b. 北米の状況

1980年代の北米では，作業療法のリーズニングが話題になり，そして，ナラティブ(物語的)リーズニングの重要性が指摘されるようになった．また，質を問題にするとき，科学としての要素を分析するという手法には限界があるという指摘がなされ，システム論を導入して，作業療法やその対象者であるクライエントを説明しようする考え方がおこった．

たとえば，人間作業モデルである[11,12]．分析に代わって分類を，線形的因果関係に代わって複雑な相互関係を全体論的にとらえようとする考え方は，科学の基本的原理である要素還元論に代わる思考法として，すでに他の領域に導入されていた．それを作業療法とクライエントに当てはめようとする動きであった．

これまで問題にされてこなかったクライエントのスピリチュアリティといったことも，作業療法で問題にする必要があるとされた．作業療法士は病院の作業療法室でクライエントに対処するだけでなく，クライエントの生活のなかに入り込む必要があるとされた．こうしたことから，作業をもっと深く研究することを訴えた作業科学(occupational science)[13]，クライエントを中心におくカナダ作業遂行モデル[14]などがおこった．

こうした北米の状況はわが国の作業療法にも大きな影響を及ぼしている．量から質への転換，分析的見方から分類的見方への転換，科学的作業療法の限界の認識といった事柄が，最近のわが国の作業療法にも目立ち始めている．川喜田によるKJ法，グレイザー(Glaser)とストラウス(Strauss)によるグラウンデッドセオリー，民族学や人類学などのエスノグラフィーなど，手法による質的研究もみられ始めている．

c. EBMという考え方

一方で，疫学研究の手法による「根拠に基づく医療」(evidence-based medicine; EBM)という考え方が，1991年に英国のバイヤット(Buyatt)によって提唱されて以来，欧米に広がり，医学だけでなく作業療法でも，根拠に基づく療法を提供しているかどうかが問題にされるようになってきた．こうした考え方は，21世紀にかけてわが国の作業療法でも話題にされるようになってきた．

1) 論文のレベル別分類

清水[15]は，2000年に医学分野の論文記事データベースMEDLINEを検索し，1986〜1999年の14年間の米国における脳卒中患者に対する作業療法の治療効果研究22論文を選択した．それらを検討した結果，8割(17論文)がレベルIIのランダム化比較試験(randomized controlled trial; RCT)に分類されるものであったとしている．

篠原，山田[16]は，1986〜2006年6月までの過去20年間の『作業療法』『作業療法ジャーナル』(1988年以前は『理学療法と作業療法』)『作業行動研究』(1993年発刊)に掲載された研究論文のなかで「脳卒中OT」に関する報告を検討した．ただし，以下の論文を除外した．①研究・原著論文，研究と報告(報告)，実践報告・ノート，ケーススタディ以外の研究種目の全論文，②『作業療法』学会収録集(特別号)の全演題，③第一筆者が作業療法士以外の医療従事者である論文，④タイトルや対象に脳卒中をテーマとしたことが明示されていない論文，⑤健常者や脳卒中以外の疾病(外傷性脳疾患も含む)を対象としている論文である．

対象となった研究644論文(『作業療法』488,『作業療法ジャーナル』120,『作業行動研究』36)のうち，検討対象に選択されたものは『作業療法』96,『作業療法ジャーナル』24,『作業行動研究』21の合計141論文になった(表1)．

これをエビデンスのレベルに当てはめて分類した結果，レベルI，IIの研究は0件，レベルIIIの研究は19件(13.5%)，内訳はcontrolled clinical trial(CCT)が5(3.5%)，前後比較研究が3(2.1%)，時間的連続性研究が11(7.8%)，コホート研究と症例対照研究が0であった．レベルIVの研究(症例

表1 年次別にみた脳卒中作業療法実践研究の「作業療法実践における関係の枠組み」

関係の枠組み＼年次	2006	05	04	03	02	01	2000	99	98	97	96	95	94	93	92	91	90	89	88	87	86	総計
行動学	1	1	2	3	0	3	1(1)	2	0	3	1	0	2(1)	2	0	2	0	0	1(1)	0	1(1)	25(4)
生体力学	2	0	5〈2〉	2〈1〉	3(1)〈2〉	3(1)	1	1	1	2(1)〈1〉	1	0	1(1)	2(1)	3(1)	1	2	0	1(1)	0	2	34(7)〈6〉
神経発達	0	0	2〈1〉	0	1〈1〉	2〈1〉	1	0	0	0	1	0	0	1(1)	1(1)	1	2	0	1	0	1	15(2)〈3〉
感覚統合	0	0	0	0	0	0	0	0	0	0	0	0	0	0	1	0	0	0	1	0	1	3
人間作業モデル	1(1)	0	2〈2〉	1〈1〉	2〈2〉	2(1)	1	0	1	1〈1〉	0	0	0	0	0	0	0	0	0	0	0	11(1)〈7〉
リハビリテーション	3(1)	0	3〈1〉	4〈1〉	3(1)〈2〉	6(2)	3(2)	3	1	5(1)〈1〉	3	0	2(1)	4(1)	3	2	2	1	0	1	4(1)	53(10)〈5〉
総計	7(2)	1	14〈6〉	10〈3〉	9(2)〈7〉	16(3)〈2〉	7(3)	6	3	11(2)〈3〉	6	1	6(4)	10(2)	10(2)	7	6	6	1	4(2)	1	9(2)	141(24)〈21〉

注：Dutton ら[22] の "Frames of reference in occupational therapy" に基づいた．「認知能力障害」「発達」「精神力動」「時空間適応」「作業適応」は 0 件とされ，省略した．枠組みの活用数（数字のみの表記は，『作業療法』『作業療法ジャーナル』『作業行動研究』の 3 つの作業療法関連誌に掲載された研究において活用された枠組みの総数を示す）のうち，『作業療法ジャーナル』に掲載された研究で活用された枠組みの数を（ ）に，『作業行動研究』に掲載された研究で活用された枠組みの数を〈 〉に示した．

集積研究）は 1 件（0.7％）であった．レベル V の研究は 121（85.8％）で，このうち，単一事例研究が 49（34.8％），他記述的研究が 72（51.1％）であった（表2）．

2）RCT 研究の困難さ

さらに年度別にみると，表2のように，レベル II の論文は 2006 年までには発表されていない．1999 年までの 14 年間の米国における脳卒中患者に対する作業療法の効果研究のエビデンスのレベルを検討した前述した清水によると[15]，レベル II の RCT 研究が 17 論文（8 割）あったというが，それと比較すると，わが国の作業療法の効果研究では RCT 研究がないことがわかる．

清水は，わが国において RCT が少ない原因として，作業療法の効果研究そのものが困難であることと，仮説検証型の研究方法に不慣れなことという 2 点をあげている[15]．

RCT による介入研究について山下ら[17] は，RCT は複雑であるため，RCT を計画し実施すること自体が困難であるとし，また RCT という研究方法自体に限界があるとしている．また，宮田ら[18] は，群間比較研究では介入群と非介入群を設定して比較検討するが，障害をかかえた患者にある介入をすることとまったく介入をしないことを比較すること自体が，倫理的に困難であるとしている．かつて，上田[19] も RCT による効果検定について，対象患者に治療を行わないことは倫理的ではないとの非難の声が上がる可能性があるとしている．真の実験的デザインとされる RCT は，生きた人間，特に障害者の治療を問題にする場合には，こうした困難さがあることを知る必要がある．

3）質的研究の増加

また篠原，山田[16] は，作業療法の効果を論じた量的研究論文数は，全体としてみると，2004 年までは増加してきたが，2005 年からは全体的に減少してきているようにみえるとした．論文数自体には変化はみられないと考えられるため，量的効果研究が減少していると思われる．その原因には，篠

表2 年次別にみた脳卒中作業療法研究の研究タイプとエビデンスレベル

レベル	研究タイプ	2006	05	04	03	02	01	2000	99	98	97	96	95	94	93	92	91	90	89	88	87	86	総計
I	多数のRCT(系統的総説,メタアナリシス)	0	0	0	0	0	0	0	0	0	0	0	0	0	0	0	0	0	0	0	0	0	0
II	1つのRCT	0	0	0	0	0	0	0	0	0	0	0	0	0	0	0	0	0	0	0	0	0	0
III	CCT	0	0	1	0	0	0	0	0	0	0	1	1	0	0	1	0	1	0	0	0	0	5
	単一集団の前後比較研究	0	0	0	1	0	0	0	0	0	0	0	0	0	0	2	0	0	0	0	0	0	3
	時間連続性デザインの研究	1(1)	1(1)	1(1)	1(1)	0	1(1)	0	2(2)	0	0	1(1)	0	0	2(2)	0	1	0	0	0	0	0	11
	コホート研究	0	0	0	0	0	0	0	0	0	0	0	0	0	0	0	0	0	0	0	0	0	0
	症例対照研究	0	0	0	0	0	0	0	0	0	0	0	0	0	0	0	0	0	0	0	0	0	0
IV	症例集積研究	0	0	0	0	0	0	0	0	0	0	0	0	0	0	0	0	0	1	0	0	0	1
V	単一事例研究	2	0	4	2	3	6	3	1	2	5	2	0	2	3	3	2	1	1	1	1	6	49
	症例集積研究,単一事例研究以外の記述的研究	2	3	5	6	4	4	2	5	1	6	2	5	3	3	5	4	7	2	1	1	1	72
	総計	5	4	11	10	7	11	8	8	2	11	5	6	6	8	10	7	10	3	3	2	7	141

注:研究タイプとエビデンスレベルは吉川ら[17]のエビデンスの種類の区分(2002),山田ら[16]のEBPのための事実の階層性(2008)に基づいた.「時間連続性デザインの研究」の()内はシングルシステムデザインの研究件数を示す.RCT(randomized controlled trial)はランダム化比較試験を示す.CCT(controlled clinical trial)は比較臨床試験を示す.

原らが分類をしていない質的研究が増加しているように思われる.

4) RCTの研究

そのような状況にあって,Yamada, Kawamata, Kobayashi, Kielhofner, Tayler[20]はRCTに挑戦した.山田は「65歳大学」(☞148ページ)という健常高齢者に対するアプローチを実施しているが,そのアプローチには手工芸を実施する群と人間作業モデルを教える群がある.この両群に対象者をランダムに割り付けて,6か月間の効果を検討している.その結果,人間作業モデル群のほうがQOLに有意な改善がみられた.

また,Shinohara, Yamada, Kobayashi, Forsyth[21]は,介護老人保健施設の維持期の脳血管障害者の作業療法に,人間作業モデルを用いた群とそれ以外のアプローチ群を比較するために,担当作業療法士をランダムに選択し,実施した.その結果,人間作業モデルを用いた群のほうがQOLとADLに有意に改善がみられたとしている.

これらの研究は,わが国でもRCTによる研究が徐々に浸透してきたことを示すものであろう.

●引用文献

1) 長谷龍太郎, 他：日本における作業療法の歴史分析—発達障害を中心に. 作業行動研 7:22-31, 2003
2) Kuhn T（著）, 中山　茂（訳）：科学革命の構造. みすず書房, 1971
3) Kielhofner G, Burke J: Occupational therapy after 60 years: an account of changing identity and knowledge. *Am J Occup Ther* 31:674-689, 1977
　〔山田　孝（訳）：アメリカにおける作業療法の60年—その同一性と知識の変遷について. 作業行動研 5:38-51, 2003〕
4) Schwartz KB: History of Occupational Therapy. In: Crepeau EB, et al (eds): Willard and Spackman's Occupational Therapy, 10th ed, pp5-14, Lippincott Williams & Wilkins, Philadelphia, 2003
5) 山田　孝：日本の作業療法の歴史分析のために. 作業行動研 7(1):1-5, 2003
6) 矢谷令子：作業療法・その核を問う. 作業療法 5(2):262-264, 1986
7) 矢谷令子：第20回日本作業療法学会シンポジウム「作業療法—その核を問う」. 作業療法 6(1):36-40, 1987
8) 寺山久美子：人間科学としての作業療法学をめざして. 作業療法 5(2):8-9, 1986
9) 杉原素子：作業療法の理論的基盤を問う. 作業療法 10(suppl):48, 1991
10) 山田　孝：作業療法を考える. 作業療法 6(1):20-28, 1987
11) Kielhofner G（著）, 山田　孝（監訳）：人間作業モデル—理論と応用. 協同医書出版社, 1990
12) Kielhofner G（著）, 山田　孝（監訳）：人間作業モデル—理論と応用. 改訂第2版, 協同医書出版社, 1999
13) Zemke R, Clark F（編）, 佐藤　剛（監訳）：作業科学—作業的存在としての人間の研究. 三輪書店, 1999
14) Law M（編）, 宮前珠子, 長谷龍太郎（監訳）：クライエント中心の作業療法—カナダ作業療法の展開. 協同医書出版社, 2000
15) 清水　一：脳卒中作業療法の有効性研究概要—作業療法有効性研究の方法について. OTジャーナル 34:629-638, 2000
16) 篠原和也, 山田　孝：わが国の「脳卒中作業療法」研究におけるEBOTと理論的枠組みに関する20年と今後—1986～2006年の文献検討より. 作業行動研 11:80-88, 2008
17) 山下由美, 吉川ひろみ：根拠に基づいた作業療法（EBOT）の現状. OTジャーナル 36:307-311, 2002
18) 宮田靖志, 山本和利：エビデンス利用と産出のための知識と技術. OTジャーナル 36:209-215, 2002
19) 上田　敏：リハビリテーションの倫理とエトス. OTジャーナル 34:71-75, 2000
20) Yamada T, et al: A randomised clinical trial of a wellness programme for healthy older people. *Br J Occup Ther* 73:540-548, 2010
21) Shinohara K, et al: The Model of Human Occupation based intervention for stroke patients: randomized trial. *Hong Kong Journal of Occupational Therapy* (in press)
22) Dutton R, et al: Frames of Reference in Occupational Therapy: Introduction. In: Hopkins HL, Smith HD (eds): Willard and Spackman's Occupational Therapy, 8th ed, J.B. Lippincott, Philadelphia, 1993

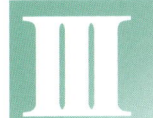

III 研究疑問を立てること

研究を行う場合にまず必要なことは，疑問を明確にすることである．研究疑問の良し悪しがそのまま研究の良し悪しを決めるといわれるほど研究の成否を左右する重要なことである．

よい研究疑問を立てるためには，常に臨床上の出来事や文献に目を光らせることが重要である．疑問を立てたら，それを研究命題（仮説とも呼ばれる）にすることで，研究可能な疑問につくり変える．その際に，概念や独立変数を操作的に定義づけることが必要になる．ここではまず，研究疑問を立てることについて述べる．

A. 疑問をまとめる

講義や講演を聞いたあとで，日常の実践のなかで，あるいは，仲間との話し合いやおしゃべりのなかで，作業療法に関連する疑問が沸き上がることを体験したことがあるのではないだろうか．そうした疑問をなんらかの形にすることが，研究上の疑問を立てることの第一歩である．したがって，なんらかの疑問が浮かんだら，必ずそれを書き留めて文章にしておくことが重要である．頭の中に置いておくだけだと，あとになって改めて考えてみようと思ったときに，思い出せないこともある．

文章にする際には，疑問が浮かんだときの状況や自分の気持ちなども一緒に書いておくとよい．これは研究の動機であり，自分の研究行動を支える重要な事柄になる．研究に行き詰まったときには常に，この動機に戻って考えるようにするとよい．以下に，疑問を例示する．

例1
高齢期障害の講義のなかで，これまでの作業療法ではさまざまな方法が用いられていることを学んだ．「どのような方法が，どのような対象者に用いられているのか」という疑問をもった．

例2
何人かの同級生と話をしていたら，高校時代の受験・進路指導の話題になった．ある同級生は，進路指導の教師が作業療法のことをよく知っていてアドバイスをしてくれたと話したが，別の同級生は，教師に「それは何の仕事だ」と言われてしまったと話した．高校の進路指導の教師が，作業療法のことをどのくらい知っているのだろうか．また，他の医療関連職と比べるとどうだろうか．

例3
高齢者に対するよいアプローチはないかと文献を探していたら，米国の作業療法士であるキング（King）という人が書いた小冊子に出会った．一生懸命に読んでみたらおもしろかった．自分の担当患者にも利用できるのではないかと考え，試みに数名の患者を集めて実施してみようと思った．

例4
子どもの感覚統合の評価に，南カリフォルニア回転後眼振検査（Southern California Postrotary Nystagmus Test; SCPNT）が用いられる．標準的な眼振持続時間が示されているものの，この種の神経生理学的検査は，状態によって，また，日内の時刻によって変動がみられるのではないかと疑問に思った．

例5
作業療法の効果を示すためには，どのような方法がある

のだろうかと思っていたところ，文献に「シングルシステムデザイン(single systems design; SSD)」というやり方が示されていた．この方法を使って，脳血管障害で片麻痺と半側視空間失認をもつ患者に対する作業療法の効果を示すことができないだろうかと思った．

例6

介護老人保健施設に入所している認知症高齢者のグループにリハビリテーションを提供したら，状態が改善したようにみえた．しかし，長谷川式認知症スケール(Hasegawa dementia scale; HDS-R)の得点の変化は，グループとしてみたときに有意差はないように思われた．しかし，よくなっているという実感はあるので，何がよくなったのかを探るために，入浴やリハビリテーションが提供されていない日曜日に一日中，グループに参加している人たちを観察してみれば，何かがわかるのではないかと考えた．

以上のような疑問が浮かび上がったら，研究を実施するために「研究疑問」という形に変換できるかどうかを検討する．その前に，研究には時間と労力がかかるので，この疑問にはそれだけの価値があるかどうかを検討する必要がある．

B. 疑問を検討する

1）その疑問は未解決かどうか

すでに解決されているものならば，自分が時間と労力をかけて解決する必要はない．未解決かどうかを知るためには，関連分野も含めて，文献を探索する必要がある．文献レビュー〔第2章II「文献レビューと文献研究」(☞ 69 ページ)参照〕を行ったところ，さまざまな答えがあることがわかれば，その疑問は問題にされてはいても，まだ解決されていないことがわかる．探索した文献を整理してまとめると，それだけでも研究を行ったことになり，文献研究と呼ばれる論文としてまとめることもできる．

2）その疑問を解決することが作業療法にとって意義があるかどうか

自分では意義があると思っていても，専門職にとって意義があるものかどうかはわからない．この疑問を解決することに意義があるか，大事かどうかを知るためには，文献レビューのほかに，周囲の仲間，作業療法士，養成校の教員などに尋ねてみるとよい．

もし意義がはっきりしない場合は，意義のあるものへと修正することができないかを検討する．学生が教員に研究指導を受けることは，これらの点からも重要である．もっぱら研究を行う大学院に入れば，いつでも指導教員の研究指導を受けることができる．

3）自分の疑問はどのような研究の形で解決すればよいか

たとえば，この疑問は前述したサイエンス的研究になるかどうか，つまり，検証可能かどうかを考えてみる．疑問をある形に加工すれば検証可能である〔第2章IV「実験研究」(☞ 98 ページ)参照〕というときは，作業療法を自然科学的研究にし，エビデンスの高いレベルの研究となる．また，この疑問を解決するには人文科学的な質的研究の手法〔第2章III「調査研究」(☞ 77 ページ)参照〕を用いたほうがよいということになるかもしれない．この手法は，文献検討の結果，まだほとんど取り組まれていない場合や，物事を新たな目で検討しようとする場合に，特に威力を発揮するものである．

4）この疑問をどのように解決するのか

疑問にどのような手を加えれば，データ収集ができ，答えられるものになるかを工夫する必要がある．

最後の2つを検討するためには，研究指導を受けるとともに，研究の実施に必要なさまざまな事柄を学ぶ必要がある．それらについては次節で説明する．

IV 研究疑問を解決するにはどうするか

研究を通して自分が立てた疑問を解決しようとするためには、その疑問を研究疑問（研究命題）という形につくり直す必要があることは述べた。ここでは、疑問の例を研究命題につくり直す過程として示すが、まず、研究命題ということを説明しておく。

A. 研究命題をつくる

研究の最終目的は、作業療法を誰に対しても納得のいくように説明することであるが、これは理論の役割の1つでもある。米国の作業療法士であるキールホフナー（Kielhofner）は、「理論とは、概念と概念間の関係に関する判断である命題からなるネットワークである」[1]と述べている。

研究を行う場合、"概念"や"命題"といった用語を自由に操ることが必要不可欠であるため、これらの用語について、ここで簡単に説明しておく。

1 概念

キールホフナーは、「すべての理論は概念と命題から構成されている」[1]と述べている。**概念**（concept）とは、多くの観念から抽出した共通の観念であり、なんらかの実体、特性、あるいは過程を説明し、定義づけるものである。たとえば、知能や認知という概念は、考えることやその過程という人間の相対的な能力を指している。

概念は、取り組む事象をみたり考えたりするうえでの特殊な方法をもたらすため、明確に定義づけられ説明される必要がある。概念は研究デザインによっては変数とも呼ばれ、研究を行う場合には明確に定義づける必要がある。

2 命題

理論の役割は、ある概念とその概念が指し示す現象との関係を説明することである。この説明は理論的命題と呼ばれ、その目的は、特性や過程を説明するさまざまな概念が、どのように結びつけられているのかを説明することである。したがって、**命題**（propositions）とは、諸概念間の関係に関する説明あるいは判断、といえる。

命題は、概念が指す特徴や過程がどのように組織化されているか、あるいは、どのように相互に位置づけられているかを判断する。本章I「研究は誰が何のためにするものなのか」で示したリーズニングは、前提（premise）から結論を導こうとする思考の働き、あるいはその過程であると説明したが、それは判断と判断との関係を示すものである。一方、命題は概念間の関係に関する判断である。

命題の例をあげると、学生が課題をきちんと成し遂げる能力の源は思考能力であると考えられるために、学業成績は思考能力の構成要素の1つである知能が結びついていると判断するといったことである[1]。

3 研究命題

研究を行う場合に、疑問を研究命題という形の疑問につくり直す必要がある。研究命題も、命題

と同じく2つ以上の概念間の関係の説明あるいは判断である．

　研究命題をつくり直す過程では，概念になんらかの操作を加える場合がある．それは概念を測定する場合に特に重要で，データ収集を可能にするものである．これは操作的定義（operational definition）と呼ばれ，独立変数と従属変数といった概念も関連する．以下にそれらを説明する．

B. 変数を定義づける

　研究を実施に移す場合，疑問として浮かんだ事柄を概念（変数）として示して定義づけ，2つ以上の概念の関係に関する判断を示し，データ収集ができるようにする必要がある．

1 操作的定義

　特に，実験的研究などの量的研究を行う場合は，何をどのように測定するのかということにかかわるため，操作的定義が不可欠になる．たとえば，知能と学業成績の関係を知りたいと思った場合は，知能は知能検査で測定されるものと定義し，学業成績は年間の総合評定値と定義すると，数値データを収集できることになる．この定義づけを操作的定義と呼ぶ．

　操作的というのは，研究者が操作を加えることができるということで，研究者が異なれば加える操作も異なる場合があることを意味する．同じ研究疑問を解決する場合でも測定結果が異なる場合があるが，それは操作的定義が異なるからである．

　たとえば，半側視空間失認を測定するために，線分二等分検査を用いるのか，線分抹消検査を用いるのか，絵画模写検査を用いるのかということである．

　その操作が適切かどうかは，示された理由の合理性やその学問領域の常識と照らし合わすことによって判断される．

2 独立変数と従属変数

　操作的に定義づけられた概念は，変数（variables）やパラメータとも呼ばれ，独立変数（independent variables）と従属変数（dependent variables）に分けられる．

　独立変数とは，研究者が規定できるもので，説明変数（explanatory variables）とも呼ばれる．一方，従属変数とは研究者が決めた独立変数の結果として示されるもの，つまり知能検査の得点などを指し，基準変数（criterion variables）とも呼ばれる．

C. 研究疑問を修正し，データを収集する

　これまで示してきたように，疑問から2つ以上の概念とそれらの関係に関する判断を示すことで，疑問を研究命題という形に修正し，さらに概念を操作的に定義づけると，データの収集が可能になる．その過程を本章III「研究疑問を立てること」で示した例をもとに，以下に示す．

例1

　高齢者に対する作業療法で用いられている方法には，どのようなものがあるのか疑問に思った．

　この疑問は，「高齢者に対する作業療法」と「その方法」という2つの概念の関係を探るものである．関係の判断は，「どのようなものがあるのか」という疑問形で保留されている．したがって，研究命題という形にはならない．また，概念を操作的に定義づけることもできないし，そうする必要もない．

　この研究は，次章で研究を目的から分類するが，そこで示す探索的研究に当てはまる．探索的研究の方法の1つに文献レビュー〔第2章II「文献レビューと文献研究」（☞69ページ）参照〕がある．作業療法分野の文献を中心に，必要に応じて他の分野の文献で，「高齢者に対する作業療法の方法」を選び出し，「どんなものがあるのか」を検討する．探索的研究

は，命題検証型の研究ではなく，概念を定義づけずに，そのままの形で探ることで，研究疑問を形成することもできるため，命題生成型の研究といわれる．

例 2

作業療法のことを知っている高校の進路指導の教師の数と，知っているとすればどの程度のことまで知っているのだろうかと疑問に思った．

この疑問は「高校の進路指導担当教師」と「作業療法に関する知識」という 2 つの概念があり，その関係の判断は「どのくらいかはわからない」と保留されていると考えることができる．操作的定義は，概念 1 はそのまま「高校で進路指導担当になっている教師」と定義でき，概念 2 は，たとえば「他の医療関係職種と比較して」「非常によく知っている，よく知っている，よく知らない，初めて聞く程度であるといった段階を設定した場合，どこに該当するか」などと定義づけることができる．

この研究目的は，高校教師が作業療法をどのくらい知っているのかを明らかにすることである．目的から分類すると，高校教師にとっての作業療法の熟知度の状態を詳しく説明しようということで，記述的または説明的研究と呼ばれるものになる．

この場合の方法は調査研究〔第 2 章 III「調査研究」(☞ 77 ページ)参照〕が適当である．調査は，質的には面接や観察，量的にはアンケート調査に区分される．アンケート調査で解決しようとする場合，設問と回答選択肢の設定とが重要になる．うまく設定するためには，最初に数名の関係者に面接し，どのような質問や回答選択肢を設けたらよいか検討すると，うまく作成できる．

設問や選択肢を設けることは，条件をコントロールすることになり，疑問を操作していることにもなる．誘導的なアンケート調査を体験することがあるが，それはそうした理由による．独立変数は質問項目でもあり，選択肢でもある．従属変数は選択肢を選んだ人数やその比率ということになる[2]．

例 3

米国の作業療法士であるキングが提唱した高齢者に対する感覚統合的アプローチの小冊子[3] に出会い，自分の臨床でも使えるのではないかと考え，参考にして，数名の患者を集めて実施してみようと考えた．

この疑問から，「作業療法に参加している高齢者」と「感覚統合的アプローチ」という概念が求められる．また，関係に関する判断は，「実施したら，効果がみられる」とすることもできる．そのようになると，効果検討という目的になるので，因果関係の有無を検証する実験的研究ということになる．また，効果がみられた高齢者とみられなかった高齢者の状態を比較するということであれば，感覚統合的アプローチの対象をより詳しく説明することになり，記述的または説明的研究ということになる．

この種の疑問は，作業療法の理論モデルに出会ったときに必ずといってよいくらいに沸き上がる．本章 I「研究は誰が何のためにするものなのか」で述べた作業療法リーズニングに照らせば，科学的リーズニングに相当するものである．

概念を操作的に定義すると，概念 1 の「高齢者」は「65 歳以上で，なんらかの障害をもち，作業療法を受けている人」となる．障害をさらに詳しく定義づけて，たとえば「脳血管障害者」や「認知症をもつ人」などとしてもよい．「感覚統合的アプローチ」の操作的定義は，この理論モデルが指し示す方法をそのまま用いることになり[4,5]，その介入アプローチが独立変数となる．また，介入の頻度や期間なども独立変数に含まれる．

選抜した対象者に初回評価を実施し，一定期間の介入ののちに再評価を実施し，状態が改善したかどうかを統計的に検討する．特に良好な反応を示した人の事例を検討〔第 2 章 V「事例研究：一般」(☞ 109 ページ)参照〕してもよい[6]．さらに，事前にこのグループ(実験群)に参加しない同質の対象者のグループ(対照群)を編成し，評価を同じ時期に実施して比較検討することで，このアプローチの効果

を検討することもできる．

　最初の例は一群での前後比較研究[7]，次の例は事例研究，最後の例はランダム化比較試験（RCT）ということになる．これらの方法については，あとで詳しく説明する〔第2章 IV「実験研究」(☞ 98 ページ)参照〕．

例4

　南カリフォルニア回転後眼振検査は，そのときの状態によって，また，日内の時刻によって変動がみられるのではないかと疑問に思った．

　この疑問は，「南カリフォルニア回転後眼振検査」という概念と「日内の時刻」という概念，および「変動がみられるかどうか」という関係に関する判断からなる研究命題になっている．

　この検査は，対象者を手回しの回転板にあぐら座位で乗せ，20秒間に10回転したのちに急停止させ，肉眼で眼振持続時間を観察して測定するという手続きが，そのまま操作的定義となる．また，日内の時刻を操作的に「午前，午後，夕方の3回」とすると，それら時刻に測定することでデータが得られ，測定値間の有意差を検討することで変動がみられるかどうかを解決できる．これは記述的または説明的研究ということになる．

　また，たとえば，長期休暇中の大学生を対象にする場合，時計の時間と生活の時間が必ずしも対応するとは限らないので，「通常の睡眠をとったあとの目覚めからの経過時間」と操作的に定義する必要があるかもしれない．このように，条件を十分にコントロールする必要がある[8,9]．また，室温などのコントロールも必要になる場合もある．

　実験研究については第2章 IV「実験研究」(☞ 98 ページ)でさらに詳しく説明する．

例5

　シングルシステムデザイン（SSD）という方法を用いて，脳血管障害後に半側視空間失認をもつ患者に対する作業療法の効果を示すことはできないかと考えた．

　この疑問は，「半側視空間失認をもつ患者」と「作業療法のアプローチ」という2つの概念を設けて，「効果がみられる（または，みられない）」という関係の判断からなる研究命題とすることができる．その研究方法として，SSDという方法を用いる．

　本章 I の「EBP の階層性」で示したように(☞ 16 ページ)，効果を示す方法にはランダム化比較試験（レベル II）だけでなく，時間連続性研究など（レベル III）もある．SSDは，この時間連続性研究に含まれる効果検討の方法である．基本的には，条件を一定にして反復測定を繰り返すという特徴をもつため，前述した実験的研究の部類に入るものでもある．

　SSDの最大の特徴は，独立変数を決めたのちは，あらかじめ決定した間隔で必ず測定することにある．独立変数であるアプローチは操作的に決める必要があり，この場合，半側視空間失認の状態を反映するものであることが望ましく，また，反復測定の影響を最小限にとどめるものでなければならない．測定は必ずしも検査でなければならないということはなく，観察による測定でもよい．この疑問の場合，半側視空間失認の評価を用いることにしてもよい[10]．ただし，反復測定の影響を避けるために，週に1回の測定とするなどの工夫が必要である[11]．

　SSDについては第2章 VI「事例研究：シングルシステムデザイン」(☞ 118 ページ) で詳しく説明する．

例6

　介護老人保健施設に入所している認知症高齢者のグループにリハビリテーションを提供したら，状態が改善したようにみえたが，何がよくなったのかを探るために，入浴やリハビリテーションが提供されていない日曜日に一日中，グループに参加している人たちを観察してみれば，何かがわかるのではないかと考えた．

　この疑問には，「介護老人保健施設入所中の認知症高齢者」と「状態の改善」という2つの概念があるが，前者の概念と「なんらかの作業療法アプローチ」という概念との関係を「改善した」と判断している．しかし，「なんらかのアプローチ」は隠されて

おり，両者の関係の判定は「何によって改善をみるのか」と保留されていることになる．このような場合，さまざまな検査や観察を実施し，比較する必要がある．

既存の検査，特に標準検査の場合は，変化を容易にとらえることができるが，観察の場合には質的研究法を用いるとよい．これは面接の場合にも当てはまる．最初から操作的定義づけをして，独立変数を決める必要はない．どんな点が改善したのかを推定したのちに，それに当てはまる事柄を測定して，比較する．

このように考えると，何かを探るという意味で探索的研究といわれる研究の重要性が浮かび上がる．これには質的研究法が用いられることが多い．質的研究法については第3章IV「質的研究にかかわる基礎知識」(☞ 201ページ)でふれる．

D. まとめ

これまで，疑問を立てること，それを概念という形に置き換え，操作的に定義づけることによって研究命題に変換することを説明してきた．また，その過程にかかわる必要な用語などを説明してきた．

疑問を立てることは研究を行ううえで不可欠なものである．読者には，この時点で疑問を立て，研究疑問に転換する練習をしてみることをおすすめする．

●引用文献
1) Kielhofner G（編），山田　孝（監訳）：人間作業モデル―理論と応用．改訂第3版，pp4–5，協同医書出版社，2007
2) 山田　孝，他：作業療法はどのように見られているか―道内高校進路指導教諭と在学生へのアンケートから．作業療法 2:9–15, 1983
3) King LJ: Parachek-Geriatric Rating Scale by JF Paracheck accompanied by a revised and expanded treatment manual. Center for Neurodevelopmental Studies, Phoenix, 1982
4) 梅原茂樹，山田　孝：老人病院版パラチェック老人行動評定尺度の作成について．北海道作業療法学会誌 7:31–34, 1990
5) 梅原茂樹，山田　孝：日本老人病院版パラチェック老人行動評定尺度の紹介．作業療法 10:270–274, 1991
6) 村田和香，山田　孝．老年痴呆に至った片麻痺患者の作業療法―パラチェック老人行動評定尺度を用いて．作業療法 5:27–35, 1986
7) 山田　孝：高齢障害者に対する作業療法の効果に関する研究．秋田医学 22:11–24, 1995
8) 山田　孝，石井良和：南カリフォルニア回転後眼振検査の信頼性に関する一研究―同検査の日内変動について．感覚統合障害研究 2:48–53, 1991
9) 山田　孝，他：南カリフォルニア回転後眼振検査の信頼性に関する研究(2)―同検査の日内変動およびENGとの比較検討．感覚統合障害研究 3:48–53, 1993
10) 山田　孝，竹原　敦：単一システムデザインによる半側視空間失認患者に対する知覚–運動アプローチの効果．作業療法 12:127–136, 1993
11) 山田　孝：感覚統合療法の単一システムデザインによる効果研究の方法．日本感覚統合障害研究会（編）：感覚統合研究（第10集），pp19–61，協同医書出版社，1994

V 研究と倫理

　倫理とは，人と人の間のあるべき関係の筋道である[1]．したがって，研究における倫理では，研究者と被験者や研究協力者間について，あるべき関係，とるべき態度や行為，守るべき規則を考えることになる．

　ある事柄が正しいかどうかを決めるために，可能なかぎり広い範囲を考慮して，よりよい判断を導こうとする倫理学がある．倫理学の考え方には，実際におこった問題にどのように対処したかを集めて，正しい対処のあり方を考えていくような"帰納的方法"と，すべての人が守るべき倫理原理[2]（表1）を当てはめて考える"演繹的方法"がある[1]．

　帰納的方法を利用する人は，伝統的なしきたりを守る傾向にあり，新たな問題に対処することは困難である．演繹的方法を利用する場合は，現実的に実行することが困難だったり，原理どうしがぶつかったりすることがある．どちらにしても，倫理は困難な状況に直面したときに，人間がよりよい判断をするために重要である．また，常に倫理的配慮をすることで，困難な状況を避けることも可能である．

A. 臨床と研究における倫理

1 臨床と研究の目的の違い

　作業療法士は人に対してよいことをするために存在している．したがって，作業療法士が研究をする場合，誰にとってよいことをしようとしてい

表1　倫理原理

自律の尊重
相手の自律的な選択を尊重すること．他者からコントロールされない自由と自ら意図した行動をとることが含まれる．医療における患者の自己決定権の主張，インフォームドコンセントや情報開示の必要性の根拠となる原理

無加害
相手に害を与えないこと．ヒポクラテスの誓いでは善行の原理と共に述べられ，相手に傷を負わせたり悪くしてはいけない．終末期の患者の安楽死や重度障害が予測される場合の手術などの是非を論じる際に検討される原理

善行
相手の幸福に貢献すること．相手の利益になりかつ現実的であること．リスクの方が大きかったり，莫大なコストがかかると非現実的とみなされる．最終的には相手の利益になるという理由で患者の自律を尊重しないパターナリズムの根拠とされることもある

正義
公正，平等，適切であること．社会の規範や構造に照らして判断される．増大しすぎた医療費の削減対象の決定や，限られた人員や物品の配分を決定する際に問題にされる原理

〔Beauchamp TL, Childress JF: Principles of Biomedical Ethics. 5th ed, pp57–282, Oxford University Press, New York, 2001 より〕

るのか考える必要がある．研究は，現在作業療法サービスを必要としている対象者のためではなく，将来の対象者のために行われることが多い．したがって，臨床活動を主とする作業療法士が研究を始める前に，臨床と研究との大きな違いを認識することは重要である．

　臨床で重視されるのは対象者であり，恩恵を受けるのは対象者本人である．一方，研究で重視されるのは普遍的な科学的知識を産出することであ

表2 日本作業療法士協会倫理綱領（1986年）

1. 作業療法士は，人々の健康を守るため，知識と良心を捧げる
2. 作業療法士は，知識と技術に関して，つねに最高の水準を保つ
3. 作業療法士は，個人の人権を尊重し，思想，信条，社会的地位などによって個人を差別することをしない
4. 作業療法士は，職務上知り得た個人の秘密を守る
5. 作業療法士は，必要な報告と記録の義務を守る
6. 作業療法士は，他の職種の人々を尊敬し，協力しあう
7. 作業療法士は，先人の功績を尊び，よき伝統を守る
8. 作業療法士は，後輩の育成と教育水準の高揚に努める
9. 作業療法士は，学術的研鑽及び人格の陶冶をめざして相互に律しあう
10. 作業療法士は，公共の福祉に寄与する
11. 作業療法士は，不当な報酬を求めない
12. 作業療法士は，法と人道にそむく行為をしない

〔http://www.jaot.or.jp/about/moral より〕

り，恩恵を受けるのは将来対象者となる人々や，研究で明らかになった知識を使う研究者や専門職である．

　日本作業療法士協会の倫理綱領[3]（表2）には，直接研究に言及した項目はないが，世界作業療法士連盟の倫理綱領[4]（表3）には，研究に関与する際に倫理的事項を尊重すると明記されている．作業療法士としての業務を行う際には，できるかぎり倫理綱領のすべてを守る努力をしなければならず，研究をする場合には，さらに特別な倫理的配慮が必要となる．しかし，研究形態によっては倫理綱領の遵守が困難となる場合がある．

2 研究における倫理的配慮の必要性

　過去の戦争では，敵国の民族や異なる人種の人々を対象に人体実験が行われてきた．人体実験での殺害は他の殺人事件とどこが違うのかというと，医師はヒポクラテス（Hippocrates）の誓い[1,5]（表4）を守ると誓ったにもかかわらず，それを破ったということである．治療を目的とせずに，被験者の同意を得ずに行われた人体実験は，「害を与えない」という誓いに著しく反した行為だった．わが国の七三一部隊の医学研究者たちが行った人体実験に関しては，裁判は行われなかったが，ドイツのナ

表3 世界作業療法士連盟倫理綱領（2004年）

この綱領は，職業上の状況がいかなるものであれ，作業療法士としてはたらく場合の適切な行為に関する共通概念を記述するものである．言うまでもなく，各会員協会は個々の必要性に応じて詳細な倫理綱領を策定するものとする

個人としての資質
作業療法士はその職務のあらゆる側面において，高潔（integrity），信頼（reliability），率直（open-mindedness），誠実（loyalty）を行動で示す

作業療法サービスを受ける人々に対する責任
作業療法士は，作業療法を受けるすべての人々に敬意をもって接し，個々人のおかれた状況を尊重する．作業療法士は，人種，肌の色，機能障害，能力障害，国籍，年齢，性差，性的選択，宗教，政治的信条，社会的地位によって，作業療法を受ける人々を差別してはならない
作業療法サービスを提供する際には，作業療法を受ける人々の価値観，意向，および参加能力を必ず考慮する
作業療法を受ける人々の個人情報は，その守秘が保証され，いかなる詳細情報も本人の承諾があった場合にのみ伝達される

協働的実践における専門職の行為規範
作業療法士は職種間の協業の必要性を認識し，他職種がそれぞれ独自の貢献をしていることを尊重する．職種間の協業における作業療法士の貢献は，人々の健康と幸福な生活に影響を与える作業遂行に基盤をおくことでなされる

専門的知識の発展
作業療法士は，生涯学習を通して専門職の発展に参画し，習得した知識と技能を専門職としての仕事に応用する際には，また，入手可能な最良のエビデンスに基づいて行う
研究に関与する際は，関連する倫理的事項を尊重する

推進と発展
作業療法士は，作業療法専門職全体の向上と発展に尽力する．作業療法士はまた，地方レベル，国レベル，国際レベルで，一般市民・他職種団体・行政機関に対して，作業療法を倫理的に推進・振興するよう努力する

〔http://www.wfot.org.au/Document_Centre.aspx より改変〕

チスの医師たちによって行われた人体実験は詳細に検討された[6]．1947年7月，強制収容所で行われた殺害について，ドイツのニュールンベルクで裁判が行われたとき，人体実験を行った医師たちも裁かれたのである．

　強制収容所で医師が人体実験をしたことの罪を裁くためにニュールンベルク綱領がつくられた[6,7]（表5）．

表4　ヒポクラテスの誓い（The Hippocratic Oath, 紀元前5世紀）

医師アポロン，アスクレピオス，ヒュゲイア，パナケイアをはじめ，すべての男神・女神にかけて，またこれらの神々を証人として，誓いを立てます．そして私の能力と判断力の限りをつくしてこの誓いとこの約定を守ります．この術を私に授けた人を両親同様に思い，生計をともにし，この人に金銭が必要になった場合には私の金銭を分けて提供し，この人の子弟を私自身の兄弟同様とみなします．そしてもし彼らがこの術を学習したいと要求するなら，報酬も契約書も取らずにこれを教えます．私の息子たち，私の師の息子たち，医師の掟による誓約を行って契約書をしたためた生徒たちには，医師の心得と講義その他すべての学習を受けさせます．しかしその他の者には誰にもこれを許しません

私の能力と判断力に従って食餌療法を施します．これは患者の福祉のためにするのであり，加害と不正のためにはしないようにつつしみます．致死薬は，誰に頼まれても，けっして投与しません．またそのような助言も行いません．同様に，婦人に堕胎用器具を与えません．純潔に敬虔に私の生涯を送り私の術を施します．膀胱結石患者に截石術をすることはせず，これを業とする人にまかせます．どの家に入ろうとも，それは患者の福祉のためであり，あらゆる故意の不正と加害を避け，とくに男女を問わず，自由民であると奴隷であるとをとわず，情交を結ぶようなことはしません．治療の機会に見聞きしたことや，治療と関係なくても他人の私生活についての洩らすべきでないことは，他言してはならないとの信念をもって，沈黙を守ります．もし私がこの誓いを固く守って破ることがありませんでしたら，永久にすべての人々からよい評判を博して，生涯と術とを楽しむことをお許しください．もしこれを破り誓いにそむくようなことがありましたならば，これとは逆の報いをして下さい

〔ヒポクラテス（著），小川政恭（訳）：古い医術について他八篇．岩波書店，1963より〕

表5　ニュールンベルク綱領（The Nuremberg Code, 1947年）

1. 被験者の自発的同意が絶対に必要である
2. 被験者となる者の条件として，同意を与える法的能力をもつこと，暴力，詐欺，欺瞞，脅迫，強度のあるいは外的束縛や強制を一切受けずに，自由な選択権を行使できる状態にあること，納得した決定を下せるために実験内容についての十分な知識と理解を得ている必要がある．この最後の条件を満たすためには，被験者の承諾を得る前に，実験の性質，期間，目的，実験方法，予想されるすべての不都合，危険性，実験参加に起因すると思われる心身の健康への諸影響，が説明されねばならない．同意の質を確保する責務は，実験に着手し実験の監督あるいは従事する者にある．この責務を他の者に委任すれば処罰の対象となる
3. 実験は社会の善のために有益な結果をもたらし，他の方法では達成不能であり，無計画や無益なものではない場合にのみ行なわれるべきである
4. 実験は動物実験の結果と疾病や問題の経過についての知識に基づき，予想しうる結果が実験を正当化しうるべく立案されねばならない
5. 実験はすべての不必要な身体的・心理的苦痛や傷害を避けるよう行なわれねばならない
6. 死あるいは障害をもたらすおそれがあるような実験を行ってはならない．例外は，実験中の医師自身が被験者となる場合である
7. 実験の危険性の度合はその実験によって解決されるであろう問題の人道的重要性が決める度合いを決して超えてはならない
8. いささかでも傷害，障害，死の可能性があれば，被験者を保護する適切な準備が施されねばならない
9. 実験は科学的な有資格者のみによって行なわれねばならない．実験に従事する者には実験の全過程において最高度の技術と配慮が要求される
10. 実験過程で実験継続が不可能な心身状態に至った被験者は実験を中止する自由がある
11. 実験過程のどの段階にあっても実験継続が被験者に傷害，障害あるいは死をもたらすおそれがあると信じた実験者は実験中止の用意をしなければならない

〔岡本珠代：保健・医療従事者の倫理．砂屋敷忠，他（編）：医療・保健専門職のための倫理テキスト，pp7-40，医療科学社，2000より〕

この綱領の作成に影響を与えたのは，米国の神経精神医学者アレキサンダー（Alexander），ドイツの精神医学者で医学史家のレイブランド（Leibbrand），米国の生理学者アイビー（Ivy）の3名だった[7]．

アレキサンダーは，被験者は強制されるのではなく，自発的に研究に同意することが不可欠だと述べた．また，研究の被験者になることに同意するためには，十分に説明を受けることが条件だとも述べた．

レイブランドは，医師たちが患者を人ではなく生物体としてみていたと指摘し，このような見方はフランス，オランダ，英国，米国で行われた囚人を被験者とした研究に通じるものだと述べた．ナチスの医師たちも，当時の医師たちの慣行に従ったものだと弁護団を通して主張したが，レイブランドは囚人を被験者とすることは強制であるから，こうした実験も誤りであると指摘した．また弁護

団は，人体実験はドイツ軍兵士を治療する目的で，国家の命令によって行われたものであり，個人の善より国家の善を優先したものだと主張した．しかし，医師には国家の命令を実行しない責任があったと，レイブランドにはね返された．

アイビーは高名な生理学者で，米国で囚人を対象に行われたマラリア実験にかかわった経験をもっていた．彼の考えは，米国では囚人は実験参加を拒否する権利をもっているので，囚人を被験者にした実験も正当化されるということだった．しかし，被験者がすでにマラリアに感染していて，実験に参加しなければ重篤な状態に陥る可能性が高い場合には，実験参加を拒否することを認めない場合もあるとし，また，死刑囚が実験に参加するのは，世の中のためになる研究に参加することで罪の償いになるため倫理的であるという考えももっていた．囚人の自己決定権をあまり重視していないようにみえるアイビーだったが，「500人の命を救うために5人を殺してよいとする理由はまったく存在しない」「研究者が道徳的に正当化できない医学実験を行うよう強いることのできる国家や政治家はこの世にはいない」と断言した．このように，ナチスの人体実験の裁判におけるこの3人の発言によって，のちに医学研究倫理で問題となる事柄に関する大枠が示された[7]．

研究における倫理的配慮として，まず"害を与えない"ことが指摘された．さらに，被験者は参加について自発的に同意を与えるものであり，研究の途中でも参加を中止する権利をもっていることが確認された．ニュールンベルク綱領は被験者の人権をうたったものであり，現在も医学研究倫理における重要な文書となっている[7]．

3 科学的目的達成と被験者の人権への配慮

ニュールンベルク綱領は被験者の立場に焦点が当てられているのに対して，世界医師会によるヘルシンキ宣言は研究者の立場に焦点が当てられてきた[7]．

プラセボ（偽薬）の使用や精神病患者の場合の対応，予想しえない偶発事など，すべての影響を説明できないという理由で，ニュールンベルク綱領の自発的同意の必要性について，完全遵守は実際的ではないという指摘がなされた[6]．そして，世界医師会は1964年にヘルシンキ宣言を採択し，その後修正を繰り返している[8]（表6）．ニュールンベルク綱領の精神はヘルシンキ宣言のなかに生かされてはいるが，「被験者の同意が絶対必要である」というニュールンベルク綱領に比べると，「被験者の完全無欠性に対する研究の影響を最小限にとどめる」（23項）というように，若干柔らかい表現になっている．

ヘルシンキ宣言は，被験者の人権を尊重しながらも，科学的目的を達成する道筋を求めていると考えられる．インフォームドコンセントは文書で得ることが望ましいが，同意が記録され，証人がいればよい（24項），判断能力のない制限能力者を被験者とする場合，代理人からインフォームドコンセントを取得できる（27項），実験計画書に対象の選定理由が明確に述べられていれば，意識不明のためにインフォームドコンセントを与えることのできない人々も被験者となりうる（29項）などが記されている．このように，ヘルシンキ宣言では現実的に被験者の範囲が広がり，研究が行われやすいように配慮されている．

ヘルシンキ宣言の1975年の改訂では，「研究計画書は独立の研究倫理委員会に提出され裁可を仰がねばならない」と，研究が倫理的に行われるかどうかを審査するための独立した研究倫理審査委員会の設置を求めた[6]．米国では施設内審査委員会（Institutional Review Board; IRB）と呼ばれているが，ヨーロッパでは倫理委員会（Ethics Committee または Ethical Committee）と呼ばれ，大学や研究・診療機関に設置されている．

わが国においては，2003年に臨床研究に関する倫理指針が発表され，2008年に改正された[9]．臨

表6 ヘルシンキ宣言（人間を対象とする医学研究の倫理的原則）

1964年6月 世界医師会（WMA）総会（ヘルシンキ，フィンランド）で採択．その後，1975，1983，1989，1996，2000，2002，2004，2008年に修正

A. 序文

1. 世界医師会（WMA）は，個人を特定できるヒト由来の試料およびデータの研究を含む，人間を対象とする医学研究の倫理的原則として，ヘルシンキ宣言を発展させてきた．本宣言は，総合的に解釈されることを意図したものであり，各項目は他のすべての関連項目を考慮に入れず適応されるべきではない．
2. 本宣言は，主として医師に対して表明されたものであるが，WMAは人間を対象とする医学研究に関与する医師以外の人々に対しても，これらの原則の採用を推奨する．
3. 医学研究の対象となる人々を含め，患者の健康を向上させ，守ることは，医師の責務である．医師の知識と良心は，この責務達成のために捧げられる．
4. WMAジュネーブ宣言は，「私の患者の健康を私の第一の関心事とする」ことを医師に義務づけ，また医の国際倫理綱領は，「医師は医療の提供に際して，患者の最善の利益のために行動すべきである」と宣言している．
5. 医学の進歩は，最終的に人間を対象とする研究を要するものである．医学研究に十分参加できていない人々には，研究参加への適切なアクセスの機会が提供されるべきである．
6. 人間を対象とする医学研究においては，個々の研究被験者の福祉が他のすべての利益よりも優先されなければならない．
7. 人間を対象とする医学研究の第一の目的は，疾病の原因，発症，および影響を理解し，予防，診断ならびに治療行為（手法，手順，処置）を改善することである．現在最善の治療行為であっても，安全性，有効性，効率，利用しやすさ，および質に関する研究を通じて，継続的に評価されなければならない．
8. 医学の実践および医学研究においては，ほとんどの治療行為にリスクと負担が伴う．
9. 医学研究は，すべての人間に対する尊敬を深め，その健康と権利を擁護するための倫理基準に従わなければならない．研究対象中には，特に脆弱で特別な保護を必要とする集団もある．これには，同意の諾否を自ら行うことができない人々や強制や不適切な影響にさらされやすい人々が含まれる．
10. 医師は，適用される国際的規範および基準はもとより，人間を対象とする研究に関する自国の倫理，法律および規制上の規範ならびに基準を考慮するべきである．いかなる自国あるいは国際的な倫理，法律，または規制上の要請も，この宣言が示す研究被験者に対する保護を弱めたり，撤廃するべきではない．

B. すべての医学研究のための諸原則

11. 研究被験者の生命，健康，尊厳，完全無欠性，自己決定権，プライバシーおよび個人情報の秘密を守ることは，医学研究に参加する医師の責務である．
12. 人間を対象とする医学研究は，科学的文献の十分な知識，関連性のある他の情報源および十分な実験，ならびに適切な場合には動物実験に基づき，一般的に受け入れられた科学的原則に従わなければならない．研究に使用される動物の福祉は尊重されなければならない．
13. 環境に悪影響を及ぼすおそれのある医学研究を実施する際には，適切な注意が必要である．
14. 人間を対象とする各研究の計画と作業内容は，研究計画書の中に明示されていなければならない．研究計画書は，関連する倫理的配慮に関する言明を含み，また本宣言の原則にどのように対応しているかを示すべきである．計画書は，資金提供，スポンサー，研究組織との関わり，その他起こり得る利益相反，被験者に対する報奨ならびに研究に参加した結果として損害を受けた被験者の治療および/または補償の条項に関する情報を含むべきである．この計画書には，その研究の中で有益であると同定された治療行為に対する研究被験者の研究後のアクセス，または他の適切な治療あるいは利益に対するアクセスに関する取り決めが記載されるべきである．
15. 研究計画書は，検討，意見，指導および承認を得るため，研究開始前に研究倫理委員会に提出されなければならない．この委員会は，研究者，スポンサーおよびその他のあらゆる不適切な影響から独立したものでなければならない．当該委員会は，適用される国際的規範および基準はもとより，研究が実施される国々の法律と規制を考慮しなければならないが，それらによってこの宣言が示す研究被験者に対する保護を弱めたり，撤廃することは許されない．この委員会は，進行中の研究を監視する権利を有するべきである．研究者は委員会に対して，監視情報，とくに重篤な有害事象に関する情報を提供しなければならない．委員会の審議と承認を得ずに計画書を変更することはできない．
16. 人間を対象とする医学研究を行うのは，適正な科学的訓練と資格を有する個人でなければならない．患者あるいは健康なボランティアに関する研究は，能力があり適切な資格を有する医師もしくは他の医療専門職による監督を要する．被験者の保護責任は常に医師あるいは他の医療専門職にあり，被験者が同意を与えた場合でも，決してその被験者にはない．
17. 不利な立場または脆弱な人々あるいは地域社会を対象とする医学研究は，研究がその集団または地域の健康上の必要性と優先事項に応えるものであり，かつその集団または地域が研究結果から利益を得る可能性がある場合に限り正当化される．
18. 人間を対象とするすべての医学研究では，研究に関わる個人と地域に対する予想しうるリスクと負担を，彼らおよびその調査条件によって影響を受ける他の人々または地域に対する予見可能な利益と比較する慎重な評価が，事前に行われなければならない．
19. すべての臨床試験は，最初の被験者を募集する前に，一般的にアクセス可能なデータベースに登録されなければならない．
20. 医師は，内在するリスクが十分に評価され，かつそのリスクを適切に管理できることを確信できない限り，人間を対象とする研究に関与することはできない．医師は潜在的な利益よりもリスクが高いと判断される場合，または有効かつ利益のある結果の決定的証拠が得られた場合は，直ちに研究を中止しなければならない．
21. 人間を対象とする医学研究は，その目的の重要性が研究に内在する被験者のリスクと負担に勝る場合にのみ行うことができる．

（つづく）

(つづき)
22. 判断能力のある個人による，医学研究への被験者としての参加は，自発的なものでなければならない．家族または地域社会のリーダーに打診することが適切な場合もあるが，判断能力のある個人を，本人の自由な承諾なしに，研究へ登録してはならない．
23. 研究被験者のプライバシーおよび個人情報の秘密を守るため，ならびに被験者の肉体的，精神的および社会的完全無欠性に対する研究の影響を最小限にとどめるために，あらゆる予防策を講じなければならない．
24. 判断能力のある人間を対象とする医学研究において，それぞれの被験者候補は，目的，方法，資金源，起こりうる利益相反，研究者の関連組織との関わり，研究によって期待される利益と起こりうるリスク，ならびに研究に伴いうる不快な状態，その他研究に関するすべての側面について，十分に説明されなければならない．被験者候補は，いつでも不利益を受けることなしに，研究参加を拒否するか，または参加の同意を撤回する権利のあることを知らされなければならない．被験者候補ごとにどのような情報を必要としているかとその情報の伝達方法についても特別な配慮が必要である．被験者候補がその情報を理解したことを確認したうえで，医師または他の適切な有資格者は，被験者候補の自由意思によるインフォームド・コンセントを，望ましくは文書で求めなければならない．同意が書面で表明されない場合，その文書によらない同意は，正式な文書に記録され，証人によって証明されるべきである．
25. 個人を特定しうるヒト由来の試料またはデータを使用する医学研究に関しては，医師は収集，分析，保存および/または再利用に対する同意を通常求めなければならない．このような研究には，同意を得ることが不可能であるか非現実的である場合，または研究の有効性に脅威を与える場合があり得る．このような状況下の研究は，研究倫理委員会の審議と承認を得た後にのみ行うことができる．
26. 研究参加へのインフォームド・コンセントを求める場合，医師は，被験者候補が医師に依存した関係にあるか否か，または強制の下に同意するおそれがあるか否かについて，特別に注意すべきである．このような状況下では，インフォームド・コンセントは，そのような関係とは完全に独立した，適切な有資格者によって求められるべきである．
27. 制限能力者が被験者候補となる場合，医師は，法律上の権限を有する代理人からのインフォームド・コンセントを求めなければならない．これらの人々が研究に含まれるのは，その研究が被験者候補に代表される集団の健康増進を試みるためのものであり，判断能力のある人々では代替して行うことができず，かつ最小限のリスクと最小限の負担しか伴わない場合に限られ，被験者候補の利益になる可能性のない研究対象に含まれてはならない．
28. 制限能力者とみなされる被験者候補が，研究参加についての決定に賛意を表することができる場合には，医師は，法律上の権限を有する代理人からの同意のほか，さらに本人の賛意を求めなければならない．被験者候補の不同意は尊重されるべきである．
29. 例えば，意識不明の患者のように，肉体的，精神的に同意を与えることができない被験者を対象とした研究は，インフォームド・コンセントを与えることを妨げる肉体的・精神的状態が，その対象集団の必要な特徴である場合に限って行うことができる．このような状況では，医師は法律上の権限を有する代理人からのインフォームド・コンセントを求めるべきである．そのような代理人が存在せず，かつ研究を延期することができない場合には，インフォームド・コンセントを与えることができない状態にある被験者を対象とする特別な理由を研究計画書の中で述べ，かつ研究倫理委員会で承認されることを条件として，この研究はインフォームド・コンセントなしに開始することができる．研究に引き続き参加することに対する同意を，できるだけ早く被験者または法律上の代理人から取得するべきである．
30. 著者，編集者および発行者はすべて，研究結果の公刊に倫理的責務を負っている．著者は人間を対象とする研究の結果を一般的に公表する義務を有し，報告書の完全性と正確性に説明責任を負う．彼らは，倫理的報告に関する容認されたガイドラインを遵守すべきである．消極的結果および結論に達しない結果も積極的結果と同様に，公刊または他の方法で一般に公表されるべきである．刊行物の中には，資金源，組織との関わりおよび利益相反が明示される必要がある．この宣言の原則に反する研究報告は，公刊のために受理されるべきではない．

C. 治療と結びついた医学研究のための追加原則
31. 医師が医学研究を治療と結びつけることができるのは，その研究が予防，診断または治療上の価値があり得るとして正当化できる範囲内にあり，かつ被験者となる患者の健康に有害な影響が及ばないことを確信する十分な理由を医師がもつ場合に限られる．
32. 新しい治療行為の利益，リスク，負担および有効性は，現在最善と証明されている治療行為と比較考慮されなければならない．ただし，以下の場合にはプラセボの使用または無治療が認められる．
    - 現在証明された治療行為が存在しない研究の場合，または
    - やむを得ない，科学的に健全な方法論的理由により，プラセボ使用が，その治療行為の有効性あるいは安全性を決定するために必要であり，かつプラセボ治療または無治療となる患者に重篤または回復できない損害のリスクが生じないと考えられる場合．この手法の乱用を避けるために十分な配慮が必要である．
33. 研究終了後，その研究に参加した患者は，研究結果を知る権利と，例えば，研究の中で有益であると同定された治療行為へのアクセス，または他の適切な治療あるいは利益へのアクセスなどの，研究結果から得られる利益を共有する権利を有する．
34. 医師は，治療のどの部分が研究に関連しているかを患者に十分に説明しなければならない．患者の研究参加に対する拒否または研究からの撤退の決定は，決して患者・医師関係の妨げとなってはならない．
35. ある患者の治療において，証明された治療行為が存在しないか，またはそれらが有効でなかった場合，患者または法律上の資格を有する代理人からのインフォームド・コンセントがあり，専門家の助言を求めた後であれば，医師は，まだ証明されていない治療行為を実施することができる．ただし，それは医師がその治療行為で生命を救う，健康を回復する，または苦痛を緩和する望みがあると判断した場合に限られる．可能であれば，その治療行為は，安全性と有効性を評価するために計画された研究の対象とされるべきである．すべての例において，新しい情報は記録され，適切な場合には，一般に公開されるべきである．

〔世界医師会（日本医師会訳）：ヘルシンキ宣言〈http://www.med.or.jp/wma/helsinki08_j.html〉より〕

床研究とは疾病の予防，診断，治療に関する"医学系研究"であり，これには医学のほか，歯学，薬学，看護学，リハビリテーション学，予防医学，健康科学を含むとしている．この指針では被験者の福利が科学的および社会的利益に勝ることが明言され，倫理審査委員会での審査，個人情報保護，インフォームドコンセントの徹底などが明記されている．

B. インフォームドコンセント

1 インフォームドコンセントの概念

ニュールンベルク綱領やヘルシンキ宣言で最も強調されている"被験者の自発的同意"は，インフォームドコンセント（informed consent）ともいわれる．これは，"知らされたうえの同意"という意味だが，この概念にはもっと重厚な背景がある[6]．もともと医療には，患者に十分に知らせるという習慣がなかった．

ヒポクラテスの誓い（表4☞ 42ページ）でも「私の息子たち，私の師の息子たち，医師の掟による誓約を行って契約書をしたためた生徒たちには，医師の心得と講義その他すべての学習を受けさせます．しかしその他の者には誰にもこれを許しません」とあるように，医学の知識は一般に普及させるべきではないととらえていたのである．さらに，ヒポクラテスは「現在の症状や予後について，とくに経過が悪いときには，何事も告げるべきではない．なぜなら真実を告げられると死に追いやられる」と言ったとされ，また，14世紀の医師モンデビル（Mondeville）は「それが患者の利益になるなら外科医は嘘をつくことをためらってはならない」と言ったといわれている[6]．

このように，患者のためを思って行う行為を，親が子を思うがゆえに子の思いを無視して行う行為に照らして"パターナリズム"と呼ばれる（"パター"は父親という意味をもつ）．つまり，医学研究者にとって，知らせないこと，嘘をつくことは，過去には「悪いこと」と思われなかったのである．親心は善意から生じるものではあるが，当事者が自分で考えて答えを出す機会を奪うので，自律性が尊重されないという側面をもつことは確かである．

現代になり，医療で問題が生じたときに，インフォームドコンセントの考えが示された．1905年に米国で40歳の主婦のてんかん治療にあたった医師が，説明もせず同意も得ずに，子宮と卵巣の摘出を行った．この医師は，患者の許可なく身体に侵襲し，同意を得ることなく手術したことで処罰された[1]．また，1914年に手術は受けたくないと再三言っていた女性の筋腫手術が行われ，判決文において「成人で健全な精神をもつものは誰でも，自分の身体に何を行うかを決定する権利を有する．患者の同意なく手術するものは暴行を行ったものとして損害賠償の罪を負う」と明言された．

このように，患者に説明もせず，患者の同意を得ないことは悪いことだということは示されていたが，インフォームドコンセントという言葉が最初に使われたのは1957年である[1]．カリフォルニアのブレイ（Bray）判事は，脚の痛みの原因を調べるために腹部大動脈血管造影を受けた患者が，両足を動かすことができなくなってしまった事例の判決文のなかで，「危険性について述べるにあたっては，インフォームドコンセントに必要な事実をすべて明らかにすることと矛盾しない形で，ある種の裁量が必要である」と述べた．これは外科学会が医療過誤裁判のために提出した意見書の語句を引用したものであり，患者が知らされて同意を与えることの必要性と同時に，何を知らせ，どのように同意を得るかという点での医師の裁量権を認めたものだった[1]．

患者によくわかるように説明し，患者は十分に理解したうえで同意を与えるというインフォームドコンセントの精神は，医師の裁量権を認めることとは相反するかもしれない．インフォームドコ

ンセントの精神を生かせば，患者が医師の説明を十分理解したかどうか，その患者の理解を確かめたうえで患者から同意を得たかどうかで罪の軽重が決まるように思われる．しかし，医師の裁量権を認めるということは，何をどこまで説明するか，十分な説明とは何かについて医師の専門的判断を尊重するということである．

説明の基準には，医師の世界の常識・慣例をもとに医師の裁量を重んずる"医師中心基準"と，患者側に焦点を当てた"患者中心基準"があるとされる[1]．患者中心基準はさらに，"客観的基準"と"主観的基準"に分けられる．客観的基準というのは一般的な患者がわかるような説明ということで，主観的基準は，それぞれ違った生活史と価値観をもつ患者の個性に合わせた説明ということである．この主観的患者中心基準こそがインフォームドコンセントの概念を正確に反映するものだが，現実には"医師中心基準"や"客観的患者中心基準"が採用されることが多い．

2 自己決定権とインフォームドコンセント

"自己決定権"というのは，近代以降に重視されるようになった考えである．古代ギリシャ社会では，奴隷の労働の上に市民の生活が成り立っており，生まれながらにして職業や役割分担が決まっていた．東洋の社会も同様で，どこの誰の家に生まれるかによって，どのような一生を送るかの概要が決まる社会だった．このような社会では，身分をわきまえて行動することが道徳的だと考えられていた[1]．

人格の尊厳や自己決定権が自覚されるようになったのは，西洋では17～18世紀になってからである．ロックやルソー，カントなど，西洋の思想家たちが，すべての人間の平等を説く人権思想を唱えた．インフォームドコンセントの概念の基盤となっているのは，この人権思想である[1]．インフォームドコンセントは，政治に参加する権利や教育を受ける権利，知る権利，思想・表現の自由などの権利と同様に，自分の身体に影響を及ぼす医療や実験への参加について，十分に情報を得て，同意したり拒否したりできる権利である．

自由で平等な社会では，すべての人は自己決定権をもつので，自己決定権を行使できる人が研究の被験者になる場合には，インフォームドコンセントは不可欠である．しかし，自己決定権を行使できない人もいる．囚人や弱い立場の人々は，研究の目的や方法の説明が不十分だとは言い出せなかったり，被験者になることを拒否したら不利益を受けると予測したりするかもしれない．子どもや知的低下のある人は，説明をもとに自己決定することが困難かもしれない．このような場合のインフォームドコンセントの方法には工夫が必要であり，研究対象者の選定を考え直す必要があるかもしれない．

3 インフォームドコンセントの方法

インフォームドコンセントには，口頭および書面で説明し，署名や捺印によって同意を記す方法がよく使われている．子どもや知的低下のある対象者の場合には，代理人が代行する．しかし，この手続きだけでは法的には重要で十分であっても，倫理的には不十分である．法的には，なんらかの問題や危害がおこったあとで，対象者の意思決定がどのように行われたかを知るためにインフォームドコンセントが使われる．したがって，どのような説明がなされたかが書面で示され，対象者の同意が署名や捺印で示されていることが重要なのである．一方，倫理的には，研究者と被験者とのあるべき関係が保たれたか，研究者と被験者がとるべき態度や行為が行われたかが重要である．

ヘルシンキ宣言の15項では，「研究計画書は研究倫理委員会に提出されなければならない」とされている（表6 ☞ 44ページ）．研究倫理委員会（IRBと同様の機能をもつ）の委員は同僚である医療専門家や哲学者や神学者といった有識者であり，専門家の基準（professional standard）ではなく，理性あ

表7　研究のインフォームドコンセントに含まれる内容

1. 診療ではなく研究であることの明記
2. 研究領域，目的，方法，期間の説明
3. 合理的に予想できるリスクの説明
4. 予想される利益の説明
5. その他の治療方法があれば，その説明
6. 研究の進行中に明らかになった情報を被験者に伝えることの明記
7. 質問に答えることの明記
8. 問題が生じた場合の賠償や医療の説明
9. 障害や問題が起こった時の連絡先
10. 研究参加を拒否しても不利益を受けない，いつでも中止できることの明記

施設内審査委員会（IRB）による．
〔砂原茂一：臨床医学研究序説―方法論と倫理．pp146-157, 医学書院, 1988 より〕

る市民の基準（reasonable citizen standard）で研究計画を審査する[6]．さらに少数派や社会的弱者集団の代表者を委員に加え，被験者の人権を保障する力を強くしている．つまり，専門家が専門的興味・関心によって研究を計画し，対象者や一般の人々が知らないうちに研究を実施するということはできないのである．

　IRBが求めるインフォームドコンセントの内容は表7に示すとおりである[6]．対象者が研究者の担当患者である場合には，研究の被験者になることをはっきりさせることは重要である．そして，研究目的や方法など，これから行おうとする研究の概要について説明しなければならない．対象者が被験者になったことで予想されるリスクがあるとすれば，その説明は重要である．リスクを承知したうえで研究参加を考慮してもらわなくてはならないからである．また，被験者になることで追加治療を受けられたり，将来の患者や社会への貢献ができるといった利益についても説明する．今回の研究計画には含まれない別の治療方法がある場合には，その説明も行う．研究進行中に，一方の治療方法には効果がないことがわかったら，研究期間を満了していなくても途中までの情報を被験者に伝えなければならない．研究期間を通して，被験者からのいかなる質問にも答えなければならない．研究中に問題が生じた場合，誰がどのように責任をとるのか，医療が必要になった場合には誰が費用を負担するのかを説明する．障害や問題がおこったときは，誰がどこに連絡するかを明らかにする．対象者が被験者になることを拒否しても決して不利益を受けないことや，対象者の気が変わったらいつでも中止できることを明記する．

　わが国においても「臨床研究に関する倫理指針」[9]が発表されてから，学会，病院，施設，大学などが倫理審査委員会を設置するようになった．研究者は，当該倫理審査委員会が設定する様式に沿って，研究計画の倫理的配慮を詳細に記載して審査申請を行う．倫理審査委員会は，申請された研究計画に適切な倫理的配慮がなされているかどうかを審査し，承認の可否を決定する．診療機関の倫理委員会では，臨床的倫理困難事例も扱うため倫理学や法学など医学研究以外の分野の委員を含む．

C. プライバシーの問題

　"プライバシー（privacy）"と"守秘（confidentiality）"は類似する概念ではあるが，少し違う[2]．

　プライバシー権とは，家庭生活など個人的な選択や活動は，政府や権力をもつ組織が行う押し付けや監視から保護されるという権利のことである．プライバシーは人に対する限定的アクセスの状態ということもできる．つまり，人は他人にすべてを知られたり，個人的な事柄を干渉されたくないので，他人が自分にアクセスできる個人情報の範囲を限定するのである．

　一方，守秘は，医療者が知り得たプライバシーの一部を他に漏らさないことである．ヘルシンキ宣言の23項は，この問題を扱っている（表6☞45ページ）．「被験者の完全無欠性（インテグリティ）」とは，その人がその人自身であり続けることである．研究の被験者になったことによって，自分の病名が知られてしまったり，特殊な治療を試している人だという目で見られたりすることがあって

はならない．守秘義務は，日本作業療法士協会倫理綱領(**表2** ☞ 41ページ)の第4項に明記されており，ヒポクラテスの誓い(**表4** ☞ 42ページ)をはじめ，各種専門職の倫理綱領のなかに必ず登場する項目である．

専門職教育や学術活動全般において，個人情報が漏れないようにすることが守秘に相当する．事例報告ではイニシャルを使うことが多いが，イニシャルによって個人情報が容易に想像できるなら，イニシャルを使うことは不適切である．大切なのは個人が特定できないということである．

近年，インターネットの普及によりメーリングリストでの情報交換がさかんになっている．改まった研究発表ではないとしても，作業療法士だけが参加するメーリングリストで，事例を紹介して相談をもちかけることもある．このように紹介された事例を別のメンバーが患者会のメーリングリストで紹介したところ，生活史などから個人が特定され，その患者の家族が憤慨して訴訟になる可能性もある．

個人情報がまったく特定できないように，仮名を使ったり，情報を一部改変して事例報告することはできる．しかし，これは守秘には該当するが，プライバシーを守ったことにはならないかもしれない．どこまでが個人的領域なのか，他人の干渉を受けたくない個人情報はどこまでなのかによって，プライバシー権が守られたかどうかが決まる．自分が知らないところで個人的な情報が議論の対象になったり，情報が操作されて勝手な解釈をされることを不快に思う人は多い．

対象者は，作業療法士が報告するさまざまな事例の情報を知ったうえで，それを自分の治療に役立てることを歓迎するかもしれない．しかし，自分の情報が事例として他の作業療法士の手に渡り，別の対象者の治療内容を左右する場合があることまでは考えていない場合もある．したがって，どのような形式であっても対象者の個人情報を開示する場合には，インフォームドコンセントを得るべきである．

D. 研究デザインと倫理的問題

1 文献研究 (☞ 69ページ)

作業療法士は，知識と技術に関して，常に最高の水準を保つ努力をすべきで，臨床や研究テーマに関連する研究が現在どこまで進んでいるかを知っておかなければならない．したがって，関連雑誌に掲載される最新情報に可能なかぎり留意しておく必要がある．

研究のはじめに文献研究をしなければならない理由はいくつかある[10]．すでに同じテーマで研究している人がいるかもしれないし，その結果，研究を始める前に考慮すべき重要な問題が明らかになっているかもしれない．過去の研究成果を知ることによって，自分の研究テーマがより焦点化でき，同じことを繰り返す労力と時間を省くことができる．つまり，研究は過去の研究成果のうえに行われるべきものだということである．研究テーマに関連する文献を調べて記述することは，自らの学術的研鑽となり，読者にとっても教育的である．文献研究があってこそ，その領域の知識体系が整理され，学問的発展が得られるのである．

文献研究では，すでに発表されている論文を引用しながら論を進めるが，引用するときの条件がある[11](**表8**)．発表されている文章や研究成果を無断で記載するのは剽窃(plagiary)と呼ばれ，原著者の尊厳を傷つけ，過去の研究の積み重ねを断ち切る非倫理的行為である．学生のレポートでも文献研究が行われることが多いが，**表9**に米国作業療法士協会の倫理的問題を扱ったビデオに登場する事例を示す[12]．

2 調査研究 (☞ 77ページ)

アンケートやフォーカスグループを使った調査でも，インフォームドコンセントは必要である．郵

表8 著作物の引用の条件

1. 引用して利用する必然性がある
2. 既に公表されている
3. 引用文の長さ，図や表の数と量が正当な範囲である
4. 原形を保持している．改変した場合はその旨表示する
5. 原著者の名誉を傷つけたり意図に反しない
6. 引用したことを明示する
7. 出所を明らかにする

日本医書出版協会（1987）による．
〔田中 潔：医学論文の書き方．pp43–62，医学書院，1991 より〕

表9 剽窃について

作業療法教員室での教員と学生2人のやりとり

教員：AさんとBさん，これはあなたたちのレポートよ．このなかでちょっと話を聞きたいことがあるの．全体的にはよくできてるわ．でも，この2つのレポートにはとっても似ているところがあるの．それと，これは教科書に書いてあることと同じよ．

学生A：ええ，先生は私が引用したことを知ってるでしょう．私はBさんの家へ行っていて，Bさんが手伝ってくれたんです．Bさんのコンピュータを使ったんです．Bさんが眠ってしまったあと，私はレポートを仕上げました．先生が同じだって言ったところは，よくわからなかったから，Bさんのレポートを写しちゃったんです．私が悪かったんです．すみません．正しい方法で引用するのを忘れていました．

教員：それではBさん，もし，Aさんがあなたのレポートを写したのだったら，教科書と同じ文章を書いたのはあなたね．

学生B：ええ，まあ．ほんの少しだから，いいと思ったんです．著作権法違反か不正使用か何かになるんですか？

教員：あなたたちは，研究法の授業を受けたわよね．でも，剽窃についてはきちんと理解していなかったってわけね．Bさん，あなたのしたことは著作権法に従ってもいないし，正しい引用ではないわ．私は，2つのことを考えてるの．このレポートを不合格にするか，この科目を不合格にするか．これから学科長と話し合って，そのあとでお知らせするわ．

〔Kyler-Hutchison P: Everyday Ethics: Common Concerns in Occupational Therapy. AOTA, 1995 より（著者訳）〕

送によるアンケートの前文の例を**表10**に，フォーカスグループを行うときのインフォームドコンセントの例を**表11**に示す．**表7**の内容をすべて含んでいるとはいえないが，現実的で無理のない範囲で例を示した．

表10 アンケート用紙を郵送する場合の依頼文の例

作業療法を受けた経験のある方へ

私たちは，作業療法で行われている活動について研究しています．
あなたが作業療法で行った活動について，どのように感じられたかを教えてください．
この調査は，私たちがよりよい作業療法を行うことを目的として行われるものです．
ご回答いただいた内容を，この研究以外の目的で使うことはありません．
この調査の結果は，作業療法の関連学会や学術誌で報告する予定です．
その際に，あなた個人が特定されるようなことはありません．

この調査にご協力いただける場合には，同封のアンケート用紙に記入していただいたのち，返信用封筒に入れて投函してください．

ご質問や調査結果についてお知りになりたい場合は，下記へご連絡ください．

　　　　　　　　　　　　　　　　　　年　月　日
　　　研究者名
　　　所属
　　　住所
　　　電話番号など連絡先

ご協力ありがとうございました．

郵送アンケートの場合は回答をもって同意とみなすことができる．

郵送アンケートや電話インタビューの場合には，手紙や口頭でプライバシーが守られることを伝えるとともに，対象者が自発的に調査協力できるように配慮すべきである．つまり，対象者がいつでも調査協力を拒否したり，中止できる自由を保障することが重要である．

3 実験研究 (☞98ページ)

実験研究は通常の臨床活動とは区別して行われるべきである[13]．カッツ（Katz）は1993年に『人体実験と人権』という論文[14]で，実験的姿勢が臨床医療に持ち込まれることによって，治療行為の実験化がおこっていると指摘した．臨床が実験化することによって生じる倫理的問題を**表12**に示す．

表11 当事者団体会員にフォーカスグループへの参加を依頼する例

フォーカスグループ参加のお誘い

私たちは，みんなが暮らしやすい地域を育てるために何が必要かを研究しています．皆さんの経験のなかで便利だったことや，不便だと感じていらっしゃることをお聞かせください．

今回行うフォーカスグループという研究方法では，5～8名のグループでお話していただきます．

お話いただいた内容の分析のためにテープとビデオで記録します．

発言内容は記号や番号をつけて取り扱い，あなたのプライバシーを守ります．

この研究の結果は，関連学会や学術雑誌に報告する予定です．

参加していただく際の交通費や介助費用は，お支払いいたします．

参加されなくても，また，途中で参加を中止されても，あなたの不利益になるようなことはありません．

もし，途中で気分が悪くなられた場合には，適切な機関に連絡をとるなど，できるかぎり最善の対処を試みます．

下記の日程でフォーカスグループを行います．
日時：第1回（　　年　月　日，　時　分～　時　分）
　　　第2回（　　年　月　日，　時　分～　時　分）
　　　第3回（　　年　月　日，　時　分～　時　分）
場所：（　　　　　　　　　）

ご不明な点などありましたら，ご連絡ください．
連絡先：（研究者名，所属，連絡先）

フォーカスグループに参加していただける方は，下記に記入し，切り取って提出してください．

------------------切り取り------------------

私は，（研究者名）が実施するフォーカスグループに参加します．
氏　名：（　　　署名　　　　）
連絡先：（　　　　　　　　　）
参加できる日時に○をつけてください．
　　　　　　　　　（第1回，第2回，第3回）
参加を承諾した日：（　年　月　日）

切り取り以降が同意書となる．

表12 治療と実験の混同にかかわる倫理的問題

1. 実験のためのインフォームドコンセントが行われなければ，被験者の自律・自己決定権が侵害される
2. 研究成果が明確になるまでに時間がかかるので，実験の被験者がこうむる不利益がいつ正当化されるかわからない
3. 実験の被験者は，他者の治療のための手段として使われる
4. 実験の被験者は，科学の発展のための手段として使われる
5. 実験を優先する研究者は，癒しを求める患者の期待に応えられない

〔岡本珠代：実験研究とインフォームド・コンセント―Jay Katzの主張を中心に．生命倫理 11：85-90，2001より〕

ない．カッツが主張する対話型インフォームドコンセントは，治療者と患者，研究者と被験者という人間関係が続くプロセス全体を通して，説明と同意が確認され続けるような配慮をすべきであるという提案である．この対話型インフォームドコンセントは研究の場合にも当てはまる[13]．

4 ランダム化比較試験 （☞ 170，177ページ）

実験研究のなかで倫理的問題が大きいのは，ランダム化比較試験（randomized controlled trial；RCT）である．砂原[15]は，1988年にRCTにおけるインフォームドコンセントの難しさを指摘していた．近年，エビデンスに基づいた医療や実践〔EBM（evidence-based medicine）あるいはEBP（evidence-based practice）〕を行うべきだという考えが主流になってきている．エビデンスは"科学的根拠"とも訳されていて，最も証明力の高いエビデンスはRCTを使った研究結果であるとされている．エビデンスに基づいた作業療法でも同様の傾向がみられる[16]．

本当にその治療方法が効果があるというためには，治療をしなかった場合と比較しなければならない[6]．治療をする群は実験群，治療をしない群は対照群と呼ばれ，治療をしないこと以外は実験群と対照群は同じ性質をもつ集団にするために考え出された方法が，"ランダム化"なのである．ラ

研究者は実験研究と臨床活動の違いを明確に自覚し，実験研究の被験者には，実験参加のためのインフォームドコンセントを行うべきである．

表13は実験研究のときのインフォームドコンセントの例である．インフォームドコンセントは実験開始時に1回だけ行えばよいというわけでは

表13　治療方法の有効性を調べる研究への参加を依頼する例

私たちは，(装具，機器，玩具，治療法などの名称)の有効性に関する研究をしています．
(予定被験者の氏名)様が，この研究にご協力いただけるかどうかをお伺いいたします．
研究に参加された場合には，私たちが用意したプログラムを行っていただきます．
研究に参加する前後と途中で，(評価内容)について検査を行います．

この研究に参加するかどうかはあなたの自由です．参加しなくても，途中で気が変わって参加を取りやめても構いません．それによって，あなたが受けるサービスが変わることはありません．
この研究への参加について，あなたが負担する費用は一切ありません．

この研究の結果は，関連学会や学術雑誌に報告する予定ですが，あなた個人が特定されるような記載をすることはありません．

ご質問や研究結果については，(　所属，連絡先　)の(　研究者氏名　)におたずねください．

この研究にご参加いただける場合には，下記にご記入ください．

私は，上記の研究に参加します．
(　　　被験者署名　　　)　　日付(　　年　　月　　日)

あなたが(予定被験者の氏名)の代理人である場合は，下記にご記入ください．

私は，(予定被験者の氏名)が上記の研究に参加することを許可します．
(　　　代理人署名　　　)　　日付(　　年　　月　　日)

私は，(予定被験者あるいは代理人)に対し，十分説明しました．今後も質問された場合には誠意をもって答えます．
(　　　研究者署名　　　)　　日付(　　年　　月　　日)

この様式は2部用意し，被験者あるいは代理人と研究者が1部ずつ保管する．

ンダム化は無作為化とも呼ばれるが，同じ性質をもつ集団を複数つくり出すという作為があるので，ランダム化(結果的に偏りのない集団となるようにする)というほうが適切だという意見もある．

RCTは科学的に価値の高いエビデンスをつくり出すので，将来の対象者は効果の証明されている治療を受けることができる．新薬効果の研究では，二重盲検法でRCTを行うことが最も証明力の高いエビデンスを得られる方法だとされている．二重盲検法とは，治療者も被験者も実験群か対照群かがわからない状態で行う方法である．しかし作業療法では，新薬効果の研究とは違って，外見上は同じでも治療効果は期待できないプラセボ(偽薬)を使った対照群をおくことはできない．スプリントや活動は見ただけでどちらの群に割り付けられているかわかってしまうからである．無治療群を対照群とすることもあるが，無治療群に割り付けられた被験者は治療を受けることができないのは問題である．したがって，対照群を無治療群にするよりも，従来の治療を行う群としたほうが被験者の不利益は減る．

しかし，一般にRCTに参加した被験者にとってよいことはあまりない．実験群に割り付けられた被験者は新しくて効果が不明な治療を受けることになり，対照群に割り付けられた被験者は少なくとも研究者が効果があるかもしれないと思っている治療を受けることができないからである．そもそもランダム化という手続きは，被験者が自分

に対して行われる治療などを選択する機会を奪うので，自律尊重という倫理原理(表1 ☞ 40ページ)に反する行為である．

　有効な治療法がまったくない場合に，対象者は自発的に新しい治療法の効果を試す研究に参加したいと思うかもしれない．その場合のインフォームドコンセントでは，実験群か対照群のどちらになるかは，くじ引きによって決まることを明言しなければならない．対象者がRCTやRCTの必要性を理解し，被験者になることに同意すれば，RCTを行うことは正当化される．

　作業療法では，効果が明確でないままに実施している治療方法が数多くあり，根拠に基づいた作業療法(evidence-based occupational therapy; EBOT)の立場からは，できればRCTによる研究成果もほしいところである．そうすれば，作業療法士がなぜそのようなプログラムを実施するのか，説明することが容易になり，多くの人が納得する根拠を得ることができる．RCTを実施する場合は，被験者に治療とは違うことを明確に説明し，科学的根拠を得るための協力を依頼しなければならない．インフォームドコンセントの実施を通して，被験者は説明された実験について十分理解したうえで，自発的に参加あるいは不参加を決定することになる．

5 シングルシステムデザイン (☞ 118ページ)

　シングルシステムデザインは，1事例ごとに一定期間にわたって標的行動の計測を繰り返し，データをグラフに記録していく研究方法である[17]．対象者自身のデータを対象者自身のために使うので，他の実験研究にみられる倫理的問題のいくつかを解消できる．

　シングルシステムデザインでは，通常ベースライン期(A期)と介入期(B期)を1〜2回行う．各期とも数回ずつ測定し，各期のデータの平均(水準)と増減傾向(傾き)をみる．A期は無治療期に相当するので，A期をおくことは治療開始を遅らせることになる．したがって，A期をおくことはB期での介入効果の確実性を得るためには重要だが，被験者にとっての利益はない．介入の前に評価を行うことは臨床では通常行われているので，介入の効果を確実に吟味するために初期評価を数回繰り返すという説明は理解されやすいかもしれない．しかし，治療であれば，介入をせずに評価を繰り返すことはないので，やはりインフォームドコンセントを実施したほうがよい．A期のデータの変動が大きい場合に，A期延長を決断したとすれば，治療者はもはや研究者の立場にあるので，インフォームドコンセントは行わなければならない．

　A期と介入を行ったB期のデータを比較し，ここで実験を終了するものはABデザインと呼ばれ，A期と比較してB期に改善が認められないときにはB期を終了する．ABデザインのシングルシステムデザインは，B期での介入効果を調べるという研究も実施でき，被験者の利益にもなる．つまり対象者は，これ以降は効果のない介入を受けなくてすむ．A期に比べてB期に明らかな改善が認められれば，対象者は効果のある介入が継続されることによって利益を得られる．

　しかし，B期の介入の有効性をより確実に示すためにはABAあるいはABABデザインが望ましい．B期で改善したのちに再びA期をおくことは，被験者にとって利益となる効果のある介入を，研究のために中止することを意味する．このような研究を行う場合には，被験者からインフォームドコンセントを得ることが重要である．しかし，被験者は2回目のA期を実施する段階で，研究参加を取りやめると言うかもしれない．インフォームドコンセントには，研究参加を拒否しても不利益を受けず，いつでも中止できることを明記しているので(表7 ☞ 48ページ)，被験者の申し出に従わなければならない．

　シングルシステムデザインは，研究結果の一般化が困難で，エビデンスの証明力は中程度であるが，対象者には研究の被験者としてだけではなく，

表14 アクションリサーチで考慮すべき問題

1. 対等な人間関係をつくり，研究テーマに関する意識を共有する
2. データを収集する施設管理者や上司の許可を得る
3. 研究参加者の参加範囲と形態を確認する
4. 研究成果の発表場所と方法を確認する
5. 参加者の個人情報（氏名，写真，ビデオなど）開示範囲を確認し，許可を得る
6. 研究成果の利用方法を確認する
7. 研究に関する責任の所在を決定する

治療を受ける患者として対応することができるので，倫理的には優れた研究方法である．研究成果が随時，対象者にフィードバックでき，経過や対象者の求めに応じて，研究計画を修正したり中止したりすることができる．

6 アクションリサーチ

アクションリサーチ〔第3章 IV–E–4「ソフトシステム方法論を利用したアクションリサーチ」参照（☞ 209ページ）〕では，研究する側とされる側は対等な立場であり，両者の区分もあいまいになる[18]．また，アクションリサーチは科学の発展を目指すばかりではなく，現実の社会をよりよく変えていくという性質をもっている（**表14**）．

表11（☞ 51ページ）のインフォームドコンセントの書式は，当事者団体のメンバーにフォーカスグループへの参加を依頼するときのものである．このフォーカスグループによって，障害者が不便だと感じている地域の具体的なバリアが明らかになり，さらに関係者へのインタビューや別の患者会活動などの参与観察など，他の研究方法も使うことになるかもしれない．研究成果は専門学術誌での発表だけでなく，障害者グループの雑誌や一般広報誌にも発表され，患者会と研究者グループが一丸となって，バリアフリーのまちづくり運動を展開していけるかもしれない．

アクションリサーチの研究のプロセスは，計画，行動，観察，考察，再計画と展開し，発展していくことになるので，研究の開始時には誰も研究の全体像をつかむことができない．したがって，対象者からインフォームドコンセントを得て実施するというわけにはいかない．しかし，アクションリサーチにおいても，倫理的問題が予測される項目については，あらかじめ取り決めておく必要がある．

E. 研究者と対象者の協同作業としての研究

砂原[15]は，研究者と対象者がともに臨床医学研究を進めていくという考えを提案し，そのためには3つの基本認識が必要だと述べている．それは，①臨床医学の不確実性を治療者が認め，対象者に事実をありのままに開示する勇気をもつこと，②臨床医学研究の場合には，真実とは確率によるものであることを明確に認識し，それを対象者に開示する勇気をもつこと，③臨床医学研究の不確実性と確率を用いる方法論を理解した研究対象者の協力なしには臨床医学の進歩はないという社会的合意を得ること，である．

作業療法士は，自分が提案し，行っている作業療法に不確実性があることに気づかないか，気づいていてもごまかすことがある．不確実性は誤りをおかす可能性を内包するので，誤ることによる権威の失墜を避けようとするのである．その結果，自らの実践に対しても同僚の実践に対しても批判的になりにくくなる．しかし，自ら誤りを認めることは真理に近づくことである．真理に近づくために必要な研究を，治療者と対象者の信頼関係を基盤として，協同作業で行うことが理想といえる[15]．

F. 研究成果と倫理的配慮を取り入れた実践

2000年の米国作業療法学会で，ホルム（Holm）は『新世紀の私たちの使命―根拠に基づいた実践』と題した講演を行った[19]．そこでホルムは，「作業

療法士は正確で最新の情報に基づいた実践をする義務がある．そのためには関連する最新の情報を含めて根拠を探し，その価値を批判的に吟味し，理解しやすい形で説明する習慣をもとう」と呼びかけている．さらに，「現在は研究成果に基づく作業療法の根拠が少なく，根拠を探すシステムも未熟で，根拠を吟味し臨床に適用する作業療法士の能力も不十分である」と指摘している．

作業療法士が"正しいことを正しく"行っていると確信でき，自らが行う作業療法を説明できるためには，研究能力を向上させる必要がある．文献研究は対象者に負担をかけることなく実施でき，シングルシステムデザインやアクションリサーチは対象者とともに取り組むことのできる研究方法である．証明力が高い実験研究を行うためには，被験者の人権に十分配慮し，インフォームドコンセントを得て行う必要がある．

● 引用文献

1) 岡本珠代：保健・医療従事者の倫理．砂屋敷　忠，他(編)：医療・保健専門職のための倫理テキスト，pp7–40，医療科学社，2000
2) Beauchamp TL, Childress JF: Principles of Biomedical Ethics. 5th ed, Oxford University Press, New York, 2001
3) 日本作業療法士協会：作業療法白書 2000. 作業療法 20(特別 2 号)，2000
4) World Federation of Occupational Therapists: The definition of occupational therapy. 〈http://www.wfot.org.au/Document_Centre/default.cfm〉参照日 2011 年 3 月 2 日
5) ヒポクラテス(著)，小川政恭(訳)：古い医術について他八篇．岩波書店，1963
6) 砂原茂一：臨床医学研究序説—方法論と倫理．pp146–169，医学書院，1988
7) Shuster E: Fifty years' later: The significance of the Nuremberg Code. N Engl J Med 337:1436–1440, 1997
8) 世界医師会(日本医師会訳)：ヘルシンキ宣言〈http://www.med.or.jp/wma/helsinki08_j.html〉
9) 厚生労働省：臨床研究に関する倫理指針． 〈http://www.mhlw.go.jp/general/seido/kousei/i-kenkyu/rinsyo/dl/shishin.pdf〉参照日 2011 年 2 月 24 日
10) Bailey DM (著)，朝倉隆司(監訳)：保健・医療のための研究法入門—発想から発表まで．pp12–25，協同医書出版社，2001〔Bailey DM: Research for the Health Professional: A Practical Guide. 2nd ed, FA Davis, Philadelphia, 1997〕
11) 田中　潔：医学論文の書き方．pp43–62，医学書院，1991
12) Kyler-Hutchison P: Everyday Ethics: Common Concerns in Occupational Therapy. AOTA, 1995
13) 岡本珠代：実験研究とインフォームド・コンセント—Jay Katz の主張を中心に．生命倫理 11:85–90, 2001
14) Katz J: Human experimentation and human rights. St Louis Univ Law J 38:7–54, 1993
15) 砂原茂一：臨床医学研究序説—方法論と倫理．pp198–204，医学書院，1988
16) 吉川ひろみ，山下由美：根拠に基づいた作業療法(EBOT)の実践と課題．OT ジャーナル 36:419–424, 2002
17) 鎌倉矩子：シングルケース実験法．作業療法士のための研究法入門，pp110–122，三輪書店，1997
18) Meyer J (著)，澤田いずみ(訳)：アクションリサーチで質的方法を使う．Pope C, Mays N(編著)，大滝純司(監訳)：質的研究実践ガイド—保健・医療サービス向上のために，pp62–73，医学書院，2001〔Pope C, Mays N: Qualitative Research in Health Care. 2nd ed, BMJ Publishing Group, London, 2000〕
19) Holm MB: The 2000 Eleanor Clarke Slagle Lecture. Our mandate for the new millennium: Evidence-based practice. Am J Occup Ther 54:575–585, 2000

本章のキーワード

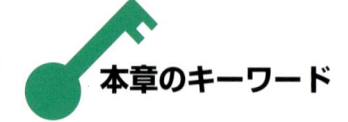

- **研究者**
  研究をする人を指す．研究をする必要のある問題と，研究の結果を利用する方法を知っている者である．したがって，研究職に就いている人はもちろんのこと，学生も，臨床家も，クライエントなどの利害関係者も，研究者になる可能性をもつ．

- **物語/ナラティブ**
  自分の人生や生活でおこったことを他人に話すこと．生活物語，人生物語などとも呼ばれる．質的研究では面接という形をとるが，作業療法の場面ではさまざまなきっかけでクライエントから生活場面や状況について語られることが多く，その話しを傾聴する（耳を傾ける）ことが重要である．

- **ケア**
  英語では care．「気にかける」「世話をする」の名詞形で，介護と訳される．医療の場では治療（treatment）という用語を用いるのに対し，医療以外の場面で，クライエントに対するなんらかの働きかけを指して用いられる．

- **評定尺度**
  ある事物や事象を評定する方法を評定法または評価法と呼び，その際に用いられる尺度のこと．たとえば，学生が講義を受ける際の態度を，「非常によい」から「非常に悪い」までの5段階のうちのどれに当たるのかを，教師がつける際の尺度（目盛り）のことである．このように，心理量を測定するような場合は，尺度の多くは便宜的な指標にすぎず，数字は数学で定義される「数」とは異なる．

- **作業遂行歴面接 第2版**
  Occupational Performance History Interview, Revised の訳．面接で尋ねる事柄の概要が示されているが，必ずしも一言一句を発する必要はないという半構成的面接法である．クライエントの「作業役割」「日課」「作業行動場面（環境）」「活動選択と作業選択」「生活上の重大な出来事と変化，成功と失敗，将来への期待」といった事柄について語ってもらうこと（ナラティブ）で，作業同一性，作業有能性，作業行動場面を評価するものである．

- **勤労者役割面接**
  Worker Role Interview の訳．損傷や障害をもつ人が，勤労者として職場復帰する可能性を検討するための半構成的面接法である．身体的な職業評価と合わせて実施することにより，職業リハビリテーションを円滑に進めることができるという考えのもとで開発された．人間作業モデルを構成している能力に関する自己認識，価値，興味，役割，習慣，環境などの事柄を語ってもらうこと（ナラティブ）で，これらの点を評価するようになっている．

- **仕事環境影響尺度**
  Work Environment Impact Scale の訳．損傷や障害をもつ勤労者が，自分の職場の環境（物理的環境と社会的環境の両者）をどのように認識しているのかを明らかにするための半構成的面接である．物理的環境には，仕事を妨げると思われる事柄や時間的な流れ，社会的環境には，上司や同僚との関係，家族の支援の程度といったことが含まれ，これらの事柄に対するクライエントのナラティブに基づき評価するものである．

- **人間作業モデル**
  Model of Human Occupation の訳．米国の作業療法士キールホフナー（Kielhofner）が，ライリー（Reilly）の作業行動を臨床で用いるモデルとして，1975年に発表した．

●人体運動学	kinesiology の訳．人の運動を明らかにしようとする学問領域をいう．人の運動は筋活動によるものであり，その筋は骨に付着していることから人体解剖学が，また，筋収縮に関することから生理学が，その基礎を成していると考えられる．関節可動域，筋力，運動の方向(たとえば，屈曲や伸展)といった事柄や，歩行や手の握りのメカニズムなどを明らかにしようとするものである．
●作業科学	occupational science の訳．南カリフォルニア大学のエリクサ(Yerxa)，クラーク(Clark)，ゼムケ(Zemke)らによって，1980 年代半ばに，作業を明らかにする目的で，1つの学問領域として提唱されたもので，意味的には「作業学」と類似している．すなわち，作業療法の基礎をなす「作業」を明らかにし，作業療法のための知識を供給する学問となることを目指している．
●変数	variable の訳．数学では一定の範囲内で，さまざまな値をとるものを指す．2つの変数 x と y がある場合，x の値が決まれば y の値も決まる場合，y は x の関数(function)であるという．心理的な測定量は変数として扱われる．実験では，研究者が操作する条件を独立変数，操作される条件によって変化する対象者の反応を従属変数と呼ぶ．たとえば，認知症の対象者に対する治療・指導・援助は研究者が操作するものであるから独立変数であり，その結果としての対象者の行動は従属変数である．変数間の因果関係を検討しようとする研究が実験的デザインである．

第2章
研究にはどのようなものがあるのか

　第2章では，目的と方法の違いによる研究の類型を理解します．研究に応じて類型を活用するために必要な事項が示してあります．まず，研究仮説を生成するのか，仮説を検証するのかによって研究の形式が異なることを学びます．研究の初期に行われる文献レビューの方法を学び，先行研究の知見から研究命題の立案へとつなげます．次に，これから行おうとする研究が，現象を記述するものか，実験装置を利用して仮説を検証するものか，広範な研究対象から実際に意見や判断を集約するものかなど，研究の方法について学びます．

第2章：研究にはどのようなものがあるのか

GIO 一般教育目標	SBO 行動目標
1　研究は，研究目的という点からどのように分類できるのか理解する．	1）研究の形は，研究目的と研究手法によって2重に分類されることを説明できる． 2）研究目的は，仮説の状態によって類型化できることを説明できる． 3）仮説生成型の研究と仮説検証型の研究とはどのようなものかを説明できる． 4）探索的研究デザインの目的を説明できる． 5）記述的（説明的）研究デザインの目的を説明できる． 6）実験的研究デザインの目的を説明できる．
2　研究は，研究方法という点からどのように分類できるのか理解する．	1）研究の方法は，具体的にどのように分類されるか説明できる． 2）文献研究は，どのように実施するのか説明できる． 3）調査研究は，どのように実施するのか説明できる． 4）実験研究は，どのように実施するのか説明できる． 5）事例研究は，どのように実施するのか説明できる． 6）シングルシステムデザインは，どのように実施するのか説明できる．

修得チェックリスト

- ☐ ①研究の形は，研究目的と研究手法によって2重に分類されることを説明できた．

- ☐ ②研究目的は，仮説の状態によって類型化できることを説明できた．

- ☐ ③仮説生成型の研究と仮説検証型の研究とはどのようなものかを説明できた．

- ☐ ④探索的研究デザインとはどのようなものか明らかにすることができた．
- ☐ ⑤記述的(説明的)研究デザインとはどのようなものか明らかにすることができた．
- ☐ ⑥実験的研究デザインとはどのようなものか明らかにすることができた．

- ☐ ①研究の方法は，具体的にどのように分類されるかを説明できた．
- ☐ ②文献研究の目的とその実施法を明らかにすることができた．
- ☐ ③調査研究の目的とその実施法を明らかにすることができた．
- ☐ ④実験研究の目的とその実施法を明らかにすることができた．
- ☐ ⑤一般的な事例研究の目的とその実施法を明らかにすることができた．
- ☐ ⑥シングルシステムデザインの目的とその実施法を明らかにすることができた．

I 研究の類型

前章では，探索的，記述的・説明的，実験的など，研究の類型に部分的に触れてきたが，本章ではこうした研究のタイプ（類型）を説明し，次いで論文の構成を説明する．

A. 類型とは

あることを類型化する場合，分類上の手続きと体系を研究する分類学（taxonomy）が役立つ．分類について，ディア（Deer）[1]は，「階層的階級を含むすべての種類の階級的配列を指すもの」と述べている．ディアは分類学の目的を「分類それ自体がなされる規則，原理，手続きに焦点を当てた研究」とし，分類学上の規則を「理にかなうように，階級（class）やその構成要素である下位階級（subclass）に分けること」としている．また分類の論理的規則は，①各段階での分類は単一の原理に従い，②階級は相互に排除し，③階級は徹底的である（たとえば，すべての研究の階級が用意され，下位階級の合計が階級全体になる）こととしている[1]．

研究は目的という点でも，手法（方法）という点でも類型化することができる．「作業療法はアート（人文科学）であり，サイエンス（自然科学）である」というとき，この両者を包含する"研究の類型"のモデルを社会科学に求めることができる．社会科学では，研究は探索的（exploratory），記述的・説明的（descriptive），実験的（experimental）という3つの研究デザインに分類されている[2-6]．ここではまず，研究の目的による類型を説明し，次に手法による類型を示す．

B. 目的による類型

分類学の規則を社会科学の研究デザインに当てはめ，表にしたものが**表1**である[7]．表には，研究デザインの目的別類型とそれらの特徴を配置してある．

表1の例に示した研究デザインの目的別類型には，首尾一貫性があるとされている研究目的による分類を示す．セルティズ（Selltiz）[2]，カプラン（Kaplan）ら[6]は，すべての研究はその目的から以下の4つに分類されるとしている．

- 目的1：精密な調査により研究上の疑問（問題）を形成したり仮説を展開すること，今後の調査が必要と思われる現象に研究者を慣れ親しませること，あるいは経験的世界から新たな知見を見いだすこと
- 目的2：特定の個人，状況，集団の特徴を正確に描き出すこと
- 目的3：ある事柄が生じる頻度，あるいは他の事柄と結びついている程度を決定すること
- 目的4：変数間の因果関係に関する仮説を検証すること

目的1を達成する研究は"探索的デザイン"あるいは"形成的研究（formal study）デザイン"，目的2と3を達成する研究は"記述的・説明的デザイン"，そして目的4を達成する研究は"実験的デザイン"と呼ばれる．

表1　3つの研究デザインの特徴

	I. 探索的デザイン	II. 記述的・説明的デザイン	III. 実験的デザイン
①目的	1)精密な調査により研究疑問を形成する 2)なんらかの仮説を発展させる 3)調査を望む現象に研究者を慣れ親しませる 4)経験的世界から新たな知見を得る	1)現象の特徴を記述する 2)比率の推定：一定の見解や態度をもつ特定の人々や一定の方法で行動する特定の人々の比率を推定する 3)特定の事柄を予測する 4)ある特定の変数が関与しているかどうかを発見したり，検証する	1)変数間の因果関係に関する仮説を検証する
②全般的特徴	1)ある現象の多様で異なる側面を考慮できるように十分に柔軟でなければならない 2)常に第1段階の研究であり，単純であり，どのような方法でもよい	1)バイアスを最小限にし，収集の信頼性を高くする研究計画を立てる	1)実験が特にふさわしいが，必ずしも実験という形態をとるとは限らない
③前提	1)仮説形成の知見は十分ではない 2)一連の研究の第1段階である 3)一般的な適用は，仮説検証のための注意深くコントロールされた別の研究が必要である	1)ある変数が他の変数を導くような仮説を含まない 2)調査される知見の多くはすでに実験的にみられているものである 3)類似するバリエーションがあり，それは説明可能である	1)線形の因果関係：ある単一の事象が他の単一の事象をもたらす 2)複数の決定条件がある特定の事象をもたらすこともある 3)ある事象に必要十分な条件がある 4)同時的な資料収集は確実性と効率性を高める 5)理想的な実験はあらかじめ考えられてはいなかった別の説明を排除する 6)通常の自然の状況は込み入っており，研究者が比較する集団が偶然に異なったものであるとは自信をもって推測できない
④仮説	1)仮説の洞察へと導くもので，仮説は設定されない	1)仮説は必要条件ではないが，通常は設定される 2)仮説は要因が分離され，測定され，要因間に関係が見いだされるという形で設定される	1)現象間の特定の関係を記述する．この関係は経験的に検証できるものである 2)因果関係の仮説は，特定の特徴あるいは出現が他の特徴あるいは出現を決定づける要因の1つであるとする
⑤資料収集の手続き	1)ある特定方向を指向するのではなく，新たな見解をもたらす柔軟な手続きである 2)適切な資料収集がなされるため，手続きは頻繁に変更される	1)研究目的が設定される 2)資料収集法が計画される 3)標本が選択される 4)資料が収集され，チェックされる	1)バイアスを減少し，信頼性を高め，かつ因果関係に関する推論をもたらす手続きである
⑥結果	1)理論はあまりにも一般的か，あまりにも特殊かのいずれかである 2)厳密な研究で，適切な仮説が形成されることもある	1)結果は分析され，一般化される 2)変数間の結びつき，あるいは相関の高低による	1)結果は確定されたものではないが，確率と有意性(有意差)という点で検討される
⑦方法	1)文献レビュー：関連する学問領域や他の適切な領域の文献 2)調査：研究の対象となる問題に実践的な経験をもつ人を調査する 3)症例の分析：洞察をもたらす症例	1)調査される問題に関する知識や研究疑問は必要条件である 2)方法を明細に記述できる測定したいことと測定する適切な方法を明確に定義づける ①誰の何を測定するのか，妥当な測定の技術信頼のおける測定などには柔軟である ②広範な技術が用いられるが，注意深く計画されたものである ③研究の努力を経済的にすることは特に重要である	1)真の実験的デザイン ①ランダム化前後比較デザイン ②ランダム化事後比較デザイン 2)前実験的デザイン ③1群での前後比較デザイン ④内部グループ比較デザイン 3)準実験的デザイン ⑤時間的連続性デザイン ⑥非均一的統制群デザイン
⑧限界	1)予測よりも特徴的な変数の発見(そこに何があるのか)が主である 2)変数間の関係の発見にとどまる 3)単に洞察や仮説を引き出すだけで，検証や有効性を示すものではない	1)どの程度のバイアスが関与しているのかはわからない 2)信頼性は関係を明確にすることでしか得られない	1)異なる方法では類似の結果が得られない(こともある) 2)他の要因のほうがより有意である可能性が残る 3)結果は要因の統制に基づくものである 4)因果関係が明確にはならない場合もある 5)時間の要因は社会科学では実験結果に混乱をもたらす可能性がある 6)実験という形態は他の研究形態よりも必ずしも論理的優位性はない 7)例数の大きさが問題となる場合もある 8)自然実験ではコントロールが困難になる

〔Goode WJ, Hatt PK: Methods in Social Research. Russel Sage, New York, 1952 より改変〕

表1の行には，研究デザインの①目的，②全般的特徴，③前提，④仮説，⑤資料収集の手続き，⑥結果，⑦方法，⑧限界を配置する．

このうち，③前提とは，断定はできないものの，解決や問題の状況に関して，この研究では問題にはしないことである．④仮説とは，前章で説明した研究命題のことである．

1 探索的デザイン

探索的デザインの目的は，常に第一段階の研究である．そのため，ある現象の多面性を考察できるいかなる方法でもよく，できるだけ単純で，柔軟に用いられなければならない．したがって，前提を明確に設定したり，仮説を設定する必要もない．この研究の結果は，あまりにも一般的か特殊かのいずれかである．

この研究は，変数間の関係の予測ではなく，それを発見するものであるため，次の研究へとつながる方向性が得られることが多い．したがって，結果を適用するには，より注意深く，よりコントロールされた厳密な仮説検証のための研究が必要となる．

このデザインの具体的方法には，関連する学問領域の文献レビュー（review），研究の対象となる問題に実践的な経験をもつ人の調査（survey），洞察をもたらす事例検討がある．

この研究の限界は，洞察や仮説を導き出すだけであって，効果（有効性）の検証を示すことではないという点にある．

2 記述的・説明的デザイン

記述的（あるいは説明的）デザインでは，収集する事実の信頼性を高めるためにバイアス（偏り，歪み）（☞ 99 ページ）を最小限にするように条件をコントロールする必要があり，そのためには以下に示すような研究計画が必要となる．

- 前提は，変数と他の変数との因果関係を示すものを含まないこと，調査される知見の多くがすでに研究によって示されていること，説明可能な類似のバリエーションがあることなどが必要である．
- 仮説は必要条件ではないが，諸要因を分離して測定し，それらの関係を見いだすために設定されることが多い．
- 資料収集の手続きは，研究目的に沿って標本選択，資料収集・チェック，および結果の分析などを計画する．
- 結果は，変数間の結びつき（あるいは相関の高低）によって一般化される．
- 方法は，研究者が測定したいと望むことを明確に定義づけ，測定する適切な方法を見つけ出すこと（つまり操作的定義づけ）が必要である．
- 限界は，バイアスの有無とその量があらかじめ不明である点と，信頼性は関係を明確にすることでしか得られない点を考慮する．

3 実験的デザイン

この研究デザインの目的は，変数間の因果関係に関する仮説を検証することである．したがって，条件のコントロールが必要であり，実験という形をとる．

前提には，ある単一の事象が他の単一の事象をもたらすという因果関係（causality）があること，ある特定の事象は複数の決定条件と必要十分な条件があること，同時的な資料収集がより大きな確実性と効率性をもたらすこと，理想的な実験はあらかじめ考えられてはいなかった別の説明を排除することなどである．

しかし，実際には通常の自然の状況は込み入っており，研究者が比較する集団が偶然につくられたものであると十分な自信をもって推定できない．そのためにランダムサンプリング（☞ 98，179 ページ）が用いられる．

この研究デザインでは仮説が必要で，特定の特徴やその出現が他の特徴やその出現を決定づける要因の1つであるという形で示される．

資料収集の手続きは，バイアスを減少し，信頼性を高め，かつ因果関係の判断をもたらす合理的理由を示すものでなければならない．

結果は，統計学を用いて確率という点で検証される．

実験デザインの方法は，真の実験的デザイン（true experimental design），前実験的デザイン（pre experimental design），準実験的デザイン（quasi experimental design）に大別される[8]．これらの詳細については次項で説明する．

C. 手法による類型

これまでは研究目的による類型を示してきたが，研究の手法による分類も一般的になっている．以下の部分では，主に研究に用いる手法による類型を示す．研究は，その手法により文献研究，調査研究，実験研究，事例研究にも区分される．

1 文献研究

自分の研究疑問を解決するために，すでに刊行されている書籍や雑誌を読んで整理することを，"文献レビュー"と呼ぶ．レビューする文献は，とりあえず関連領域の過去5年間のものとする．

最近では，文献を探すためにコンピュータ検索も使われている．それは著者があげた3～5語程度のキーワードを検索するもので，著者のキーワードと検索者のキーワードとが一致しなければ，検索結果に反映されない．したがって，コンピュータ検索に全面的に依存するのではなく，1つ1つの文献を自分で読み，自分の求めている文献かどうかを判断する必要がある．その際，まず論文の題名を読み，関連しそうだと思ったら"要旨"や"要約"などの部分を読み，自分の研究疑問の解決に深く関係していると判断したら本文の精読へと進むとよい．

精読した文献が引用している文献にまであたると，過去10年程度までのレビューになる．文献レビューは文献をなんらかの形に要約することになるため，関係すると思われた文献はコピーをとり，雑誌名，巻(号)，開始と終了のページ，発刊年などを記録しておくと，最後に文献リストを作成するときに便利である．

文献研究は二次資料の活用とも呼ばれる．二次資料とは，これまでの研究，人口統計学的社会指標，疫学的研究，国勢調査データなどを指す．二次資料の利用は，費用が比較的安価で，入手しやすく，バイアスが少ないといった特徴があるが，特定のクライエントや特定の標的とする母集団の情報ではないことがあるといった欠点もある．

文献レビューはすべての研究の第1段階で必ず行う必要があるが，独立した1つの報告書（論文）にまとめると文献研究となる．関連する文献を収集して読みこなし，要約することは，研究者にとって不可欠な事柄である．そのため，学生には研究の第一歩である卒業研究で実施するようにすすめたい．

探索的デザイン以外の研究デザインを用いる場合にも，自分の研究疑問と関連する事柄がこれまでどのように問題にされ，どんな解決法が示されてきたか，示されている解決法の間に矛盾がないかといったことを中心に文献レビューが必要である．

このように，文献レビューはそれ自体でも研究になり，また，他の研究手法でも必要かつ不可欠なことなのである．

2 システマティックレビュー

文献レビューのうち，研究者が，ある特定のテーマについて書かれた個別の研究から，一定の基準を満たした研究を集めて，それぞれの研究のデータを統合して，結果を導き出すものがシステマティックレビューである．従来のレビューは総説と呼ばれ，ある研究について造詣の深い者が，特定のテーマの過去の研究を概観して論評を加え，かつ，将来展望を加える目的で書かれるものであった．システマティックレビューはEBPの浸透によって

なされるようになったもので，当該テーマ領域における証拠はどのようになっているのかを明らかにするものである．

長谷・山田[9]は，わが国と外国における作業療法のリーズニングに関する優れたシステマティックレビューを実施しているので，参考にしてほしい．

３ 調査研究

文献レビューの結果，自分の研究疑問が未解決であると思われたら，解決するためになんらかの方法でデータを収集する必要がある．

よく用いられるデータ収集法に"調査"があり，これによる研究が一般に"調査研究"と呼ばれる．調査の具体的手法は，質的には面接✒や観察，量的にはアンケート調査などに区分されるが，一般に，質問紙調査法（アンケート調査などで質問用紙を配布して回答してもらうこと），対面面接法，電話面接法，キーインフォーマント（key informant；鍵となる情報提供者）との面接や集団面接（☞81ページ）などがある[10]（表2）．これらの方法には一長一短があるので，どれを用いるのかは研究目的と照らして考慮する必要がある（☞77ページ以下）．

アンケート調査にあたってはいくつかの問題がある．1つは調査対象に関することで，標的とする母集団をどのように設定するかということである．国勢調査はすべての国民を対象にするという点で全数調査✒（census）といわれるが，その実施には大変な労力と資金が必要になる．したがって，一般的な研究は全数調査ではなく，ある区分された人々を対象にする．

前章で示した高校の進路指導担当教師に対するアンケートを例にとれば，全国の高校数は何千校にもなるであろうし，全校へのアンケート調査は印刷費や往復の郵送料がかさみ，集計も困難になる．最近ではコンピュータ処理になってかなり楽にはなったものの，それでも何千という数の回答を処理するのは大変な仕事になる．したがって，母集団を全国の高校から特定地区（たとえば，都道府県別，関東地区など）に限定する必要がある．対象をある一定数に絞り込む場合には，ランダムサンプリング（☞98ページ）という手法が用いられる．この点は研究目的に照らして決定する必要があろう．

次に，アンケート作成上の問題で，どのような質問と回答選択肢を設定するかということである．項目数が多すぎると答えるのが面倒になり，少なすぎると必要な情報量が得られなくなる．よいアンケートを作成するためには，最初に数名の関係者に面接し，適切な質問や回答選択肢を探るとよい．こうして実際にアンケートをつくり上げたら，少数の対象者に予備調査を実施し，答えにくい質問や選びにくい選択肢などに関する情報を参考にして，最終版を完成させるとよい．

４ 実験研究

"手法による類型"での実験も，前述した"目的による類型"の実験と同じものなので，ここでは省略する．ただし，この実験研究は，因果関係に関する仮説を検証するためだけでなく，関連性を明らかにするという目的，つまり記述的・説明的研究デザインでも用いられることになる．

実験というと実験室で行われるというイメージが強いが，実験研究は必ずしもそうではない．たとえば仮説検証のために操作的定義づけを行い，仮説を立てて，その仮説を統計的に処理するという考え方そのものを実験的にするという意味がある．たとえばYamada, Kawamata, Kobayashi, Kielhofnerら[11]は，65歳大学（☞148ページ）に関する実験的研究を行っている．

５ 事例研究

事例（症例）研究は，なんらかの疾患や問題行動をもつ対象者を理解し，実際的処置を見いだすために，その人に関する資料を収集し，検討することを目指すものである．資料とは，その人の出生から現在に至る生活歴，家族関係，生活環境，対人関係の特色などに関するもので，各種の検査や

表2 ニーズ評価のために一般的に用いられるデータ収集法の概要と比較

データ源（方法）	説明	もたらされる情報	利点	欠点
二次アーカイブ資料（記録や日誌、これまでの研究、人口統計学的社会指標、リスク要因のデータ、疫学的研究、国勢調査データ、治療条件下にある比率）	国の行政諸官庁、国立の組織、都道府県、区市町村で通常、見ることができる資料、既存のデータ	標的とする母集団の状態やニーズという点で決定する母集団に関する量的データ、なる要因が潜在している要因に関する情報をもたらすこともある	費用が比較的かからず、一般に入手でき、時間と職員の手間が最少ですむ、データの出典の他にバイアスなく、統計的解釈のための技術的な援助が必要である
調査法（質問紙調査法、対面面接法、電話面接法、キーインフォーマントとの直接）	構成の様式あるいはプロトコールを用いて、人から直接・情報を収集する技法	主に質的データ、つまり価値、認識、重要さの判断、および観察	クライエントの入力が得られる。量的データが補完する	時間と仕事は、二次資料の利用よりも全般に集中的になる
1. 質問紙調査法			実施の効率が比較的高い、費用は比較的安い、時間の効率がよい、定量化できる、地域指標とする母集団を幅広く補完する	回答率は低くなる可能性がある。代表性はない可能性がある。読み書きのできない人には使えない。質問紙上の問題に大きく左右される。質問紙の構成やデータ処理や分析のために技術的な援助を必要とする可能性がある
2. 対面面接法			回答率は高い。応答者と面接者のさぐり合いはかなりある。費用は比較的かかる。時間の効率は柔軟である。非言語的反応を観察する機会がある。読み書きができない人でも参加できる	サンプル数は少なくなる、時間と出かける費用がかかる、訓練を受けた面接者が必要である、スケジュールを立てることが困難な可能性がある、バイアスを克服するために面接者の副訓練が必要である、クライエントの期待を喚起することの困難がある。質問紙の構成、データの処理や分析のためにコンピュータの能力や技術的な援助を必要とする可能性がある
3. 電話面接法			実施が容易である。出かける時間と費用がかからない。匿名で受け取られる。長い質問が容易できる。非言語的反応を観察できない。クライエントの期待を喚起する可能性がある。バイアスを克服するために面接者の副訓練が必要である。質問紙の構成、データの処理や分析のためにコンピュータの能力や技術的な援助を必要とする可能性がある	サンプリングが困難である。代表性を確保できない、長い質問が困難である。非言語的反応を観察できない。クライエントの期待を喚起する可能性がある。バイアスを克服するために面接者の副訓練が必要である。質問紙の構成、データの処理や分析のためにコンピュータの能力や技術的な援助を必要とする可能性がある
4. キーインフォーマントとの面接	標的とする集団や当該地域の問題をよく知っており、接触をもつ地域の中心的なリーダー、非公式的な素人、公式的な専門的知識をもつ人、選ばれたグループの代表者（アンケートあるいは面接）	必要な情報は限定される		非公式的なリーダーが誰かを明らかにすることが困難な可能性がある。バイアスのある結果をもたらうる可能性がある。参加者は利益をこうむることがある
集団過程（地域フォーラム、フォーカスグループ、準協力グループ過程）	利害関係者の小集団または大集団をさまざまな程度のトピックに合うテクニックで期待する受益者、サービス提供者、その分野の専門家、公的機関、政策決定者	主に質的、意見や専門的判断、価値やニーズの重要性に関するグループの期待や展望、意見あるいは行動のとり方に関するフィードバックや合意	ある問題を中心に変わりやすく、自然な討論の機会となる、他のデータの補完	非公式のリーダーが誰かにすることが困難な可能性がある。バイアスのある結果をもたらうる可能性がある。参加者は利益をこうむることがある
1. 地域のフォーラム	関心をもつすべての団体を招待しての公開大集会、大集団での討議	母集団の広範な部分からのアイデアと意見	幅広い見方や関心からもたらされる、自然な話し合いの形式、異なる見方をもつ人々の間の対話を促進する	一般の母集団の意見を反映しない可能性がある、参加者がかたよる可能性がある、少数者が優勢になる可能性がある、ロジスティックなものである
2. フォーカスグループ（➡51ページ）	8〜12人のクライエントにまたはクライエントになる可能性のある人々の集団が、一連の構成された質問に反応する	焦点を当てた領域やテーマに関する個人やグループの見方	データの掘り下げた調査が可能である	技能をもつファシリテーターが必要である、データ分析に技術的な援助が困難になる可能性がある、後方支援が困難さがグループをまとめる、このように、1つ以上のグループの変数が信頼しうる結果を得るために必要である
3. 準協力グループ	集団法の最も構成された方法で、記入式反応、投票、10名以下の小集団での討論	グループメンバーが最も重要な問題や解決法であるとみなされていることについて、そのグループによるランクづけ	短時間で多数の問題を得るのにかなり効率的である、平等な参加	技能をもつリーダーシップを必要とする、一般化する能力は限定的である

[Scaffa M（編著）、山田 孝（監訳）：地域に根ざした作業療法、協同医書出版社、2.005 より改変]

本人を熟知する近親者からの情報も含まれる．

　ここで問題になるのは収集資料の信頼性という点である．たとえば，面接資料の主観性，伝聞，記憶の誤りなどや，偶然この人をこのセラピストが担当し，こういう方法を用いたといった偶然性などである．事例研究は，一般的な理論を導き出すことや，ある仮説や理論の確認をしたり，反証の可能性を得るといった効果研究のために用いられることもある．事例研究は，現在も対象者の特性の同定や治療効果の提案のために用いられているが，それは探索的研究として用いられていることの例である．

　事例研究の1つにシングルシステムデザイン（SSD）（☞118ページ）がある．これは，集団ではなく個人を1つのシステムとみて，同一の従属変数を反復測定し，ある時点で導入した介入以前と以後の従属変数を比較するものであるという点で，実験的デザインの1つである．この利点は，類似する障害や特徴をもつ多数の対象者によるランダム配置が不要であり，1人の対象者に介入を中断したり再開するため，介入を提供しない統制群は不要となる．こうした特徴から，臨床現場では実際的で，経済的，時間節約的な方法とされ，また効果の試験研究としても用いることができる．

　次節以降で，手法による研究の類型のそれぞれについて，さらに詳しく説明する．

● 引用文献
1) Deer RA: A Taxonomy of Social Purpose of Public Schools. David McKay, Philadelphia, 1973
2) Sellitz C, et al: Research Methods in Social Relations. Holt, Rinehart & Winston, New York, 1959
3) Goode WJ, Hatt PK: Methods in Social Research. Russel Sage, New York, 1952
4) Festinger L, Katz D (eds): Research Methods in the Behavioral Sciences. Dryden Press, New York, 1953
5) Denzin NK: Sociological Methods: A Sourcebook. Aldine Pub, Chicago, 1970
6) Kaplan A: The Conduct of Inquiry: Methodology for Behavioral Science. Chandler Pub, San Francisco, 1964
7) Deitz JC: Research: Discovering knowledge through systematic investigation. In: Neistadt ME, et al (eds): Willard and Spackman's Occupational Therapy, 9th ed, pp828–953, Lippincott Williams & Wilkins, Philadelphia, 1998
8) 山田　孝：論文を書くこととは. OTジャーナル 34:865–871, 2000
9) 長谷龍太郎, 山田　孝：作業療法におけるクリニカルリーズニング概念の活用に関する文献的研究. 日保健科会誌 9: 256–267, 2007
10) Scaffa M（編著）, 山田　孝（監訳）：地域に根ざした作業療法. 協同医書出版社, 2005
11) Yamada T, et al: A randomised clinical trial of a wellness programme for healthy older people. *BJOT* 73:540–548, 2010

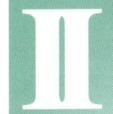

II 文献レビューと文献研究

A. 文献調査の必要性

"文献"とは研究や調査などの記録を広く知らしめるために刊行されたもので、原著、総説、報告、単行本などがある。先達が何を行ってきたのかを知らなければ、自分の研究の価値もわからない。したがって、文献を調査することは自分の論文執筆のために絶対に必要である。

文献を調査することによって、まず自分のアイデアに関して、何がどこまで行われて、どのような結果が得られ、何がまだなされていないかを確認することができる。すでに疑問が解決されているのならば、研究を行う必然性はない。論文をまとめる際には、自分が得た知見について考察する必要があるが、先人の成果を論証の拠り所にしたり、自分の結果と比較したりすることによって自説のオリジナリティー（独自性）を支える材料となる。また、これまでに蓄積された研究成果を調査することによって、自分の行おうとする方法のヒントを得ることもある。

これらの理由から、よい論文を書くためには文献に丹念に当たることがどうしても必要となる。

B. 文献研究の種類

文献研究の分類のしかたは多様である。一般的には論文の序章のなかに含まれる"文献レビュー"と、特定のテーマ領域に関して今までになされてきた研究論文を総括して分析・評価した論文である"文献研究（総説）"とを区別して考える。しかし、両者の区別は厳密なものではなく、文献レビューをより組織的かつ包括的に行いまとめたものを文献研究（総説、レビュー）といってよいだろう[1]。

文献レビューでは、自分の論文のテーマに関する詳細な事項に焦点を絞り、今までにどのような研究がどのようになされ、どのような結果が得られてきたかをまとめ、自分の研究疑問と結びつけて研究の必要性や意義を述べる。

わが国の作業療法関連の研究論文は、この文献レビューがおろそかにされている例が多いと指摘されており[1]、作業療法研究の充実のためには、自分の研究の根拠となる関連論文を読みこなしていく必要があるだろう。

文献レビューと文献研究（総説）とは、文献収集や文献の整理のしかたなど共通している面があるので、本節ではまず文献の探し方と得られた情報のまとめ方について述べ、それから文献研究について解説する。

C. 文献検索

1 文献検索の準備

文献検索は、二次資料と呼ばれる索引情報誌や抄録などを用いて行う。自分の研究テーマに関連したキーワードをうまく見つけられるかどうかが、目的の文献を探すための大事なポイントとなる。ただし、キーワードを選択するためには、まず研

究の目的を明確にすることが必要である．そしてキーワードは1つだけでなく，同意義語など多方面から検索できるように用意する．

二次資料には印刷されたものと，データベース化されたものがあり，文献検索の方法としてはマニュアル検索とインターネットによる検索とがある．

2 マニュアル検索

雑誌の場合は，たいていその年の最終号には総目次や索引が載っているので，1年間にその雑誌に取り上げられたテーマを概観するのに役立つ．最近書かれた総説を見つけることができると，研究テーマに関する歴史的展望と現在の研究動向がわかり，しかも多くの参考文献が載っているので，そのテーマに関する研究のほぼ全容がわかって便利である．しかし，総説を書いた著者の考え方に引きずられないようにする注意も必要である．関係のありそうな書籍（単行本）を探す場合には，文献が明記されているものを選ぶとよい．

雑誌や書籍に載っている参考文献から芋づる式に文献を探し出していく方法もある．ただし，書籍の場合は出版されるまでに年数がかかっているので，最近の研究を知るには限界がある．

また，専門の研究者から助言をもらうことによって，思いがけないヒントを得られることもある．図書館に通って最近の雑誌に目を通すことを習慣にしていると，自分では思いつかないアイデアが見つかったり，研究の意欲を駆り立てられることもある．

3 インターネット検索とシステマティックレビュー

インターネットが普及して，通信速度が向上し，接続料金も低下してきていることから，最近では通信でデータベースを使用することが多くなってきている．インターネットのデータベースにはいろいろあるが，ここではPubMed（パブメッド）と医学中央雑誌（医中誌Web）について説明する．

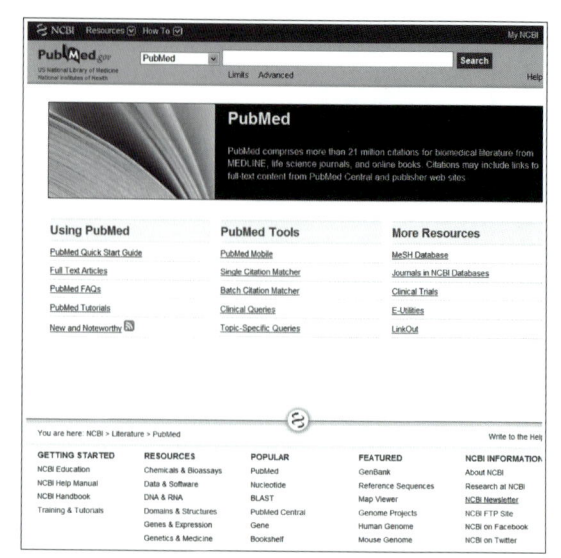

図1　PubMed 初期画面

a．PubMedとは

PubMedはMEDLINEのインターネット版といわれるが，MEDLINE（MEDlars onLine）とは，米国国立医学図書館（National Library of Medicine; NLM）が提供するインターネットにつながっていれば誰もが無料で利用できる医療文献データベースのことである．取り扱い分野は介護やヘルスケアなど多岐にわたり，約5,600誌の最新の生物医学系ジャーナルからの引用文や要約が収められている．収録範囲は世界中にわたるが，ほとんどが英語によるものである．

MEDLINEのデータは毎週PubMedへ更新されている．PubMedを利用するためには，インターネットが使えることと，Microsoft Internet Explorerなどのブラウザが必要である．

PubMedのURLアドレスは，http://www.ncbi.nlm.nih.gov/pubmed/ である．

b．PubMedによる検索の実際

PubMedのURLアドレスを入力して出てきた初期画面（図1）に，たとえばキーワードとして"narrative"を入力してみる．

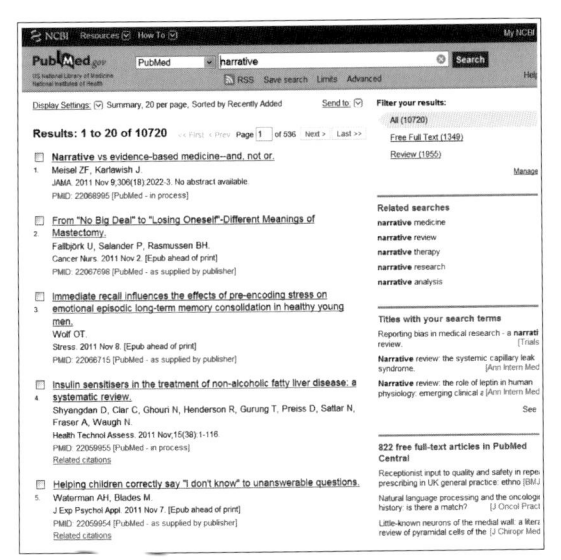

図2 PubMed 検索結果の画面の例

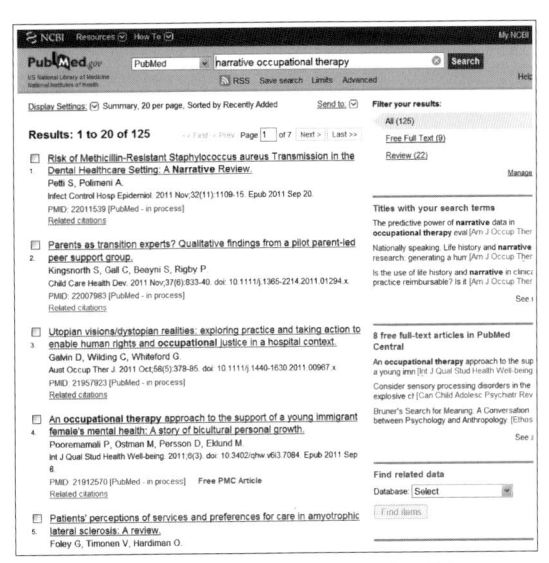

図3 PubMed の and 検索をした画面の例

右の「Search」ボタンをクリックすると検索が実行され図2の画面になり，全部で 10,720 件ほどの文献が見つかった（2011 年 11 月時点）．これでは読み切れないので，なんらかの制限をつけて検索する必要がある．そこで "narrative" の次にスペースを入れて "occupational therapy" というキーワードを入れる．

キーワードは，ただスペースを入れて連ねていくと論理演算の "and" になり，すべてのキーワードを含む検索となる（and 検索）．そうすると図3の画面になり，125 件の文献が見つかったことがわかる．通常 1 画面には 20 件ずつしか表示されないが，「Display Settings」欄のプルダウンメニューで 1 画面あたりの表示件数の変更ができる．

125 件の文献すべてに目を通そうという気にはなかなかならない．そこでもっと絞り込んで，たとえば AJOT（*American Journal of Occupational Therapy*）に掲載された文献だけにしようと思うならば，スペースの次に雑誌名 "American Journal of Occupational Therapy" を入れると，さらに絞り込める．

その他，より高度な検索法は，初期画面左に表示されるメニューを参照されたい．

c. 日本語文献データベース

日本語の医学関連の文献データベースで代表的なものは，JDreamII と医学中央雑誌である．

JDreamII とは，科学技術振興機構（Japan Science and Technology Agency; JST）が行う文献検索サービスである．利用のためには登録が必要であり，有料である．

医学中央雑誌（医学中央雑誌刊行会）は，国内で発行されている医学およびその関連領域の定期刊行物を収録している．二次資料データベースを，インターネットの各媒体で提供している．

インターネットの場合は，一般的には図書館や法人向けのサービスを利用することになるだろうが，個人ユーザー向けのサービスもあり，有料で行われている．インターネットを使った文献検索に関する本はいくつか出版されている[2]．

d. 医学中央雑誌による検索の実際

医学中央雑誌の初期画面が図4である．検索する場合には，自分の研究テーマを適切に表すキー

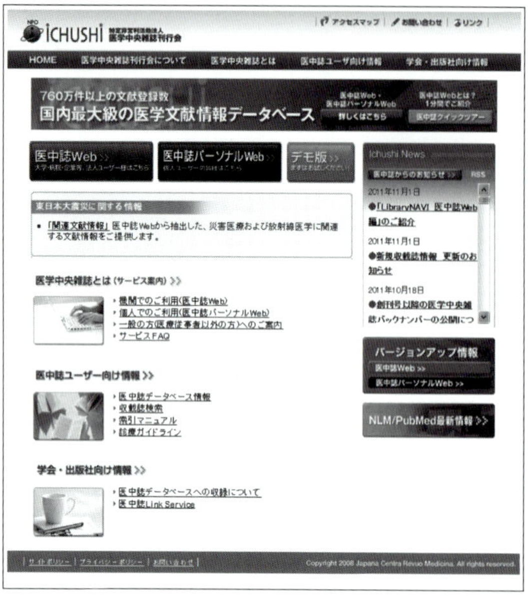

図4　医学中央雑誌の初期画面

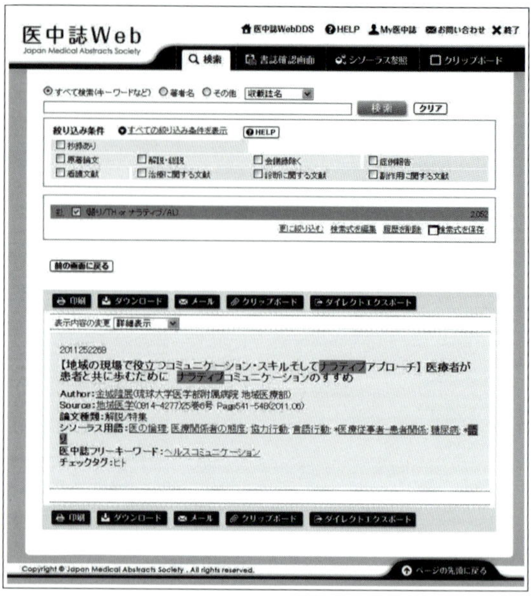

図5　文献につけられているキーワードの例

ワードを選択できるかどうかがポイントとなるが，医学中央雑誌の場合には検索用語集として「医学用語シソーラス」がある．思いついた用語から検索してみて，画面に表示された文献情報のなかからテーマに関連が深そうな文献を選び表示させると，そのなかにテーマによりふさわしい用語が見つかる場合があるので，次にその用語で検索していけばよい．

たとえば"ナラティブ"という用語を入れて検索した結果，表示された文献の一覧のなかから，1つの文献を選んで表示させた例が図5である．

e. システマティックレビュー

"総説"はあるテーマに関する論文をまとめて研究成果を整理してあるので，今後の研究の方向性に示唆を与えうるものであり，ナラティブレビュー（narrative review）あるいは記述的レビュー（descriptive review）と呼ばれる場合がある．しかし，総説は著者が必要と考えた論文のみを引用し，著者の考えによりまとめてあるので，その内容が偏っているか否かの判断が難しい．それに対してシステマティックレビュー（systematic review）は文献の選択の基準が明示され，さらにその分析には複数の研究成果を統合するための統計的手法であるメタアナリシス（meta-analysis）が用いられることが多く，客観性の高い結果が得られる．システマティックレビューとメタアナリシスは同義として使用されることもあるが[3]，システマティックレビューのなかにはメタアナリシスを使っていないものもあり，それは質的なシステマティックレビューといわれる[4]．また，メタアナリシスでも文献収集にシステマティックレビューを行っていないものも含まれるので注意が必要である[3]．

文献検索をすると，たくさんの文献が選ばれて表示される場合がある．自分が欲しい文献にたどり着くためには，表示された文献から上手に絞り込む必要がある．英語の文献をPubMedで検索した場合，さらに論文の種類としてシステマティックレビューだけが欲しい場合には，メタアナリシスを選択して検索することができる．日本語の文献であれば医学中央雑誌には「絞り込み条件」というボタンがあるので，検索結果をキーワード以外

の条件でさらに絞り込むことができる．表示された文献のなかからメタアナリシスを選択したい場合には，絞り込み条件画面のなかの研究デザインの欄からメタアナリシスを選択する．また総説を選択したい場合には，論文種類のなかの総説にチェックを入れると総説を探せる．

4 文献の入手

病院や大学などの附属図書館に文献の所蔵を確認し，それがない場合は，国内であれば相互貸借制度を利用して複写文献（コピー）を送ってもらう．たいていの場合は申し込んでから1～2週間で到着する．

利用できる図書館が近くにない場合には複写提供機関に依頼することになるが，たとえばJSTでは国内外の論文のコピーを郵送したり，電子メールで届けるサービスを行っている．

D. 文献の読み方

文献は，はじめから順に全部読まなければならないと思う必要はない．書籍の場合は，序文，前書き，後書きを読んでみれば，そこには著者が何について，なぜ書いたかが述べられているので，本全体を概観することができる．論文の場合には，抄録，要約の部分を読めば，研究目的から始まって，研究方法，研究成果などについてわかるので，そこから先を読み進めばよいかが判断できる．

文献が自分のものならば，アンダーラインを鉛筆かマーカーペンで付けておくと，あとから要点を振り返るのに使える．アンダーラインと同時に大切な部分については付箋を付けておくのも便利である．市販されている付箋にはいろいろなサイズがあるので，大事な部分については要約を書いて貼り付けておくのもよい．

付箋は剥がれてしまう危険もあるので，論文全体についてのメモならば，はじめのページの余白に書き込んでおくのもよいだろう．特に外国語の論文の場合には，そのときには理解して大事だと思っても，あとから振り返る際に時間がかかるため，メモはぜひ書き残しておいたほうがよい．

重要な文献については，あとで述べる文献カードをつくることをすすめるが，カードづくりの前段階として，アンダーラインやメモを付けておいたほうがよいだろう．せっかく取り寄せた文献でも，自分の研究テーマには合わないと判断することはよくあることである．必要ない，またはそれほど必要ではないと判断したものについては，自分なりの記号などをはじめのページの余白に書き込んでおくと，あとから読み直す手間を省くことができる．

E. 文献の整理

探し出した文献を論文作成に利用するためには，文献から得られた情報を上手に保存して，必要に応じて取り出せるようにしておくことが大切である．

情報を整理する方法としては，パソコンを利用する方法とカードを利用する方法があり，どちらがよいかは人によって意見が分かれる．筆者の場合は，手に入れた文献が多数あり，さらに研究の進行に応じて文献の数が増えていく際には，早めにパソコンの表計算ソフトを使用して整理するようにしている．

1 パソコン（表計算ソフト）を利用する方法

入力する内容は，雑誌の場合，著者名，論文題名，雑誌名，巻（号），ページ，発刊年などの書誌事項である．姓名の順序は外国人の場合でも姓を先にする．さらに，必要に応じてコピーの整理番号や要点も記録しておく．データベースに入力しておけば，著者名，論文名，雑誌名のいずれからでも取り出せるし，カードなどのように散逸することもなく，保存が簡単である．

パソコンだけで整理するには短所もある．たと

えば，抄録まで入力するのは時間がかかるし，カードのような手軽さがない．そして何よりも，論文作成のためには資料を互いに比較したり分類したりする必要があるが，パソコンの画面上ではそれが難しい．ただし，文献の内容をパソコンにどんどん打ち込んでおいて，あとでカードの書式に直してプリントアウトする方法もある．

2 文献カードを利用する方法

文献カードをつくる場合には，先にあげたようなパソコンで書誌事項を整理した文献表があれば，カードには出典がわかるように簡単な書誌事項を書いておくだけでよい．詳細なカードをつくろうとすると時間がかかってしまって，かえって先に進まなくなる．出典さえわかるようにしておけば，あとからその資料を読み直すことができる．カードに要約を記入する場合には，要約と引用の部分を区別できるように，引用の部分は括弧(「 」)でくくり，あとで間違えのないようにしておく必要がある．

カード数が多くなる場合には，キーワードで見出しをつけておくと，あとから分類する際に全部を読み直さなくてすむ．このカードの分類が論文執筆の際に重要になる．しかし，はじめから分類を考えておくのは大変難しく，あとから何度か整理し直すことになる．そのときには，キーワードで見出しをつけておくと便利である．

カードの整理はカードケース，空き箱，クリアホルダーなどで行う．

3 コピーの整理法

文献の整理で大切なもう1つの点は，コピーの整理もしておく必要があるということである．コピーをとる際には，論文の場合には，論文の最初の部分に必要な書誌事項，たとえば，雑誌名，巻(号)，発刊年などが全部含まれているかを確認して，なければその場で記入しておかないと，あとから必要になった場合に無駄な時間がかかってしまう．

書籍の場合には，途中だけコピーをすると，あとから読んだときに前後関係がわからないことがあるので，できれば節や章全部をコピーしておいたほうがよい．また，資料として整理するときに出版年，出版社などが必要になるので，表紙と奥付もコピーしておく．またコピーを人に貸すと，なかなか戻ってこないうちに所有者が不明になったりすることもあるので，所有者の名前を記入しておくのもよいだろう．

コピーした文献の数が少なければ，クリアホルダーに入れておいたり，キャビネットに入れておく．コピーした2つの文献が重なり合ったり，2つ一緒に折りたたんだりしてしまうと，あとから探し出すのに大変な手数がかかる．それを防ぐためには，1つのクリアホルダーに1部ずつ入れて保管するようにするとよい．

コピーを分類する場合には，著者名をアルファベット順で整理しておいたり，独自の分類番号をつけておいたりする．分類番号をつける場合には，文献カードにも同じ分類番号をつけておくと探しやすい．

F. 文献研究

"総説"とは，田中[5]によると，「その道の深い研究者が広範な文献を読みこなして書いたものであり，時には執筆者の研究を中心に書かれる」としている．しかし，特定のテーマについて広く文献を読みこなしてまとめる文献研究を行うことは，初学者にとっても学ぶことの多い研究である．なぜならば，あるテーマに関する文献を広範に読むことによって現在までの研究動向を知ることは，今後の研究課題を見つけることにつながるからである．

1 文献研究の工程

文献研究が研究であるためには，他の研究と同

様に研究計画の立案が必要である[6]．研究目的は，あるテーマに関する現在までの研究成果を総覧する場合と，現在の研究動向に焦点を絞って研究方法や成果を比較検討する場合などがある．

研究の対象は文献であるが，検索する範囲は研究テーマによって決まってくる．文献研究の研究方法とは，検索方法と内容の分析ということになる．

研究の工程は，以下のような流れになる．

1) テーマの選択とアウトラインの仮設定

自分の従来からの研究実績を考慮しながら，関心のあるテーマを選定する．そして，おおよその研究対象の範囲を設定して，仮のタイトルを決める．

2) 文献・資料の収集

資料収集の範囲は国内の論文だけとするのか，ここ1〜2年の文献を中心にするのか，それとも海外論文も含めた過去数年にわたる文献まで範囲を広げるのかなど，論文完成の期限も考慮に入れて検討する．

3) 文献の精査・分析

各文献の内容の要約だけでなく，互いに比較検討して，時には互いの相違点とその原因などについて分析をする．

4) アウトラインの本設定

1)で立てた仮のアウトラインを修正して，大まかな論文の構成を考える．

5) 論文の執筆

文献研究の論文の読者は，必ずしもその領域の専門家とは限らないので，読み手の立場を考えて事実関係を理解しやすいように整理して書く．

6) 文献カードによる分析・整理

1)〜5)は文献研究を執筆する際の大まかな流れであるが，文献検索の具体的な方法については前述してあるので，ここでは文献カードを使用したときの内容の分析・整理について説明する．

文献カードの分類は，カードの見出しにつけたキーワードを利用するが，カードづくりの際の分類は仮のもので，ここでは改めてカード全体を見渡して，論文全体の構想をイメージしながら整理

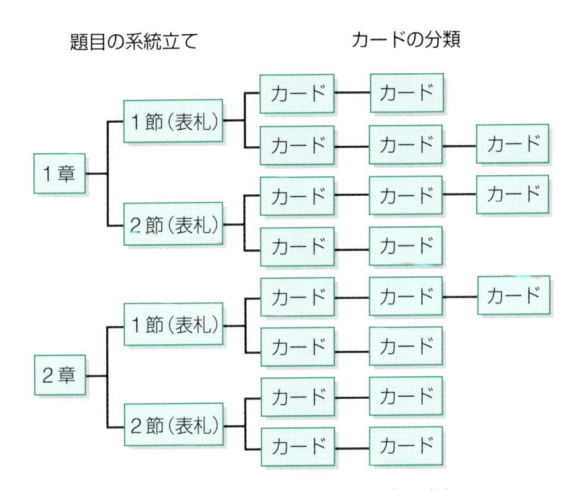

図6　カードを整理した論文の組み立て例

し直すことが必要である．

蓄積された情報から必要なものを取り出し，関連するものどうしをつなぎ合わせて整理・統合していく方法としては，川喜田[7]が考案したKJ法が役立つ．KJ法について以下に簡単に説明する．

① カードを広いスペースに広げ，意味の近いものどうしを集めて小グループをつくっていく．

② それぞれの小グループを改めて読み直して，その小グループ全体の意味を要約して"表札"をつくる．

③ 表札を1枚のカードとみなして，再度意味の近い表札カードを集めて上位の小グループをつくっていく．

④ このプロセスを意味の近いものがなくなるまで続ける．

⑤ 全体を並べ終えたら各グループの関係を図示して，その図解を見ながらテーマを文章で表現する．

カードを整理して組み立てていく例を図6に示した．詳しくは文献7を参照していただきたい．

2 文献引用の注意点

論文を執筆するにあたって文献を引用する場合には，ある人が引用した文章をそのまま利用する，いわゆる"孫引き"には注意が必要である．なぜ

ならば，最初に引用した人が誤解していることもありうるし，外国語の場合には誤訳していることもありうるからである．

文献欄については，たとえば巻(号)，ページ，発刊年などの数字に誤りがあることもあるので，原文で確かめておく必要がある．どうしても原文が手に入らなければ，孫引きとして実際に参考にした文献を記載して，孫引きであることをわかるようにしておいたほうが，読者を混乱させずにすむ．

G. まとめ

本節では，研究論文を書くために不可欠である文献検索と，得られた情報の整理のしかたについて述べた．それらは論文の序論のなかに含まれる文献レビューと，より組織的に行われる文献研究(総説)の両者に共通する内容である．

また，文献研究は文献レビューの発展した研究であると位置づけて，情報の分析と整理のしかたについて説明した．先人の行ってきた成果を知ることは，自分の課題を見つけるためにも，自分の研究テーマの位置づけをするためにも必要不可欠なことである．

●引用文献
1) 宮前珠子：文献レビュー．鎌倉矩子，他：作業療法士のための研究法入門，pp54-60，三輪書店，1997
2) 諏訪邦夫：文献検索と整理—パソコンとインターネットをどう利用するか．改訂第 2 版，克誠堂出版，2002
3) 鈴木久義：作業療法におけるシステマティックレビューとメタアナリシス．作業療法 24:218-223, 2005
4) Greenberg RS（編著），熊倉伸宏，他（監訳）：医学がわかる疫学．p104，新興医学出版社，2004
5) 田中　潔：実用的な科学論文の書き方(追補第 6 版)．pp2-3，裳華房，1996
6) 野中　静：文献研究(総説)．竹内登美子：看護研究サクセスマニュアル，ナース専科 BOOKS，pp40-43，文化放送ブレーン，1999
7) 川喜田二郎：発想法—創造性開発のために．中央公論社，1967

III 調査研究

A. 調査研究とは

　調査(survey)とは，疑問や仮説に答えるために，対象となる集団から情報を集めるものである．たとえば，コンビニエンスストアで買い物をすると，レジ担当者は購入者の性別や年齢層の区分を記号化して入力している．これは，性別や年齢層に応じて，どのような商品が売れているのかを知る市場調査であり，その結果は，特定の性別や年齢層に，どのような商品が求められているのか，どの程度の数量の商品を準備すればよいのか，という商品の選別と，在庫管理の効率的運用に利用されることになる．このような調査は，研究という形で発表されることはないが，企業にとっては重要なデータをもたらすものであり，頻繁に行われている．

　調査において共通の特性をもつ個人の全体的なまとまりを母集団(population)と呼び，母集団の下位集団を標本(sample)という．標本を対象にして行われる調査を標本調査(sample survey)という[1]．標本調査は，ある時点での特定の集団に対する疑問の検証であり，この集団を目標母集団(target population)と呼ぶ場合がある．アンケート(enquête)とは質問用紙や調査票を用いた(通信)調査という意味であるが，本来はフランス語で調査を意味する言葉である．調査によって，集団として維持される態度，価値観，意見などを知ることができる．質問紙調査(questionnaire survey)を経時的に用いることで，対象群の傾向分析を行うことも可能である．

　作業療法における調査研究の対象は，クライエントの意識や価値観，作業療法場面やクライエントの日常生活や環境に関連する事柄である[2]．研究を行うには，研究疑問のもとになる問題意識が必要である．問題意識の源泉は，①作業療法士本人の経験や観察，②関係する医療専門職や支援者の経験や観察，③学会発表や出版された研究論文や書籍，さらに④研修会や講習会などの教育場面から生じることが多い．

1 目的

　調査研究は，行動科学におけるデータ収集法としてよく利用されている．調査法は主として，測定可能であっても実験的統制が困難な変数がある場合に選択され，変数間の関係を調べる研究方法である[3]．調査項目を調査票として作成し，各項目に対する回答を求めるという方法は質問紙調査法という．また，調査法には面接(インタビュー)や野外調査(実地調査・現地調査・フィールドワーク)などが含まれる．

　収集されるデータは，対象者の特徴や態度，意見など性質を叙述するデータである．集められた情報は提示された問題に答えるものである．たとえば，集団を対象として実施された作業療法プログラムが，当初設定した一連の目標を達成したか否か，市販されているスプリント素材がセラピストに支持されているか否かなど，将来行われる比較と検討の基準作成や時系列に沿った傾向の分析，

何が存在したのか，どのような量であったのかに答えるものである．

2 特徴

1）複合する要因の解析に向く

調査研究は，調査対象者の環境内における複合する要因の相互関係を綿密に関連づけるために実施される．調査で用いられる質問紙の作成や調査手順を慎重に計画し，実行することで，妥当な内容が網羅され，十分な情報を収集できる．この点から調査研究は，複合した要因の絡み合った系統的（システム的）関係を調査する研究であるといえる[4]．

2）対象集団を代表するものを導き出す

調査研究の過程では，調査対象母集団や調査したい事象に対する調査項目は適切か，調査対象者の選択は科学的手順によるものか，調査結果は調査対象者を代表する値なのかなどを検討する必要がある．調査研究は，調査対象となる集団を代表するもの（意向・価値観・判断・傾向）を導き出そうとする研究である．

3）客観性を求める

調査研究は，測定機器を利用した生理学的変数の直接的測定とは異なり，間接的な自己報告的測定であり，面接や観察の手順を十分検討することで高い信頼性や客観性を担保しなければならない．

4）測定可能性に依存する

調査研究は測定によって得られる数値データを収集する研究であり，測定が可能かどうかということに依存している．変数を測定する際の尺度の信頼性や妥当性が確保できず，自由に回答できる（open-ended）形式の質問が適切な場合には，叙述的データを扱う研究手法の選択を考えるべきである．

3 限界

一般的に，調査研究は対象者との直接的なコミュニケーションに依存している．対象者は性格，行動，振る舞いなど，それぞれの個人に特異な変数をもっている．研究に際しては，このような情報が科学的研究の対象として適切かどうかを十分に議論する必要がある．

直接的コミュニケーションを用いた研究は信頼性が高いと考えられているが，対象者が面接の際に示す反応を情報とするために，意図的な操作が混入して正確ではない方向に進む危険性を排除できない．対象とする集団の大きさや広がりによっては，適切な情報を収集できない場合もある[4]．

対象者との直接的なコミュニケーションを行わない研究に，記録として保存された資料を対象とした調査研究がある．作業療法で行った家屋改造の資料や在宅指導の記録があっても，記載された項目や記述内容が担当者によって異なる，記録に欠落がある，などの理由で一貫した記録としての信頼性が得られないことがあり，研究として利用する際に注意が必要となる．

以下に調査研究の限界を示す．

①対象者は接触が可能で，調査に協力的でなければ調査研究に必要な情報を収集できないという限界があり，情報を入手できる対象者は限られている．したがって，目標母集団が直接接触可能な構成員数と居住環境を満たしている場合を除いて，一般的には母集団すべてからの情報の収集は困難となる．

②調査が行われる際に，対象者が自らを「特別な人物とみなす」意識や感情をいだくことがあり，対象者の人為的で偏った反応を収集する可能性がある．対象者の偏りは調査者には把握できず，正確な情報を選択することが難しい．

③調査が行われる際に，対象者の反応が定型化する場合がある．定型化された反応とは，質問文や肯定的な記述に対する黙認や追従という形で現れる．調査者は，対象者の定型化された反応を選別するのが困難である．

④対象者が恒常的に高い評価や低い評価を提示した場合や，思い込みによる反応を示した場合は，調査研究の確実性は低下する．

⑤面接による調査では，思い込みが入った反応が引き出されることがある．面接者あるいは被面接者，そして両者の性格によって，質問に過剰に肯定的反応を示したり，逆に否定的な反応が形成される場合がある．

B. 進め方と留意点

1) 適切な表現を使う

調査の目的や焦点を当てている事柄については，過剰な表現を避け，明白な言葉で定義することが重要である．調査で用いる用語を，国際的に認められている表現で正しく定義することや，質問票に適切な文章表現をすること，研究対象とする変数や概念を正しく表現するように，十分な文献研究を行わなければならない．

2) 独自の調査を行う

新たに調査研究を進めようとする際，過去の調査方法を安易に利用することは避けるべきである．新たに行われる調査と過去に行われた調査では，目的，対象となる母集団，行われた時期，社会状況などが異なっているからである．一方で，2つの調査条件の相違がなんらかの意味をもつという理由で，過去に行われた調査研究のデザインの借用を肯定的に考えることもできる．

調査研究は，調査が行われた時点での特有な研究目的や社会状況に意味があり，これまでに行われた調査と新たな調査の間には，仮に結論が同じであっても調査対象が異なるという条件をもつことになる．新たな調査研究は，調査時点の母集団を代表するものであり，独自のものである[4]．

3) 事前に先行調査を行う

面接を行ったり質問紙を作成する際には，母集団に含まれる対象者グループと事前に接触することで，明らかにしたい態度や意見を反映する質問文をつくることができる．

本調査に先行して，小集団に対して面接や質問紙への回答を実施する．先行調査(pilot study)を行い，その結果からあいまいな表記や過剰な記述を削除し，修正して，調査の形式を完成させ，情報の分析や図表化を速やかに行えるように準備する．このとき，協力した対象者の情報は本調査の情報と混合してはならない．

4) 回答に偏りが生じない質問文を作成する

質問紙で用いる質問文は，回答の順序を考えて，論理的に構造化されたものにすべきである．ランダムに配置されたり，安易に作成されたりすると，回答者は混乱し，単調な回答を繰り返すことがある．研究者はそのような回答に対する簡単な分析と安易な結論を避けるべきである．また，質問に対して予測される回答が明白なものや過剰なものは，分析に偏りを生じるので避けるべきである．

また，思い込みを含んでいる質問文は望ましくない．思い込みには社会的なもの，宗教的なもの，政治的なもの，民族的なものなどがあり，調査研究の目的に，障害者に対する思い込みを調査する場合もありうるので，慎重に言葉遣いを選ばなくてはならない．

5) わかりやすい質問紙を作成する

完成された質問紙は，手短にまとめられ，明白な言葉遣いで，簡略な表記でなければならない．複雑な指示が添付されている質問紙は，多くの対象者が協力する気持ちをなくしてしまい，得られた情報の信頼性が失われ，事実を正確に反映するという目的に沿わなくなる．

質問紙は，対象者の側に立って，明白さと理解されやすさについて十分に検討が加えられなくてはならない．回答方法によっては，マークシートやコンピュータを利用して，情報分析や図表化，文章化，発表用の資料作成を簡単に行うことができる．

6) 必要十分な量の対象者を確保する

本調査を行う前に，この研究に必要十分な量の対象者を確保できるかを考えるべきである．確保できることが確実になってから，調査を実施しなければならない．

対象者からの情報は，母集団の定義，特徴，限

界を熟知して収集する．母集団の定義や特徴，研究の限界を理解してから対象者の情報を扱う姿勢が重要であり，小さな標本を用いた結果を，過剰に一般化することや大きな集団に結論を当てはめることは避けるべきである．

C. 調査研究の種類

1 記録調査法

　記録調査法は他の調査研究と異なり，対象者との面接や質問文への回答から情報を得るものではない．この調査の対象は，これまでに記録された情報であり，二次資料と呼ばれる．

　直接的情報収集ではないことが直接的関係に起因する思い込みの流入を防ぎ，客観性を保てるという長所になる．文章化された記録や資料を用いるため，間接的かつ客観的であり，費用が安く，歴史的な経過や変遷の傾向を分析することも可能である．記録が正確で，更新されていれば，比較検討に利用できる優れた情報源となる．

　しかし，二次資料の信頼性には，限界もある．不完全な記録や不正確な記述だったり，必要とされるものが入手できなかったりする場合もある．記録の保存方法や記述方法の変遷によって比較資料が入手できない場合もある．記録として残されたものは，調査されることを目的に行われたわけではない．また，記録に残っている情報には事実として記録できる情報しか載せられていないことがあり，態度や価値観という個人的な情報は記録されていない場合が多い．

2 質問紙調査法

　質問紙を用いた調査方法は最も一般的に用いられる方法であるが，その欠点に留意し，補わなければ，内容の乏しい結果や誤った結論にたどりつく．
●長所
- 対象者の意識的側面の情報を把握できる．
- 一度に多くの変数を測定でき，データ収集が効率的である．
- 数値による統計的分析が行いやすく，面接者・評価者の主観に基づく偏向的な評価が少ない．
- 経費が安く，調査対象が広い．
- 十分に企画された場合には，単純で明白な調査となり，対象者の匿名性を保つことができる．

●短所
- 対象者の言語能力に依存する．
- 安易な情報収集法として利用されやすい．
- 対象者の調査への協力意識が現れ，結果を意図的に操作できる．
- 対象者が質問文を正確に読み，理解しているか否かの保障がなく，実際に本人が質問に答えているか保障できない．
- 高齢者や十分な教育を受けていない対象者に回答を求める場合は，回収率が低下する．
- 抽象的内容について回答を求める場合は回収率が低下する．

　質問紙調査法では，基本的に調査結果が必ずしも客観的な事実と対応しているわけではない．対象者の認知した水準での事実・行動・意識であり，あくまでも対象者の意識的側面の情報しか入手できないことに留意する必要がある．質問文はあいまいさや思い込みの流入を防ぎ，読んで理解されやすく，結果の分析が容易なように周到に準備されなくてはならない．

　質問紙に対象者が自ら記入する場合を自記式調査，調査員などが記入する場合を他記式調査と呼ぶ．自記式調査にあたるものは質問紙郵送法，留め置き調査法，集団調査法があり，他記式調査にあたるものは面接調査法や電話調査法がある．

a．質問紙郵送法

　調査対象者に質問紙を送り，回答後に返送してもらう方法である．研究に要する時間や費用の制限から，調査者が対象者と直接接することが難し

い場合に，郵送による情報収集が行われる．

この調査の問題は回収率の低さがある．返送された回答が少なければ，送付した集団を代表する情報として扱うのは適切ではない．なぜなら回答を返送しなかった対象者が，返送した人たちと同じ回答をするとは判断できないからである．回収率が高ければ，回答に偏りが生じる危険性はなくなる．回収率が60％を超えれば，十分信頼できると考えてよい[5]．

回収率を高めるためには，返信用切手や料金後納入の手続きをした返信用封筒を同封する必要がある．また，質問紙を送付したあとで督促状を送付する方法もある．質問紙の送付から2～3週間後に督促を促す手紙を出し，回答を促す．回収した質問紙に氏名が記載されていれば未回答の対象者が特定できるが，無記名の場合には未回答の対象者が特定できず，督促状の送付もできない．その場合は，全員に回答へのお礼と督促の両方を記した文面を送付するという工夫もある．

b. 留め置き調査法

質問紙を調査対象者の手元にある期間置いておき，後日回収する方法である．対象者が組織に所属している不特定多数である場合に実施しやすい．送付と回収に必要な費用は郵送法よりも安い．

ただし，配布した資料の受け取りや回収までの過程を把握しにくく，回収率の低下が危惧される．

c. 集団調査法

調査対象者を1か所に集め，いっせいに質問紙を配布し，回答を回収するものである．対象者が学校や組織に所属している場合には，質問紙の配布と回収が一度に行える効率的な方法である．郵送法と比較して，調査者と対象者が実際に対面して配布と回収を行うため，回収率は高い．ただし，この調査は教育機関に属する学生や職員など対象者が限定されるという短所がある．

3 面接調査法

a. 個人面接

個人面接は，対面型の情報収集としては一般的な方法である．研究上の問題点に関する情報が不十分な場合に，問題点を明白にする目的や質問紙を広範囲に拡大する目的で行われることがある．

●長所
- 個人面接によって対象者からの返答内容を深く吟味し，対話によって広範な反応を収集できる．対象者の身振り，声の高さ，家庭環境などは，対面的な面接によってこそ信頼性の高い情報が得られる．
- 面接調査は対話であり，調査者の言葉によって柔軟性をもつため，さまざまな応用が可能となる．

●短所
- 調査費用が高価で，調査に時間がかかる．
- 対象者の社会的状況，障害の有無，民族や母国語の違いによって，対象者に威圧感や不快感を与える場合がある．
- 調査者が調査内容を操作することができ，自らの思い込みを内容に紛れ込ませることができる．
- 調査者と対象者との間に生じる人間性の対立によって調査が行えない場合がある．
- 調査者は面接の技能を習得する必要がある．
- 面接による叙述的な調査結果はまとめることが難しい．

b. 集団面接

集団（グループ）面接は，普通行われる個人面接とは異なり，集団で面接を行う調査である．集団面接は時間を節約するためだけでなく，集団内で相互関係がある場面において対象者が示す態度を知ることができる．

●長所
- 個人面接よりも費用が安く，集団的態度や統一意見を知ることができる．
- 集団内での相互関係について明らかにすること

ができる.

●短所
- 集団内に統一性をつくり上げることで,個人的意見の相違を明示できないことがある.
- 集団への忠誠心が強化され,厳格な意見に偏向することがある.
- 集団内の影響力があり,弁舌が巧みな個人によって集団が操作されることがある.

c. 電話調査法

電話調査は,対面型の面接調査に代わって利用されている調査法であり,専門の世論調査会社や世論動向把握の目的で行われている.

●長所
- 対面型の面接調査よりも費用が安く,機材と経費があれば電話調査件数の数量的制限がない.インターネット回線を利用した電話を用いることで,研究費用は軽減される.
- 日中あるいは夕方に調査が実施できるので,自宅で普段の生活をしている対象者から率直な反応を得やすい.

●短所
- 電話を利用することで長時間にわたる調査が困難なため,調査に利用する質問文の数に制限がある.
- 無作為抽出手順によって対象者を選択する場合に,電話帳に掲載を希望しない対象者は選択できない.
- 特定の条件に見合う対象者を選択することは難しい.
- 事前に質問紙などの先行調査が必要となる.
- 調査の際に対象者の家庭内プライバシーを侵しているという印象を相手に与えかねないし,時には商品の販売を目的としているのではないかと疑われる.
- 対面型の面接に比べて反応の観察ができず,対象者の環境背景についての情報が得られない.

4 インターネット媒体を利用した調査法

インターネットを利用した調査は,電話調査や質問紙調査をインターネットによる相互交流媒体に拡大した調査法である.音声によるやり取り(インターネット電話),文章や映像によるやり取り(電子メール),特定の集団内での相互関係〔さまざまなソーシャルネットワーキングサービス(social networking service; SNS).具体例として Facebook や mixi などがある〕,個人からの情報発信(ブログなど)を活用して行う.SNSは,人と人とのつながりを促進し,支援するコミュニティ型の会員制サービスである.

インターネット上のやり取りは,電子情報として記録・保存が安価で簡単に行えるだけでなく,図表,映像や動画の提示が可能となり,利用が拡大する傾向にある.

●長所
- 対話型の電話調査よりも費用が安く,インターネット回線を利用したTV電話ソフトを利用すれば,面談調査と同じような環境が提供できる.
- 対象者にとって都合のよい時間に調査できるので,率直な反応を得やすい.

●短所
- インターネットでは,対象者の匿名性が担保されている場合があり,対象者が目標母集団に帰属していることが不明瞭で,研究の信頼性が低下することがある.
- 対話型の音声による調査では,長時間にわたる調査が困難であり,調査に利用する質問文の数に制限がある.
- 音声や電子メールなどを利用するために,インターネットを利用できる環境にない対象者は選択できない.
- 目標母集団に帰属する対象者が,運動や認知の機能に制限をもっている場合には,対象者が利用している既存のインターネット環境に負荷を与えたり,機材の利用が対象者に負荷を与える

ことなど，負担を強いる可能性が考えられる．
- インターネットによる調査に先行して，調査参加への呼びかけやインフォームドコンセントの許諾などが必要となる．
- インターネットによる調査には，スパイウェアやコンピュータウイルスなどの配布，商品販売の広告，迷惑メールの送信網への巻き込み，不法サイトへの勧誘と詐欺などの危険性があり，セキュリティに対する十分な配慮が求められる．調査側のインターネット環境に十分な安全保持の防御網（ファイヤーウォール，セキュリティソフトウェア）が完備されていることが条件となる．調査側に脆弱なネット環境があれば，調査協力者に対して前記の危険性を拡大する可能性があることを知っておくべきである．

D. 観察と面接

1 観察

a. 観察の分類

観察（observation）とは「ありのままの姿を注意して見ること」[6]であり，原則として対象を拘束することなく，制限を加えないで，対象についての知識を得ることである．

観察は観察者と被観察者が接触する直接的観察と，観察機材であるカメラやマジックミラーを介して接触することのない間接的観察に分かれる．

また，観察者の被観察者に対するかかわり方の違いから，以下の3種類に分類される．

1) 自然観察（natural observation）

自然のまま手を加えないで観察する方法である．例として，霊長類集団内での個体の動向や集団の形成を知る際に用いられるものが有名である[7, 8]．

2) 参与（参加）観察（participatory observation）

活動場面や集団に観察者が入り，参加しながら観察する方法である．これは民族誌学や文化人類学のフィールドワークで用いられる方法であり，集団内の相互作用に注目して観察する場合は"相互関係的観察"といわれる．

3) 実験的観察（experimental observation）

検査や調査のために課題や状況設定が恣意的な観察をいう．特定の場所や時間に限定された観察は"場面選択観察"といわれる．特定の時間に意図された条件の出現や頻度を観察する方法を"時間見本法"（time sampling）という[9]．

b. 観察の記録

観察の記録は，見たままのものをできるだけ豊かな情報として取り入れて記述することであり，叙述的記載が重要である．記録に中立性を保つことが必要だと考えて，量に置き換えられる事柄だけを記載すると，その場面の臨場感を表す，雰囲気や息遣いをなくしてしまい，本来の記録の価値を失う場合がある．

調査における観察は単独で用いられることは少なく，対象者や協力者との対面調査の際，行動や態度を記述するために利用される．調査中に観察記録をとると，調査を受けている人に不快感を与える場合があるので，記録を記述するときはあらかじめ対象者の了解を得たり，表情・態度から判断することが必要である．録音装置を利用して，声を記録することも可能であるが，最終的には文章化する作業が必要となる．

音声や映像を記録することで，観察記録をより客観的な資料とすることができる．その場合は，対象者から許可を得なければならない．記録装置が用いられていることで，対象者に緊張を与える可能性があることに留意しなくてはならない．

2 面接

面接（interview）とは，一般的には人柄や能力を知るために，直接本人と会って話し合うことである[6]．調査研究における面接は，面接者と被面接者が対面し，互いにコミュニケーションすることである．これは必要としている情報を得る過程で

あり，面接者と被面接者は役割の交換をすることができない．

a. 面接の目的・種類

面接の目的によって，心理学的研究や社会学的調査に用いられる研究手法としての面接と，入学試験，診断，販売の目的で用いられる面接がある．

面接者と被面接者の面接は，その方法によって以下の3つに分類される[10]．

①完全に準備されて統制された構成的面接：入試の際に行われる面接は，この方法がとられる．質問内容を一定にするために，質問紙や調査票による質問紙面接法で行われる．

②まったく統制されない非構成的面接：この面接は臨機応変な自由面接（free interview）であり，何をどう考えているか（例：「あなたは，退院後の日常生活に対する不自由についてどう考えていますか？」）について調査する際に用いられることがある．

③①と②の中間である半構成的面接

b. 面接の分類（表1）

面接者の指示的な対応から面接を分類すると，面接者が調整や指示を与える意図のある"指示的面接"と，調整や指示を与える意図のない"非指示的面接"とに分けることができる．指示的面接の例として，「問題解決能力を知りたい」「高齢者が生きがいをもちながら生活する際の活動選択の過程を知りたい」という意図をもって質問する面接がある．

被面接者1名に対して1～数名の面接者が面接を行う場合を"個人面接"といい，被面接者数名に対して複数の面接者が面接を行う場合を"集団面接"という．集団面接では，被面接者が複数であり，被面接者どうしが発言や対応に左右される場合がある．

面接は，面接者が被面接者から情報を収集しようとする"引き出す型式の面接"と，被面接者に情報を与えようとする"説得し押し付ける面接"がある．調査で利用されるのは"引き出す型式の面接"である．

表1　面接の分類

	面接の名称	説明
面接者の態度による分類	指示的面接	被面接者に調整や指示を与えたい 意図をもって質問する
	非指示的面接	被面接者から情報を得る 問題解決を協働する
被面接者の人数による分類	個人面接	個人
	集団面接	集団の相互作用がある 共通性のある集団
実施方法による分類（質問内容）	構成的面接	質問票・質問文が規定
	半構成的面接	質問内容が規定
	非構成的面接 自由面接	面接の進行は規定されていない

c. 面接の心構え

面接者が専門知識と技術がなければ，調査研究を行うことは難しい．熟練した人が面接を行う様子から学び，面接の研修を受けることが望ましい．

面接を行う際には，面接者は固くならないように留意する．面接者が柔らかい表情や受け答えができないと，被面接者がリラックスして面接を受けることはできない．面接者と被面接者の友好的な人間関係を rapport（英語読みでラポート，フランス語読みでラポール）という．この言葉は信頼感，心の通い合い，共感を意味し，面接における信頼と親愛のきずなを意味する．このような関係の成立には，面接者の温かく真面目で，受容的な態度が必要である．面接時に不用意な介入や批判を行うことは慎み，よき理解者でありたい．

被面接者の発言内容を面接者が繰り返すことで，被面接者の話を正しく理解しており，被面接者の話が面接者にとって価値があると伝えるのは重要である．言葉の意味が理解できないときに，その意味を尋ねるよりも，面接者側から意味を解釈し

て具体例を示し，その正誤を確認することが望ましい．例として，以下のような問答があげられる．
- 面接者：さきほどの「せからしか」というのは，麻痺の手を使うと時間がかかるということですか？
- 被面接者：イヤ．キチンとでけんから，わずらわしいと感じて…

d. 面接の準備

面接の準備として，質問内容の確認と被面接者に関する情報を整理し，年齢や文化的背景について下調べをしておくとよい．

面接を始めるときは，まずあいさつと自己紹介をして，面接の目的を被面接者に伝える．面接の前半は被面接者からの語りが中心となるように傾聴し，後半に質問や確認をする．面接は友好的に終了するように心がける．

e. 面接法の実施

面接中にメモをとることは被面接者の気を散らせ，話を中断させる可能性があるので，必要最小限にとどめるほうがよい．面接者は細心の注意を払い，被面接者に対する洞察を行うべきである．表情が硬くなると，相手に不快感や緊張を与えてしまうので注意すべきである．

面接者は傾聴しながらも，繰り返しの多い内容や回りくどい言い回しに対する忍耐力が求められる．被面接者が述べた話の内容に矛盾が生じた場合でも，矛盾を指摘するような質問によって被面接者自身に矛盾を気づかせ，修正し統一させようと試みることは，情報収集を目的とした面接から離れて，面接による指示的対応となる．面接を通じて被面接者の考えも変化することを念頭において，同じような内容を別の角度から聞き，より確からしい情報を収集するほうがよい．

面接者から発せられる期待が，被面接者の答えを歪めてしまう危険があることを知っておくべきである．

E. 質問紙

1 質問紙の構成

質問紙調査で用いる質問紙は，表紙，フェイスシート，教示文，質問文，謝辞で構成される．

1）表紙

表紙は調査対象者に質問紙の意図を知ってもらうためにあり，調査の内容や目的をわかりやすく記載していなければならない．タイトルと調査の目的，テーマのわかりやすい説明，質問紙の概略的な教示文，そして調査者の所属と連絡先が記載されている必要がある．

タイトルは対象者の興味を引き，わかりやすいようにする．調査の目的は調査者側の動機を伝えるものである．しかし，目的を詳細に述べすぎると対象者の反応を歪めるおそれがあるので，簡単な表現で目的を述べて協力を依頼すべきである．

テーマは，調査で対象者に留意して回答してもらいたい内容を示すものである．最近では，タイトルの部分に住所，電話番号，電子メールのアドレスを記載することが多い．

2）フェイスシート

質問紙の最初の用紙には対象者の年齢などを記載する部分があり，フェイスシートと呼ばれる．フェイスシートは年齢，性別，職業，学年などの情報を記載するが，プライバシーへの配慮から，調査に必要のない情報を求めるべきではない．

3）教示文

教示とは，知識や方法を教え示すという意味である．調査研究の教示文は質問紙にどのように答えを記入していくか示すものである．教示文の作成にあたっては，簡潔で明瞭な表現に留意しなければならない．郵送法の場合は対象者が自ら読んで理解できなければならないし，面接法の場合は面接者が読み上げたことを理解できなければならない．

4) 質問文

あいまいな表現(例:対象者の日常生活で,麻痺がある上肢を使う不便さを尋ねる際に質問文を「どこでも不便を感じますか?」とする)は質問をわかりにくくするので注意する.また,過剰な敬語やていねい語は文章が長くなるので避ける.

否定語を利用すると文意がわかりにくくなるので,使用に際しては注意する.たとえば,「…を使うのは難しくはないでしょうか?」に対する答えに混乱する人もいるので,否定疑問文の使用は避ける.専門用語(脚部や洗体など),難解な用語(移乗や褥瘡など),略語(ADLなど)は対象者が理解できない場合が予想されるので,用いない.

質問文に対する答えが複数存在するような文章は避ける.たとえば,「手や肘に関節痛がありますか?」という文章は,手の関節痛と肘の関節痛の両方を肯定したものなのか,あるいは片方だけなのか,回答する側は任意の判断をすることになる.このような質問文は避けるべきである.

文章で使われる用語には一般的価値観が付帯している場合がある.「障害」や「制限」という表現には否定的な意味合いが感じられ,「訓練」や「援助」には肯定的な意味合いを感じることで,回答がステレオタイプになる場合がある.したがって,表現には留意する必要がある.

個人の価値観や過去の記憶に左右される質問文は,対象者の価値観の変化や過去の記憶に対するあいまいさに起因するため,回答の信頼性が低く,適切な質問文とはいえない.

5) 謝辞

謝辞とは,お礼あるいは,お詫びのことばを述べることを意味する.英文ではAcknowledgmentsと表記され,その意味は「認めること」を意味する.調査票の文中に示す謝辞は,記入者の貴重な時間を割いて,調査票の記入に協力いただいたことを認めてお礼を述べることである.

> **例**
> 【謝辞】
>
> 調査票の記入にご協力をいただいた皆様に一言申し上げます.
>
> 今回は,お忙しいなか(業務・学業,お仕事など)にもかかわらず,皆様の貴重なお時間を拝借し,われわれ,○○学校作業療法学科の行った「□□調査 質問票」にお答えいただき,誠にありがとうございます.
>
> この調査の結果は,今後の作業療法業務の改善と利用者の満足に反映できるよう,作業療法部門一同,努力してまいりたいと思います.皆様のご協力に感謝するとともに,心からお礼を申し上げます.
>
> 　　　　○○学校 作業療法学科 □□調査
> 　　　　代表　学生 △△ △△

2 質問文の作成

質問文に対して自由に記述することができ,質問形式によって回答の記述が異なる自由回答法と,あらかじめ用意された回答を選択する選択(肢)法とに区分される.質問文の作成にあたり測定したい対象概念を明白にしておかなければならない.

質問文の言葉の用い方や構成は,文献研究や先行調査によって十分に吟味されるべきである[9].

a. 自由回答法

自由回答法は質問に自由に回答する形式で,質問文の作成は比較的容易であるが,対象者それぞれから固有の回答が寄せられ,内容が多岐にわたるため,分析に費やされる労力は大きい.

> **例**
> あなたがご自宅で利用された自助具(ドレッシングエイド)の使い勝手についてお尋ねします.使ってみて不満を感じた部分があれば,なんでも結構ですから自由にお書きください.

b. 選択(肢)法

選択法は,自由回答法の回答として予測されるものを,あらかじめ準備して提示する.選択法に

はいくつかの類型があり，その例を以下に示す．

1）多肢選択法

複数の選択肢から質問文に対する回答を1つ選択する方法である．

例

家事動作中に肘の関節に痛みを感じることがありますか？
　　1．よくある　2．たまにある　3．めったにない

2）複数選択法

用意された選択肢のなかから，当てはまるものを複数選択するものが複数選択法である．複数の選択に際して，当てはまるもの全部を選択するものを"無制限選択法"と呼び，選択できる数に制限を設けるものを"制限選択法"と呼ぶ．

無制限選択法の場合，回答の数は対象者によって異なるため，分析の対象が非定型のデータとなり，分析が複雑になる．

例

● 無制限選択法

次のうちで，あなたが肘の関節痛を感じた場面すべてに○を付けてください．
　　1．洗顔　2．家事　3．更衣　4．排泄…

● 制限選択法

次のうちで，あなたが最近経験されたもの2つに○を付けてください
　　1．腰痛　2．目のかすみ　3．肩こり　4．息切れ…

3）順位法

選択肢になんらかの順位づけをするように求める方法である．すべての選択肢に順位づけを求める場合を"完全順位法"と呼び，一部について順位を求める場合を"部分順位法"と呼ぶ．順位法は回答者が最も負担を感じるものであり，回答に時間がかかる．

例

● 完全順位法

次のうち，あなたが肘の関節に強く痛みを感じる場面はどれですか？　最も強く肘の関節痛を感じるものに1を，次に強く痛みを感じるものに2というように，順に番号を付けてください．
　　【　】洗顔　【　】家事　【　】更衣　【　】排泄…

● 部分順位法

次のうちで，あなたにとって日常の生活で最も重要な活動に1を，2番目に重要な活動に2を付けてください．
　　【　】洗顔　【　】家事　【　】更衣　【　】排泄…

4）評定法

選択肢が評定尺度を形成しており，評定尺度上の点数を選択させるものである．この回答には時間を要するので，自分の手元で記入して返送する郵送法や留め置き法でなければ実施できない．尺度についての説明は後述するが，ここでは評定尺度の例として，意味的微分法（SD法）を用いて質問文を作成した．なお意味的微分法については後述する（☞92ページ）．

例

あなたは，これまで作業療法を受けてこられ，本日作業療法を終了しますが，今まであなたが受けた作業療法をどう評価しますか？　尺度上の当てはまる箇所に○を付けてください．

非常に悪い　1　2　3　4　5　6　7　非常によい

5）一対比較法

2つの選択肢を比較させ，いずれか一方を選ばせる選択法である．この場合，比較される問題文は対立する概念とされる場合が多い．

例

次の2つの意見について，あなたはどちらに賛成ですか？　あなたが賛成する番号に○を付けてください．
　　【　】1．私は自分が受けた作業療法に満足している．
　　【　】2．私は自分が受けた作業療法に満足していない．

F．質問文で用いられる尺度

事物や事象などの調査対象に対して，定められた操作に基づいて数値を割り当てることが測定（mea-

> - 質的尺度(計数尺度) → 定性的データの測定
>   ・名義尺度
>   ・順序尺度
> - 量的尺度(計量尺度) → 定量的データの測定
>   ・間隔尺度
>   ・比率尺度

図1 尺度の種類

surement)であり，測定の際に用いられるものさしを尺度(scale)という．一般的には，尺度やものさしは日常で長さや大きさを測定するものである．しかし，調査対象の行動や傾向，知識の有無や認識の度合いなど，物理的なものさしでは測定できない場合に，記述的な操作による測定として尺度が与えられる．

1 尺度の種類

尺度には質的尺度(計数尺度)と量的尺度(計量尺度)があり，前者の尺度で測定されたデータを定性的データ，後者の尺度で測定されたデータを定量的データという．質的尺度に当てはまるものに名義尺度と順序尺度がある．量的尺度に当てはまるものに間隔尺度と比率尺度がある[11]（図1）．

2 質的尺度(計数尺度)

a. 名義(名目)尺度

名義尺度(nominal scale)は，対象となるものに数値を与えて区分するものである．この尺度では数値がカテゴリーとなる．カテゴリーは，すべての対象が必ずどこか1つだけに属するように構成しなくてはならない．たとえば，男性は1点，女性は2点として分けることで男女の区別が可能となり，対象のカテゴリーができる．

数値はカテゴリー化できるが，数値に大小の意味は与えられず，対象の異同を区別するための数値の割り当てであり，数値の与え方は任意である．対象の区別によって必ず帰属する区分けの数値があること(網羅性)と，区別があいまいで，「どちらでもなかった」「どちらにも当てはまる」などがないこと(相互排他性)を満たさなくてはならない．

名義尺度の例として，商品番号，背番号，郵便番号などがある．名義尺度であれば，データは多頻度値やχ^2(カイ2乗)検定の変数となりうる．仮説検証の研究において，実験群と対照群を比較して治療効果の検証を行う場合に，独立した集団や治療前後での測定値の人数を比較する場合の群形成された独立変数は，名義尺度と考えることができる．

b. 順序(順位)尺度

順序尺度(ordinal scale)は，対象に与えられた数値が測定値間の大小関係を表す尺度である．ただし，数値の大きさは問題としない．たとえば，徒手筋力検査で用いられる段階は5〜0までの6段階であるが，筋力3は筋力1の3倍を意味しない．また，好き嫌いの段階的な尺度を数値で表しても，好き嫌いの度合いを表す量として扱うことはできない．

順序尺度は異同を表すもので，強さや程度の順序関係を示すために数値を用いるものである．尺度が配列された数値順序のうち，ある数値よりも大きいか小さいかに意味がある．与えられる数値は連続する数字で，尺度の順序性がわかりやすいものが使われる．

順序尺度の例は，クラス順位，星の明るさの等級，製品の等級，評定値，年代，学歴，買いたい順位などである．この尺度は統計的な処理を行うことができるが，正規分布が期待できないので，代表値は中央値〔median(メジアン)〕で表し，ノンパラメトリック(non-parametric)検定(☞180ページ)を用いることになる．

仮説検証の研究では，実験群と対照群を比較するために測定された従属変数として順序尺度が用いられた場合は，正規分布が期待できないので，ノンパラメトリック検定の対象となる．独立群間の変数が正規分布していなければマン-ホイットニー

検定(Mann-Whitney test)(☞ 197 ページ)を利用する．また，個々の対応のある比較で正規分布していなければウィルコクソンの符号付き順位検定(Wilcoxon signed rank test)(☞ 196 ページ)を利用する[12]．

3 量的尺度(計量尺度)

a. 間隔尺度

間隔尺度(interval scale)は，対象の量の差を，測定値間の量の大きさの差で表す尺度である．順序尺度の順序を等しい間隔を利用した大小関係で示すことができる．さらに，誰がどこで測っても同じ対象の測定値は一定であり，測定値間の差が対象間の違いに1対1対応するものである．

たとえば，容器に入っている水の温度を測定する場合に，温度計が摂氏10℃を示した．加熱すると摂氏20℃に上昇した．これは摂氏では10℃の上昇である．

調査によって集められるデータのなかで，間隔尺度のデータは検査や測定によって導き出された値である．具体例として，西暦年号，温度，知能指数，発達指数などがある．これらの尺度が表した値は値の間隔を代表し，差や和が可能となる．

仮説検証の研究において，測定された従属変数として間隔尺度が用いられた場合は，変数が正規分布を示すことが期待される．研究過程で測定値から仮説を検証する際に，データが正規分布を示すか否か検討することを最初に行う必要がある．測定値の正規分布が示されない場合は，ノンパラメトリック検定を利用することで対応できる．2つ以上の変数を検討する際に，一方が正規分布を示し，もう一方が正規分布を示さない場合には，2変数をノンパラメトリック検定で検討する方法と，正規分布を示さない変数を正規分布に補正する方法を用いることで対応できる．

b. 比率(比)尺度

比率尺度(ratio scale)は，対象における量の差を，測定値間の量の大きさの差で表す尺度であるが無の状態である原点(0点)が決まっているという点で間隔尺度とは異なる．摂氏には0℃があるが，この温度は華氏の32度であり，マイナス度数も認めている．摂氏や華氏の尺度は比率尺度ではない．体重計，握力計，巻尺，ストップウォッチから計測された数値は0点がある比率尺度である．

仮説検証の研究において，実験群と対照群を比較するために比率尺度が用いられた場合は，正規分布を期待できる．特に生理学的指標を扱う場合には，比率尺度の変数を扱う可能性が高い．しかし，作業療法の臨床研究で扱う変数が比率尺度であることは稀である．

G. 調査結果の分析

質問紙調査の結果を分析する場合，回収率・回答者の性別や年齢などの属性を明らかにする．次に質問票に記載してある各質問項目の回答の頻度や回答全体に占める項目の割合を述べる．属性や回答項目の割合をグラフや表で示すと視認性が高まりわかりやすい．また，質問票に研究疑問で扱う変数を測定する尺度があれば，その回答の平均値・標準偏差といった記述的統計数値を示す．具体例として，「上肢麻痺の主観的重症度」と「自助具の使用頻度」に相関があるという仮説を含んだ研究疑問を検証するならば，主観的重症度を示す尺度と使用頻度を示す尺度の相関関係の分析結果を示すことで，変数間の関係性に言及することになる．

また，心理尺度を作成する場合には，尺度の信頼性と妥当性の検討が研究課題となる．信頼性は，測定対象である構成概念をどれだけ正確に測定しているかを示す概念である．妥当性は，測定尺度が対象となる構成概念をどの程度正しく測定しているかを示す概念である．

1 尺度における信頼性

調査で用いられる尺度は先行研究によってつく

られた成果であるものが多いが，研究に先んじて，尺度のデータベースから適切なものを選択することもある．尺度を自らつくり上げる場合には，尺度の確からしさや精密さを検証しなくてはならない．尺度の信頼性(reliability)は，その尺度によって特定対象から同じ結果が繰り返し得られることを表している．信頼性には安定性，内的整合性，同等性がある[13]．

a. 安定性

安定性とは，尺度による測定の際に，安定した結果が一定して得られるかどうかを表すものである．測定を行っても対象の事象が変化しない時間に複数の測定を行っても値が一定している場合，結果が安定していると考えることができる．これは検査―再検査信頼性(test-retest reliability)という．

b. 内的整合性

内的整合性(internal consistency)とは，尺度を構成する項目が均質に保たれているかを調べるものである．複数の質問内容で構成された質問の総和を測定に用いる際に，各質問が均等な敏感さをもつことが望ましい．そうであれば，構成された質問全体を二分すると尺度が均質の2つの部分に分かれると考えられる．内的整合性を調べるために，複数の調査結果から得られた回答文を二分して，結果が一致するかどうかを，相関係数によって測定することが可能である．この方法を折半法という．

c. 同等性

同等性とは，同じ指標や対象者に対する測定を異なった検査者が行っても，安定した結果が出るかどうかを表すものである．異なる複数の検査者が行った，同一指標に対する検査結果が一致することを検査者間信頼性(inter-rater reliability)という．

2 尺度における妥当性

調査で用いられる尺度の妥当性(validity)とは，その尺度が測定したい内容を正しく測定できていることを表すものである．たとえば「脊髄損傷患者の身辺処理に対する主観的自立度」という尺度が開発される過程で，性別の差，経済状態，住宅環境，文化，年代について考慮しなければならず，すべての条件を満たす尺度は難しいことが予想される．さまざまな条件を付加して，尺度が開発されたとしても，内容が主観的自立度というものであれば，測定結果は一般化されにくくなり，尺度が正しく測定できるかを検証することが難しくなる．このような点を考慮して，厳密には，妥当性を評価することはできないと考えられる場合がある．

a. 基準関連妥当性

ある尺度が測定しようとしている概念を，その概念を表していると考えられている他の指標との一致度によって，正しく測定しているかを検討することができる．この妥当性を基準関連妥当性(criterion-related validity)と呼ぶ[13]．

例

立体的な積み木課題の完成度を評価する7段階の尺度を新たに開発した．この尺度によって知能指数を測定できると考えた研究者は，妥当性の検討のために調査対象者のウェクスラー児童用知能検査改訂版(WISC-III)値を求めて妥当性を検証しようとした．

ある概念を測定した尺度の測定結果と，同じ概念を測定している信頼性と妥当性がすでに確立された他の尺度の測定結果との関連性が高いときに，「基準関連妥当性が高い」という．

b. 構成概念妥当性(construct validity)

尺度が測定しようとしている概念が抽象的に構成された概念であれば，構成概念妥当性は概念に対して尺度がどの程度測定できているかを表すも

のである．この妥当性を検討するには，抽象的な概念を測定すると思われる他の尺度との一致が必要となる．

> **例**
> 日常生活活動の遂行度を自己評価する7段階の尺度を新たに開発した．この尺度によって介助依存度を測定できると考えた研究者は，妥当性の検討のために，調査対象者が他者に介助を求める回数を自己申告で記載してもらった．活動ごとの遂行度と介助依存度の相関関係によって，妥当性を検証しようとした．

c. 内容的妥当性（content validity）

内容的妥当性とは，その尺度が測定しようとする概念に含まれる要素をどの程度適切に含んでいるかということである．その尺度が，測定したい概念に含まれる下位概念を多くもっているほど，内容的妥当性は高くなる．内容的妥当性を高めるために，複数の研究者の参加による内容の検討が行われる．

> **例**
> 「作業に対する自己評価尺度 児童版」を作成しようとした．尺度の項目として，「身辺処理」「遊び」「生産」の項目を提案した．尺度の作成に関する話し合いで，複数の専門家から，「生産」の項目を「学習」項目・「お手伝い」項目に二分してはどうかという提案があり，検討の結果，提案を受け入れた．

H. 尺度の構成法

1 リカート法

心理的・社会的特性を調査対象者が自らの記述や報告によって測定し，値を提示する尺度には，いくつかの先行例がある．そのなかで，調査対象者の態度や価値判断を測定する尺度として最もよく用いられる尺度構成法が，リカート法（Likert technique）である．

この尺度は，調査対象者の意見や態度や価値判断を尋ねる，いくつかの段階に分かれた文章表現によって構成されている．対象者が，おのおのの態度を表す文章に対して，同意できる部分に印を付けることや，その番号を記述することで測定が行われる[14, 15]．

一般的には，態度は「強く賛成する」「賛成する」「どちらでもない」「反対する」「強く反対する」の5段階で表される．さらに「どちらかといえば賛成する」「どちらかといえば反対する」を加えて7段階になる場合もある．この段階に点数を与えて，回答者が付けた印から採点して計測が行われる．より肯定的に評価する傾向に高い点数をつけると，総計が高いものが肯定的な評価となる．回答の総計によって総得点を算出する尺度であるために，集積評定尺度（summated rating scale）ともいわれる．

「自主トレーニングの意欲」に関するリカート法の例を示す．

> **例**
> 質問文：自宅で行ってきた自主トレーニングを振り返って，次の事柄はあなた自身にどの程度当てはまりますか？「非常に当てはまる」から「まったく当てはまらない」までのうち，1つ選んで○を付けてください．
> 1. まったく当てはまらない
> 2. ほとんど当てはまらない
> 3. どちらともいえない
> 4. かなり当てはまる
> 5. 非常に当てはまる
> A. 私は自主トレーニングに積極的である
>   1・2・3・4・5
> B. 私は自主トレーニングの目標をもって，毎日トレーニングしている
>   1・2・3・4・5

2 ガットマン尺度

ガットマン尺度（Guttman Scale）では，意識や能力の調査において，調査対象者の意識や態度をすべて網羅する一群の質問文を準備する．そして調査対象者の反応が，質問文への段階的な同意と

して現れる尺度である．これは，意識や態度を直線的な尺度としてとらえることができるというものである．

具体的には，回答者に賛成か反対かを問う一連の質問項目を用いて，調査項目が基本的なものから総合的なものに移行するように設定する[14, 15]．移行するカテゴリーはABCDの順に，「肯定する(yes)」か「否定する(no)」か，あるいは「当てはまる(pass)」か「当てはまらない(fail)」の対立する項目で組み立てていく．

たとえば，自立能力への意識を段階づけてみると以下のようになる．

例
A. ベッドサイドの周囲での身辺自立はできている
　　→ できる・できない
B. 自宅内での身辺自立はできている
　　→ できる・できない
C. 自宅周辺への近距離の移動を含んだ自立はできている
　　→ できる・できない
D. 広範囲な都市生活への移動を含んだ自立はできている
　　→ できる・できない

このように，基本的身辺自立から広範囲の都市生活までの自立へと順次階層を形成しており，自立能力が確立するためには，それよりも準位の低い自立が確保されなければならないことが前提条件となっている．このような階層性は作業能力や技能の獲得にも応用できる．以下に，日常生活活動における衣類を取り出すまでの段階を例示する．

例
A. 引き出しの取っ手を握る
　　→ 当てはまる・当てはまらない
B. 引き出しを開ける十分な握力と肩関節の可動性がある
　　→ 当てはまる・当てはまらない
C. 上腕が引き出しの中に完全に届く
　　→ 当てはまる・当てはまらない
D. 衣類を取り出す
　　→ 当てはまる・当てはまらない

表2　スケーログラムの例

	A項目	B項目	C項目	D項目
対象1	○	○	○	○
対象2	○	○	○	×
対象3	○	○	×	×
対象4	○	×	×	×
対象5	×	×	×	×

Aの項目ができなければBの項目はできない．また，BができることはCD習得の前提条件となっている．このABCD項目の組み合わせから段階的な獲得が予測される．この尺度で4人の対象者を調査した結果，当てはまると答えた場合を○，当てはまらないと答えた場合を×として表2に示した．このような表をスケーログラムという．ここで，A項目ができないと答えながらもCやD項目に当てはまると答えたものは，この尺度の順序づけから逸脱したものとしてエラーと考えられる．実際には，このガットマン尺度が現実を反映しているかどうかを多くの対象者に実施し，検討しなければならない．

3 意味的微分法

意味的微分法（semantic differential method; SD法）は，感情的な意味の測定に用いられるもので，概念や事柄に対する個人的意味を測定する技術である．

研究者が「作業療法の実施に対するクライエントの感情」をこの方法で調査する場合，以下のような質問紙を用いる．

例
あなたが受けた作業療法について，どのように思いましたか？　以下のうち当てはまるものに○を付けてください．

①よい　　　7・6・5・4・3・2・1　悪い
②役立つ　　7・6・5・4・3・2・1　役立たない
③力強い　　7・6・5・4・3・2・1　弱い
④大きい　　7・6・5・4・3・2・1　小さい

⑤面白い　　7・6・5・4・3・2・1　退屈
⑥若者向き　7・6・5・4・3・2・1　高齢者向き

　この方法は，ある事柄に対する個人の印象を，意味が対立する形容詞を用いて表すものである．いくつかの形容詞に尺度をもたせ，その尺度の度合いによって対象事項の意味構造を明らかにしようとするものである[14,15]．

　質問の作成について特別な決まりはないが，形容詞の選択には，調査したい概念として適切なものでなければならない．上記の測定項目に，「おいしい－まずい」とする形容詞を用いるのは不適切である．

　形容詞の項目は"評価""力量""活動"の3つの領域で構成されている．"評価"の領域には，「よい－悪い」「価値がある－価値がない」「役立つ－役立たない」などの形容詞がある．"力量"の領域には，「大きい－小さい」「力強い－弱い」「力がある－力がない」などの形容詞がある[14]．"活動"の領域には，「積極的－消極的」「早い－遅い」などがある．

　これらの領域について，個別に考えるのは，感情的な意味は多くの因子で構成されるが，主に評価，活動，力量の3つの因子で構成されていると因子分析が行われたからである．研究者は調査に必要な領域ごとの形容詞を適切に選択し，測定結果も領域別に検討しなければならない．

4 視覚的アナログスケール

　視覚的アナログスケール（visual analogue scale；VAS）は，質問紙調査として対象者の精神的な反応の測定に用いられる尺度である．この尺度は直接測定することが難しい主観的性質，反応，態度を，対象者が記入した実際の長さで測定する方法である．対象者にはVASの質問項目を評価する際に，左右の両端に感覚や態度の傾向の強弱が示された連続する実線の尺度が示される．この実線の上に対象者が同意した強弱の位置を示すことで，対象者自身の主観的な強度を実線の長さの量として表し，感覚や態度の傾向を示すものである．この測定尺度は，疼痛，気分，不安，願望，病状に対する態度などの測定に用いられる[14,15]．VASが示す連続性（アナログ）の特徴はリカート尺度などの不連続尺度とは異なり，長さの実測した価で示される．研究者が「対象者が日常感じている痛みの大きさ」をこの方法で調査する場合，以下のような質問紙を用いる．尺度の実線の長さは100mmとされていることが多く，実線は水平（垂直の場合もあるが，質問紙の上下を狭める）に配置され，両端に測定対象の強度を表す．

例

　あなたが日常生活で感じている痛みについて，以下の実線のどの部分が当てはまるか，印を付けてください．左端は「痛みがない」，右端は「最も強い痛みがある」という状態です．痛みの強さを線のどのあたりになるか印を付けてください．

痛みがない―――――――――――――最も強い痛みがある

　この方法は，対象者の主観的な強度を線分の長さで把握するものである．実線の両端に示される事柄は，疼痛，気分，健康への不安，飲酒の願望，自助具の使用に関する満足度などの強弱である．

　小児や高齢者に対しては，表情の図を用いて痛みや体調などを評価するフェイススケール（face scale）がある．この評価は，表情の図を選択することで強弱の段階を示すものであり，実線の長さを測定する連続性（アナログ）のある測定値の分布とは異なる．しかし，対象者が理解しやすい絵によって視覚的な段階づけをするVASと考えられている．なお，フェイススケールの開発者に著作権がある場合は，使用の許可を求められることがある．また，悲しさや苦しさを表した図の表情は，痛み，体調，気分などによって選択されることがあり，使用時に注意が必要である．

I. 測定の分析

調査研究のデータの分析は，データの頻度や平均を示しながら記述的統計の形式で行われるが，質問紙の回答や面接の結果を多くの要因の相互関係として分析することが多い．しかし，複雑な統計処理の過程を利用するには，専門書を読んだり，専門家に援助してもらったり，統計処理とソフトウェアの講習会を受講したりして，専門技術を習得することが重要となる．

■変数の関連性

調査から得られた変数の間に関連性があると感じる場合がある．たとえば，研究者が質問紙にある「主観的な障害の重症度の認識」項目と「身辺処理の自立度の自己評価」項目には関連性があると感じたとしても，それを検証して統計的に有意な関連性を明示しない限り結論づけることはできない．対象者のデータを集約して，「主観的な障害の重症度の認識」項目の素点のばらつきのうち重症を x 軸のマイナス方向に配置し，「身辺処理の自立度の自己評価」項目の素点のばらつきのうち自立度の低いものを y 軸のマイナス方向に配置して，グラフ上に散布図として表す．その結果，右肩上がりの点の集まりが観察できた場合，一方の変数の増加に伴って，もう一方の変数が増加するという関連性があると考えることができる．

2つの変数に相関があることを統計的に検証する場合，扱うデータが間隔尺度であり，かつ，正規分布をしていれば，ピアソン積率相関係数（Pearson product moment correlation）で相関の有意性を検定し，相関係数 "r" を求める．相関係数は -1 の完全な負の相関から $+1$ の完全な正の相関内に位置する．扱うデータが順位尺度などであったり，間隔尺度でも正規分布をしていなければ，スピアマンの順位相関係数（Spearman's rank correlation procedure）を用いて生データに順位づけを行い，相関の有意性を検定して相関係数 "ρ" を求める[12]．

2つの変数の相関が検定され，相関係数が導かれると，独立変数と従属変数の関係を推定することができる．たとえば，片麻痺による身体障害の重症度とデイサービスの利用回数の関係を求め，重症度からデイサービスの利用回数を予測することなどができる．このような分析を単回帰分析（simple linear regression analysis）という．回帰分析には，変数が量的変数で正規分布していることが望ましい．また，2変数の相関係数を用いて，回帰の状態を関係式で表すことができる．これを回帰直線という．

J. 因子分析とラッシュ分析

1 因子分析

因子分析は，各種テストや評価項目の値に共通して影響を与える因子を見いだそうとする分析手法である．たとえば学生の学力を知るために，英語，数学，国語，理科，社会の5項目からなるテストを実施してデータを得たとする．このデータの因子分析で得られる因子と観測変数の関係は**図2**のようになる．因子 F や f，得点 X はいずれも変数である．このうち直接観測できるのは得点 $X_{1\sim5}$ のみであり，これを観測変数と呼ぶ．因子 F は観測変数に共通して影響を与える共通因子であり，因子 f は個別に影響を与える独立因子である．矢印は因子から観測変数への影響を表し，各矢印にかかる係数 $a_{11\sim52}$ は影響の程度を示す．これは因子パターンあるいは因子負荷と呼ばれ，その値は絶対値が1に近いほど影響が強いことを意味する．因子分析では，直接観測できない変数（潜在変数という）である共通因子や独立因子の存在を仮定し，これらを観測変数から導き出す．

以上をふまえて「学力」とは何かを考えると，5科目の得点に共通して影響を与える因子 F_1，F_2 が学力を示すものとみなせそうである．こうした解釈は因子分析で新たに構成されたものであり，構

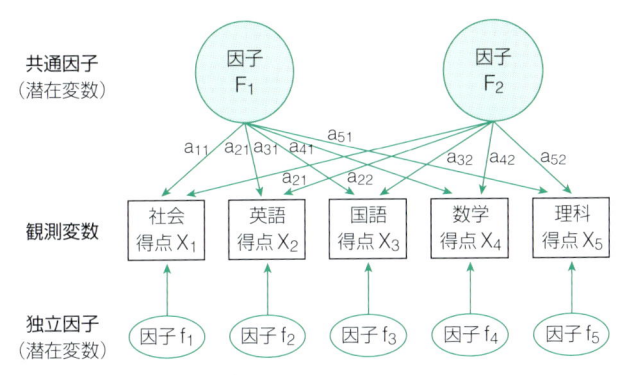

図2　因子分析のモデル

成概念と呼ばれる．因子 F_1, F_2 は係数 $a_{11 \sim 52}$ の値によって解釈を深めることができる．たとえば，因子 F_1 から英語，国語，社会に向かう矢印の係数の値が大きく，数学と理科に向かう矢印の値が小さい場合，因子 F_1 は"文系の学力を示す因子"と概念化できるだろう．

1）使用例

因子分析は質問紙調査の分析や評価尺度を開発する際によく用いられる．ここでは作業療法部門のリスクマネジメント（risk management; RM）の構成要素を検討した會田ら[16]の研究を例に分析の流れを確認する．

會田らは先行研究をふまえて 32 項目からなる質問紙を作成し，作業療法士 118 名を対象に「作業療法部門における RM の実施状況」を調査した．各項目に「できている」から「できていない」の 4 段階で回答を求め，それぞれの回答に 4～1 点を与えて数値化した．因子分析を行うにあたって，まず 32 項目それぞれの平均値と標準偏差を求めたところ，いくつかの項目で平均値と標準偏差を加えたものが測定の最高値を超えている天井効果が認められた．一般にこうした項目は分析結果を歪める可能性が高いため，分析対象から除外する．このような事態にならないよう，事前の予備調査を十分に行い，質問文の表現や尺度の段階を調整するのが理想だが，予測できないことも少なくない．また，研究課題や目的に照らして妥当とみなせる

なら，あえて除外しないという判断もありうる．

次に因子分析の計算であるが，この過程は大きく 2 段階からなり，それぞれにいくつかの手法がある．例示した會田らの研究では，第 1 段階の「因子の抽出」に"重みなし最小二乗法"，そして第 2 段階の「因子の回転」に"プロマックス回転（斜行回転）"が選択され，その結果 4 つの因子が抽出されている．

因子抽出の別法としては最尤法や主因子法などがある．最尤法は原理的に推定精度が高いとされ推奨されるが，データのサイズや分布についての制約が厳しい．そのため，研究の初期では比較的制約の緩い最小二乗法を選択することが多い．

因子の回転は潜在する因子を見いだし，解釈しやすくするために行うもので，斜行回転を選択することが多い．ただし因子間の相関が 0 に近い場合，あるいは最初から相関を仮定しない場合には，バリマックス回転（直交回転）を選択する．抽出する因子の数は最大 32（観測変数の数）まで可能であるが，それでは因子分析の意味がないため，分析者の判断で適切な数を決めることになる．その判断基準としては，固有値や固有値の変化状態（スクリープロット），累積寄与率などが用いられる．例示した研究では固有値 1 以上を基準としている．この場合，まず初回の因子分析で固有値 1 以上の因子がいくつあるかを見極め，因子数を決定する．次にその因子数（本研究では 4 つ）を指定して再度

因子分析を行い，さらに第2段階の「因子の回転」を行う．

結果の提示においては，因子パターン行列を示すのが普通である．例示した研究においても因子パターンが示され，4つの因子と32の観測変数との関係を解釈し，各因子にたとえば「第1因子：マニュアルとシステムの作成」など，その概念を表す名前がつけられる．以上により，作業療法部門のRMの構成要素といえそうな構成概念が示されたことになる．なお，この研究では因子負荷0.35未満の項目を「その他」としてまとめているが，場合によっては，これらのいくつかを除いて分析をやり直してもよい．また，0.35という基準自体も任意であり，研究者の見識に任される．印象としては0.4〜0.6程度の研究が多い．

2 ラッシュ分析

ラッシュ分析は，ある集団が複数項目で構成されたテストや課題を行った際の得点（観測値）をもとに，「各テスト・課題の難易度」および「個々人の能力」を同時に推定する分析手法である．作業療法ではAMPS(assessment of motor and process skills)の測定理論の中核であるラッシュモデルの分析法として知られている．

ラッシュモデルは，"データが間隔尺度に変換可能な一次元の測定結果"でなければ成立しない．裏を返せばテストや質問紙，観察評価などで得たデータ（観測値）がラッシュモデルに適合するなら，それらは"一次元の間隔尺度に変換可能な客観性を有する測定結果をもたらす尺度である"と考えられる．

1) 使用例

この特性は評価法の妥当性を検討する研究に応用できる．ここではその具体例として，日本人健康高齢者におけるOSA II(occupational self assessment version 2)の妥当性を検証した研究[17]を紹介する．

地域で自立して生活する高齢者147名を対象にOAS IIを実施し，ラッシュモデルによる妥当性の検討を行った．データの解析にはラッシュ分析統計ソフトWINSTEPS3.69を用いた．解析結果から，最初にInfit MnSq値とZstd値を確認した．両者はともにデータのラッシュモデルへの適合度を示す指標である．本研究で規定した適合基準に合わないmisfit(不適合)の質問項目が21項目中1項目に認められた．また，対象者のmisfitは147名中20名(13.6%)であった．この場合，misfitの質問項目を削除し，再度ラッシュ分析で適合度を確認するという選択もありうるが，本研究では先行研究との比較をふまえ，容認できる範囲であると判断し削除しなかった．次に各質問項目の難易度を確認した．ラッシュ分析では，logitsという単位で難易度値が得られる．本研究で得た難易度ランキングはOSA原版の開発過程で報告された内容と類似していた．また一部異なる点があるものの，それは日本人高齢者の特性が反映されたものと考えられた．以上より，OSA IIは日本人健康高齢者においてもある程度の妥当性をもって利用できる尺度であると結論づけた．

●引用文献
1) 新版心理学事典. 平凡社, 1994
2) Neistadt ME, et al (eds): Willard and Spackman's Occupational Therapy. 9th ed, Lippincott Williams & Wilkins, Philadelphia, 1998
3) Bailey DM: Research for the Health Professional: A Practical Guide. 2nd ed, FA Davis, Philadelphia, 1997〔朝倉隆司(監訳):保健・医療のための研究法入門—発想から発表まで. 協同医書出版社, 2001〕
4) Stephen I, et al: Handbook in Research and Evaluation: A Collection of Principles, Methods, and Strategies Useful in the Planning, Design, and Evaluation of Studies in Education and the Behavioral Sciences. 2nd ed, Edits Pub, San Diego, 1990
5) 鎌倉矩子, 他:作業療法士のための研究法入門. 三輪書店, 1997
6) 金田一京助, 他(編):新明解国語辞典. 三省堂, 1997
7) 京都大学霊長類研究所(編):霊長類学のすすめ. 丸善, 2003
8) 立花 隆:サル学の現在. 平凡社, 1991
9) 古谷野 亘, 他:実証研究の手引き—調査と実験の進め方・まとめ方. ワールドプランニング, 1992
10) 池田 央:行動科学の方法. 東京大学出版会, 1992
11) 森 敏昭, 他:心理学のためのデータ解析テクニカルブック. 北大路書房, 1990
12) Zar JH: Biostatistical Analysis. 4th ed, Prentice Hall, Englewood Cliffs, 1984
13) 高橋順一, 他(編):人間科学研究法ハンドブック. ナカニシヤ出版, 1998
14) Polit DF, et al: Nursing Research: Principles and Methods. 3rd ed, Lippincott Williams & Wilkins, Philadelphia, 1987〔近藤潤子(監訳):看護研究—原理と方法. 医学書院, 1994〕
15) Burns N, et al: The Practice of Nursing Research: Conduct, Critique and Utilization. 5th ed, Elsevier, St. Louis, 2004〔黒田裕子, 他(監訳):バーンズ & グローブ看護研究入門—実施・評価・活用. エルゼビア・ジャパン, 2007〕
16) 會田玉美, 他:作業療法部門のリスクマネジメントの構成要素. 日保学誌 10:34-42, 2007
17) 小林法一, 他:予防的作業療法プログラム参加者における「作業に関する自己評価・改訂版」の内部妥当性—ラッシュ分析による検討. 作業行動研 14:33-40, 2010

IV 実験研究

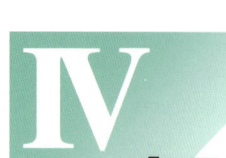

A. 作業療法実践と実験研究

 作業療法実践には多くの研究テーマがある．たとえば「新しい利き手交換のプログラムは，これまで行われていたプログラムと比べて効果があるだろうか」といった作業療法の効果検討は，実践のなかで常に直面するテーマであろう．

 このテーマに対して，利き手交換プログラムの効果を検討するために考えられた研究計画が**例1**である．ここでは，一定の期間を区切って，利き手交換が必要な対象者に対してランダムに2つの利き手交換プログラムを割り当て，3週間のプログラムを実施する．さらに，このプログラムの前後で測定した手指機能検査の成績を比較することで，2つの利き手交換プログラムの優劣を比較する．

 この研究計画のように，一定の条件を定め（条件統制），測定尺度の変動からそれらの条件による違いを検討し，研究疑問に答えようとする研究を，広く"実験（的）研究"と呼ぶ．本節では，このような実験研究について，作業療法実践を想定した仮の研究計画を例に説明を行う．

 臨床医学の領域においては，実際の患者を対象として治療方法や薬物の有効性を検証する際に，"臨床試験"あるいは"治験"という語が用いられている．臨床での検証の前段階である"動物実験"などの実験研究と区別する必要があるためである．"実験"という語は，実験者が対象者についての条件を一方的に統制する印象を与えるため，実際の患者をはじめとする研究対象者の主体と意思を尊重した研究方法の採用が，研究倫理の観点から求められている．

 作業療法領域の研究においては，実際の障害とともに健常者の作業・活動とその参加が中心テーマとして取り上げられることが多かったため，このような用語について注意がはらわれることは少なかった．今後は研究倫理を十分に配慮したうえでの，"実験研究"の実施が必要である．

 ここでは，**例1**の研究計画をもとに，実験研究計画で必要となる基礎的な知識を説明し，次に，作業療法の実践場面で使用されることの多い実験研究デザインを例に説明する．

1 ランダム化（ランダムサンプリング）

 例1では，対象者を実験群（新しい利き手交換プログラムを実施する群）と統制群（従来のプログラムを実施する群；対照群）に割り当てて，それぞれの利き手交換プログラムでの効果を比較しようとしている．たとえば，実験群に利き手交換に熱心な態度を示す人を割り当て，統制群に利き手交換に不熱心な人を割り当てたとすれば，もし，実験の結果に違いがあったとしても，その原因がプログラムの違いなのか，あるいは利き手交換への態度の違いにあるのか，区別することができなくなる．また，実験群に比較的若い対象者が所属し，統制群には高齢者が多かったとすれば，年齢の違いが実験結果に影響をもたらすことは明らかであろう．**例1**ではこのような対象者の特性の偏りによる影響や実験者の作為の影響を排除するために，ラン

> **例 1　利き手交換プログラムの効果**
>
> 場所：リハビリテーションセンター作業療法室
> 対象：右片麻痺者 20 名
>   対象の選択条件
>   ● 発症時年齢：50〜70 歳
>   ● 右利き（発症前の生活で食事，書字で確認する）
>   ● 発症後経過時間：4 か月以上
>   ● 発症後 4 か月を経過した時点でのブルンストローム（Brunnstrom）stage 4 以下で，利き手交換プログラムの開始が必要と判断された入院例
>
> 実験手続き
> ①上記の選択基準に合致した対象に，実験と研究についての説明を行い，参加に関する同意を文書で得る．
> ②同意が得られた対象者について，ランダムに A 群（実験群）と B 群（統制群）に割り当てる．
> ③その対象者に対して，左手でのタッピング，ポインティング，書字，描画などの課題からなる手指機能検査を実施する．この検査はあらかじめ検査手順が検討されており，健常被験者 10 名に検査と一定期間後の再検査が行われ，その検査法の信頼性が確認されている．また，検査実施者は，この検査の施行に十分に習熟している．検査実施者は，検査対象者が A 群と B 群のいずれに割り当てられているかについては知らされていない（マスク化）．
> ④A 群に属する対象者には，新しい利き手交換プログラム A が行われ，B 群に属する対象者には，これまで行われていた利き手交換プログラム B が行われる．いずれのプログラムもほぼ 1 回 30 分で終了するもので，1 クール 15 回（1 日 1 回の実施で，1 週間あたり 5 日施行）の実施と定められた．この 3 週間の間，それぞれの対象者はそれまでの通常のリハビリテーション援助プログラムにスケジュールどおりに参加する．また，対象者は自分自身が参加しているプログラムが A または B なのかについては，プログラム終了時まで知らされない（マスク化）．
> ⑤1 クールのプログラム実施が終了した次の日に，先に行った手指機能検査を再度行う．このときの検査実施者は，この検査に習熟しているが，先に行われた検査の実施結果についても，対象者がどちらのプログラムに参加したかについても，知らされていない（マスク化）．
> この①〜⑤までの手順を 20 名の対象者について行う．

ダムに実験群と統制群を割り当てる，乱数を用いたランダム化が行われている〔第 1 章 V-D-④「ランダム化比較試験」（☞ 51 ページ）参照〕．

ランダム化で必要となる乱数を得るには，乱数表（理科年表あるいは統計学の教科書などに掲載されている）を用いるほかに，Excel〔Microsoft 社〕のようなパソコン上の表計算ソフトを使用して発生させる方法が一般的である（表 1，図 1）．

また，ランダム化はそのつど乱数を用いて行うのが通常の方法であるが，それがなんらかの理由で不可能な場合は，最初に発生させた乱数に従ってグループの割り当て手続きを定める，"準ランダム化" と呼ばれる方法が採用されることもある．

2 マスク化

例 1 の手指機能検査実施者は，対象者が参加したプログラムの種類（実験群か統制群か）についての知識は与えられずに検査を行っている．また，プログラムに参加している対象者自身も，自分が参加しているプログラムの種類（実験群か統制群か）についての知識は与えられていない．この手続きは，次のようなバイアス（偏り）を阻止するために用いられている．

● 検査実施者がそれぞれの対象者の割り当てを知っている場合，「実験群に行われたプログラムは効果的だから，きっとその対象者の検査成績もよいはずである」，そして「統制群のプログラムはそれより劣るので，その対象者の成績は悪いはずである」と無意識にとらえてしまい，その結果としてバイアスが生じることがある．

● 実験プログラムに参加している対象者は，そのプログラムの有効性があらかじめ強調されていると，「自分の参加しているプログラムは効果的なので，きっとよい成績を残せるに違いない」という認識が反映されて，本来のプログラム以上の成績が出ることがある〔プラセボ（偽薬）効果と呼ばれている〕．

このようなバイアスをなくすために，条件につい

表1　利き手交換プログラムの効果検討（対象者と成績）

対象者	乱数	群	介入前成績	介入後成績	変化
A	95	A	41	55	14
B	41	B	25	40	15
C	13	B	56	60	4
D	68	A	25	45	20
E	83	A	48	63	15
F	29	B	36	72	36
G	91	A	25	36	11
H	84	A	11	40	29
I	33	B	59	65	6
J	36	B	30	43	13
K	92	A	55	63	8
L	24	B	36	41	5
M	95	A	45	67	22
N	60	A	65	81	16
O	67	A	80	83	3
P	18	B	36	57	21
Q	87	A	54	63	9
R	62	A	64	73	9
S	97	A	25	41	16
T	16	B	64	71	7

乱数：おのおのの対象者ごとにExcelなどの表計算ソフトによって，0～99の間で乱数を発生させる．
群：対象者の乱数が50以上であればA群，それ以外はB群に割り当てる．この研究計画では，利き手交換プログラムの開始によって，対象者が順次研究に参加することになるので，そのつど乱数を発生させて割り当てる手続きを採用している．そのため，A群には12名，B群には8名の対象者が割り当てられている．
統計学的検討：A群（12名）の成績改善は平均18.6±8.7，B群（8名）の成績改善は平均9.9±5.0だった．この両群間の平均値の差の検定（ウェルチの方法によるt検定）によって，A群の成績が有意に優れていることが示された（$p<0.01$）．

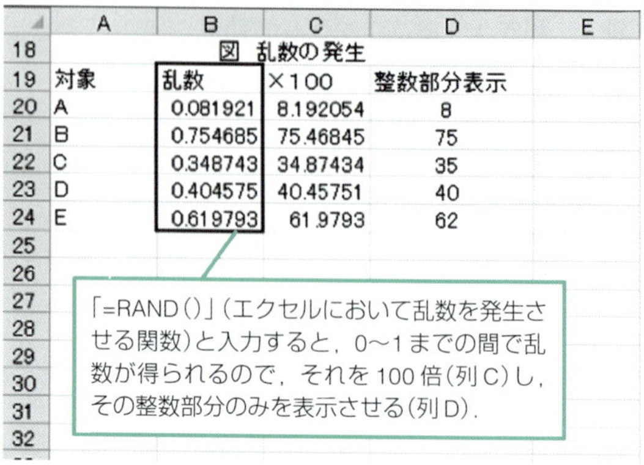

図1　Excelを用いた乱数の作成

「=RAND()」（エクセルにおいて乱数を発生させる関数）と入力すると，0～1までの間で乱数が得られるので，それを100倍（列C）し，その整数部分のみを表示させる（列D）．

ての知識をコントロールすることを"マスク化"，あるいは"ブラインド化"という．例1は，検査実施者と対象者の両方にマスク化の手続きが施されている例である[ダブルブラインド法（二重盲検法とも呼ばれる）]．

マスク化に際して，「ランダム割り当ての結果，対象者に実験群あるいは統制群に割り当てられる可能性があること」を，あらかじめ説明を行い同意を得る必要がある．そして，実験終了後に再度，対象者に対して実施されたプログラムの説明を行う必要がある．

3 独立変数と従属変数

実験研究は，対象（群）に対してなんらかの手続きを用いた操作を行い，その結果として生じたであろう変化を測定することによって行われる．そこで対象に加えられる意図的な操作のことを独立変数（independent variable）と呼ぶ．例1でいうと，A群とB群の2群に分けて，それぞれに異なる利き手交換プログラムを行うという手続きが独立変数となる．この手続きは実験者の研究計画によって定められるものであり，その意味で"独立"変数と呼ばれている．ランダム化は，独立変数以外に，A群とB群の間に影響を及ぼす因子が介入することを防ぐために行われたことになる．

これに対して，実験者の意図的な操作の結果として生じる変化を従属変数（dependent variable）と呼ぶ．例1では，手指機能検査の結果がこれに当たる．実験者が決めた独立変数によって生じる結果という意味で，"従属"変数と呼ばれている．マスク化は，従属変数に生じるバイアスを防ぐために行われたことになる．

つまり，研究仮説の検証の手段として実験者が独立変数を決定し，それによって生じる変化を従属変数として測定することが，実験研究の基本である．独立変数は仮説を検証するために適切か，従属変数は操作の結果を適切にとらえる手段であ

るかという妥当性(validity)の検討を経て，実験計画は立案される．

4 実験研究の類型とエビデンス

a. 実験研究法

例1のような，独立変数以外の条件を厳重に統制し，結果として生じる従属変数の測定を行うことで，独立変数による従属変数への影響を検討する方法を"実験研究法"という．

b. 準実験研究法

例1の利き手交換プログラムについていえば，1施設で2種類の利き手交換プログラムを行うことが現実的に難しいこともある．このような場合，利き手交換プログラムBを実施している別の施設があれば，その施設の対象者を統制群として，データを収集することが考えられる．あるいは，すでに利き手交換の方法としてプログラムAとプログラムBを行っている施設がそれぞれ存在している場合，2つの施設の対象者間でプログラムの成績比較を行うことも，もう1つの方法として考えられる．

このような場合，当然，ランダムな研究対象者のプログラム割り当ては不可能である．実験研究と比べて実践的ではあっても，独立変数のコントロールという点に関しては至らない部分が残されることになる．

このように，実験に伴う諸条件を完全に統制することができないとき，その方法を"準実験研究法"あるいは"擬似的実験研究法"(quasi-experiments)と呼ぶ．

c. 実験的観察法

作業療法の実践のなかでは，前項で述べたようなプログラムの効果や影響に関する疑問だけではなく，対象のさまざまな特性の分析も課題である．「利き手交換の成績と麻痺側手指機能にはどのような関係があるだろうか」などといった作業遂行と機能障害の関係についての疑問は，その代表的なものである．

この場合，利き手交換プログラム後の手指機能検査の結果と，麻痺側の手指機能についてのデータを収集し，たとえば，「麻痺側の手指機能が低い人ほど，利き手交換後の手指機能が優れている」というような傾向が得られるとすれば，研究疑問に対する回答に近づくことが可能となる．

このように，研究対象のさまざまな特性を比較して検討する研究方法を"実験的観察法"と呼ぶ．

d. エビデンスのレベル

実験研究によってもたらされた結果が蓄積されて，実践を支えるエビデンスとして用いられる．独立変数のコントロールが厳密であれば，それだけ研究成果のエビデンスのレベルも高い．すなわち，実験的観察法＜準実験研究法＜実験研究法(ランダム化手続き)の順にエビデンスのレベルが高くなるとされている．

B. 実験研究の研究デザイン

作業療法実践場面のなかで可能と思われる実験研究の例を紹介する．

1 群間比較研究(ランダム割り当てあり)

先に示した例1がこの研究デザインを採用している．対象者をランダムに【G1】，【G2】の2群に分け，それぞれにプログラム【P1】，【P2】を同一期間，同頻度で実施する．その前後の評価結果【E】と【E′】をもとに，両群の成績を比較する(図2)．

使用する評価法によっては，【P1】あるいは【P2】のプログラム実施前に評価を行わず，実施後の結果のみで比較を行うこともある．

ランダム化によってそれぞれの群の対象者特性を均質化することがこの方法の主要な特徴であるが，ランダム化のためには，相応の人数の研究対象者が必要である．実践場面での研究として，統

例2 集団作業療法プログラムの効果:群間比較研究(ランダム割り当てなし)

介護老人保健施設【A】に勤務する作業療法士Sさんは,新たに考案した集団作業療法プログラム【P1】が,中等度の認知症を呈する対象者には特に有効であるとの印象を得た.そこで,その印象を証明するために研究を行おうと考えた.

研究仮説:集団作業療法プログラム【P1】は中等度の認知症に有効である.

検証するための研究計画には,次のようなものが考えられる.

①類似した特性をもつ集団作業療法を行っている別の介護老人保健施設【B】とその入所者にも協力を仰ぎ,統制群としての研究参加を依頼する(研究についての十分な説明に基づく同意を得る).

②介護老人保健施設【A】の入所者から実験群を選び,新たに考案した集団作業療法プログラム【P1】を行い(対象の選択に際しては,研究についての十分な説明に基づく同意を得る),介護老人保健施設【B】の統制群に対して,そこで行われている集団作業療法プログラム【P2】を行う.

③実験群に対する【P1】と統制群に対する【P2】を同じ期間,同じ頻度で実施し,両群の評価結果【E】を比較する(図3).

R －【G1】－【E】－【P1】－【E′】
R －【G2】－【E】－【P2】－【E′】

図2 群間比較研究(ランダム割り当てあり)
R:ランダム化を表す.

【G1】－【P1】－【E】 (実験群)
―――――――――――――――
【G2】－【P2】－【E】 (統制群)

図3 準実験的デザイン

【G1】－【P1】－【E】－【P2】－【E′】
―――――――――――――――――――
【G2】－【P2】－【E】－【P1】－【E′】

図4 クロスオーバーデザイン

制群もプログラム【P2】を受療することになるので,プログラム【P2】は実践上の意義があるもので,最善の方法で実施されなければならない.エビデンスのレベルが最も高い研究デザインであり,実際に用いられている実践方法の比較に使用されることが多い.

2 準実験的デザイン

群間比較研究(ランダム割り当てあり)において生じる統制群の実際的設定上の問題を回避するため,ランダム化を省略して統制群の設定を行う方法である.

例2は,実験群と統制群をそれぞれ実際に設定されている集団から選択し,実験群と統制群に関するランダム化は実施しない"準実験研究法"の例である.

この場合,プログラム実施前の段階で,実験群と統制群の間に年齢,性別,基礎疾患,障害程度などの対象者特性に違いがないことを確認する必要がある.これは,それぞれの群の結果に生じた違いが,対象者特性の違いによるものではないことを示すための手続きである.

ランダム化手続きなしで,より強力な結論を導くことが可能な研究デザインとして,"クロスオーバーデザイン"(図4)がある.

例2に当てはめて説明すると,実験群【G1】にプログラム【P1】,統制群【G2】に【P2】を実施し,それぞれの評価結果【E】から実験群が良好となる結果が得られたとする.この結果がプログラム【P1】と【P2】の違いによるものだけであるかを立証するために,次いで,プログラムの割り当てを入れ替えて,実験群【G1】には【P2】,統制群【G2】には【P1】を割り当てて同じ期間実施する.その評価結果【E′】から,プログラム【P1】実施群【G2】の成績のほうが良好であることを示

```
【G】−【E1】−【P1】−【E2】
【G】−【E1】−【P1】−【E2】−【P2】−【E3】
```

図5　群内介入前後比較デザイン
上：単純比較，下：クロスオーバーデザインとの組み合わせ

すことができれば，このプログラム【P1】の優位性は実施対象の特性に依存するものではなく，プログラム自体によってもたらされたものと判断できる．

3 群内前後比較研究

特に統制群を設定せずに，対象とする群にあるプログラムを実施し，結果を検討するデザインである．独創的な集団作業療法プログラム【P1】の実施予定対象者群(実験群)【G】に事前評価【E1】を実施し，プログラム【P1】を一定期間実施したのちに再度同じ内容の事後評価【E2】を行い，プログラム前後の成績を比較する(図5上)．

この方法は，実験群だけの設定であり，日常実践場面への適応も容易であるが，プログラム前後の成績の差異が，はたしてプログラムによって生じたものかを証明することができない．プログラム期間中に対象者に別の要因による学習が成立した，原因疾患自体に治癒回復が生じたなどといった，他の因子による変化の可能性を否定する手段がこの研究デザインにはない．

この問題を解決するために，前項のクロスオーバーデザインが適応されることがある．対象とする群に対してプログラム【P1】を実施し，その後，同期間，別のプログラム【P2】を行い，プログラム【P1】での変化とプログラム【P2】での変化を比較することによって，統制群の設定なしにプログラム間の効果の検証が可能である．この方法には，群間比較において発生する可能性がある群間の対象者特性の差が生じないという利点がある(図5下)．

表2　集団作業療法プログラムの効果(対象者の成績の変化)

		対象者	乱数	HDS-R	介入前成績	介入後成績	成績差
軽度認知症群	A群	K	97	17	41	63	22
		M	94	18	25	41	16
		R	81	15	20	41	21
		H	77	19	30	71	41
		B	56	18	50	73	23
	B群	Q	49	16	45	67	22
		E	49	16	80	83	3
		L	39	15	55	63	8
		J	23	16	65	81	16
		P	14	16	51	57	6
中等度認知症群	A群	T	91	13	25	40	15
		C	90	12	47	60	13
		G	61	11	19	40	21
		O	45	14	30	43	13
		N	40	12	36	54	18
	B群	F	33	12	45	49	4
		D	32	14	59	65	6
		I	29	13	54	65	11
		S	18	12	49	72	23
		A	14	10	41	55	14

HDS-R：長谷川式認知症スケール改訂版

4 要因計画研究法

実験(的)研究では，原則的に対象者の特性を可能なかぎり等質に保つようにデザインしなければならない．しかし実践場面では，ある作業療法プログラムが中等度障害に有効だが軽度障害にはそのような有効性がない，といったように，対象者の特性とプログラムという複数の要因についての検討が求められることがある．

このような実践的な場面では，2つ以上の要因の関係を検討する要因計画研究法(実験計画法，要因計画法などと呼ばれることもある)を用いることができる．この方法では，それぞれの要因について，2つ以上の条件(水準と呼ばれる)のもとで得られたデータが収集され，比較される．**例3**は，軽度から中等度の認知症の対象者に行った集団作業療法プログラム【P1】の介入効果を検討するために，要因計画研究法を用いたものである(**表2**)．

例3　認知症に対する集団作業療法の効果：要因計画研究法

介護老人保健施設【C】に勤務する作業療法士Sさんは，自分が工夫して行っている集団作業療法プログラム【P1】が，比較的重度の認知症の対象者に適しているのではないかとの印象を得ている．そこで，この印象を証明するために研究を行おうと考えた．

研究仮説：集団作業療法プログラム【P1】は，軽度認知症よりも中等度認知症で有効である．

場所：介護老人保健施設機能訓練室

対象：軽度から中等度の認知症を示した入所者20名

対象の選択条件
- 年齢：60～75歳
- 日常生活で独歩を移動の手段としている者
- 著しい視覚障害・聴覚障害によってコミュニケーションが障害されていない者

研究手続き

①上記の選択基準に合致した対象の本人と家族に対して，実験と研究についての説明を行い，参加に関する同意を文書で得る．

②同意が得られた対象者について，軽度認知症群と中等度認知症群のそれぞれでランダムにA群（実験群）とB群（統制群）に割り当てる（この例では，0～99までの乱数をそれぞれに割り当て，上位5名をA群，下位5名をB群とした）．

③これらの対象者に対して生活活動遂行度の評価を実施する．評価実施者は，この評価について十分に習熟しているが，個々の検査対象者がA群とB群のいずれに割り当てられているかは知らされていない．

④A群に属する対象者は，粗大な身体運動を中心とした集団作業療法プログラム【P1】に参加し，B群に属する対象者は，集団での作品づくりなどを中心とする集団作業療法プログラム【P2】に参加する．いずれのプログラムもほぼ1回30分程度行い，1クール15回（1日1回の実施で，1週間あたり5日施行）のプログラム実施と定められた．この3週間，それぞれの対象者は集団作業療法プログラム以外のプログラムには，通常のスケジュールどおりに参加する．

⑤1クールのプログラム実施が終了した次の日に，再び生活活動遂行度の評価を行う．このときの評価者は，前回同様に，対象者がどちらのプログラムに参加したかについては知らされていない．

例3では，まず対象者を認知症の程度に基づき2群に分類する（軽度認知症群と中等度認知症群）．次いで，それぞれの群をランダムに集団作業療法プログラム【A】と【B】を行う群に割り当て，実施後の評価結果を比較している．

つまりこれは，軽度と中等度という対象の認知症の程度の違い，そして【P1】と【P2】というプログラムの違いの2つの実験要因についての分析を行う要因計画研究法が用いられた例である．表面的には，前述した"群間比較研究（ランダム割り当てあり）"を用いて，それぞれの要因ごとの分析を2回繰り返すことと同じにみえるが，分散分析と呼ばれる統計学的方法を用いることで，効率的な分析が可能となる．

要因計画研究法の利点は，この例のように，対象が比較的少数であっても，正確な分析が可能となることにある．分散分析は，2群間の平均値の差の検定などの統計学的方法に比べて難解な側面もあるが，使いやすい統計検定プログラムも利用できるようになっている．また，分散分析の基本となっているF検定には頑健性[*1]があることが指摘されており[1)]，多様でかつ広範囲にわたる対象についての研究においては有用な手法である．

2元配置分散分析を用いて，①軽度認知症群と中等度認知症群，②A群とB群（集団作業療法プログラムの違い）のそれぞれの群の間で，前後の成績の変化について検討した．この結果を導くプロセスは煩雑になるため省略するが，第3章Ⅲ「統計解析（量的研究）にかかわる基礎知識」のなかの分散分析の項を参照されたい（☞198ページ）．分散分析の結果，この2つの因子（認知症の程度と集団作業療法プログラム）の間の交互作用は認められなかった．軽度認知症群と中等度認知症群の前

[*1]頑健性とは，統計学的検定の前提条件がそれほど厳密に満たされていなくても，その得られた分析結果には影響を及ぼさない，という特性を表す．

表3 集団作業療法プログラムの効果(分散分析の結果)

要因	偏差平方和	自由度	不偏分散	分散比	危険率
全体変動	S = 1473.200	19			
因子間変動(A)	SA = 405.000	1	VA = 405.000	FA = 7.344*	p = 0.0155
因子間変動(B)	SB = 80.000	1	VB = 80.000	FB = 1.451	p = 0.2459
交互作用(A×B)	SAB = 105.800	1	VAB = 105.800	FAB = 1.918	p = 0.1850
誤差変動	SE = 882.400	16	VE = 55.150		

* $p < 0.05$

後での成績の変動に有意差は認められず(因子間変動B),集団作業療法プログラムの違いによる成績の変動には有意差が認められた(因子間変動A).したがって,「中等度の認知症者に対しては集団作業療法プログラムAが有効である」という仮説は否定されたが,「軽度と中等度の認知症者では,集団作業療法プログラムAが有効である」という結果が得られた(表3).

5 実験的観察研究法

これまで,特別な操作や設定を行い,生じる変化を検討するという実験研究法について説明してきた.作業療法の実践場面においては,このような特別な操作や設定なしに,そのままの場面の詳細な観察をもとに,対象の特性についての検討を行う実験的観察研究法も多く実施されている.

例4は,対象者の日常生活活動(activities of daily living; ADL)を妨げる原因として視覚的注意機能を仮定して,それを検証しようとするものである.このような対象者の活動やその障害の構造的分析を行うことによって得られた知識は,より有効な実践方法を考案することにつながっていく.

例4をもとに,実験的観察研究法の代表的研究デザインである相関研究と既定群間比較研究について説明する.

a. 相関研究

相関研究(correlational research)とは,複数変数間の関連の強さを示す相関係数(correlational coefficienct)によって,変数間の関係を分析する

例4 ADLと視覚的注意機能

 介護老人保健施設【A】に勤務する作業療法士のSさんは,実践のなかで日常生活の遂行状況が視覚的注意機能に影響されている印象を得た.そこで,作業療法の対象者に対してADLの評価と視覚的注意機能の測定を実施した.

研究仮説:ADLは視覚的注意機能に影響される.
場所:介護老人保健施設個別指導室
対象:検査指示が理解できる認知症者
　　　視覚的注意検査で視標を検出可能なレベルの視力をもつ者
　　　視覚性単純反応時間課題が,平均600 msec以内の成績で遂行可能な者

実験手続き
①本人と家族に対してADL検査と視覚的注意検査についての説明を行い,実施について同意を求める.
②検査実施について同意が得られた対象者に対して,順次,ADL検査と視覚的注意検査(視覚性単純反応時間課題を含む)を実施する.

研究である.例4において,運動的側面と認知的側面のADLの評価得点,そして視覚的注意機能の検査成績の3者間の相関係数を求め,これらの3つの変数間の関連性の程度を分析する(表4).

1) 相関係数についての注意点

相関係数の利用に関しては注意すべき点がある.変数分布の偏りによって,相関係数がその2つの変数間の関連性を適切に示さないことがある.天井効果(成績がある限界値で頭打ちになること)によって限界値付近の分布頻度が高くなっているような場合,変数分布は正規分布から著しい逸脱を生じてしまい,相関分析の結果は不正確なものにな

る．このようなデータ分布の正規性に疑問が残る場合は，順位相関係数を用いることが必要である．

また，相関係数の解釈には注意が必要である．この例で，ADL の成績と視覚的注意機能の検査成績との間に正の相関が認められたということは，ADL の成績が不良な対象者は，視覚的注意機能の検査でも劣る傾向があるとはいえる．しかし，ただちに ADL がうまくできない原因が視覚的注意機能の問題にあるという因果関係が示されたことにはならない．ADL の評価と視覚的注意機能の検査のいずれにも影響を及ぼす第 3 の原因が存在するかもしれないからである．このように，ただちに因果関係を示すことができないことが相関研究の弱点である．

2）相関分析結果の検討

例 4 のデータ（表 4）から，年齢，認知，M-ADL（運動的側面 ADL 能力），C-ADL（認知的側面 ADL 能力），PVA（受動性視覚的注意），AVA（能動性視覚的注意）の相互の偏相関係数を求めた（表 5）〔相関係数については，第 3 章 III「統計解析（量的研究）にかかわる基礎知識」（☞ 189 ページ）参照〕．この結果によれば，C-ADL と PVA との相関係数が -0.7322 であることが示されている（表 5）．相関係数は $-1 \sim +1$ の間の値をとり，正数であれば（正の相関），その 2 つの変数間に一方が増加すれば他方も増加するという傾向があり，負数であれば（負の相関），一方が増加すれば他方は減少するという傾向があることを示す．そして，その値が $+1$ あるいは -1 に近ければ近いほどこの傾向が強いとされ，$+0.6$ より大きければ強い相関（-0.6 より小さければ強い負の相関），$0.4 \sim 0.6$ であれば中等度の相関（$-0.4 \sim -0.6$ であれば中等度の負の相関）とされる．したがって，「C-ADL と PVA の間の相関係数が -0.7322」という結果は，「C-ADL が増加すれば PVA は減少するという傾向が強い」，すなわち「C-ADL と PVA の間には強い負の相関がある」と考えることができる．

相関分析をさらに発展させ，さまざまな多変量

表 4　ADL と視覚的注意機能の関係（対象者の成績）

対象者	年齢	認知	M-ADL	C-ADL	PVA	AVA
A	93.0	20.0	2.5	2.5	4.3	8.3
B	82.0	19.0	2.2	1.5	8.9	10.0
C	86.0	14.0	2.4	1.2	12.9	10.3
D	89.0	22.0	1.9	1.5	5.3	11.8
E	79.0	21.0	3.0	2.5	5.5	4.6
F	78.0	14.0	3.2	1.4	9.2	3.0
G	84.0	14.0	2.6	2.1	3.0	7.9
H	85.0	16.0	2.9	2.3	1.3	7.3
I	84.0	9.0	2.6	1.6	3.8	2.7
J	85.0	12.0	0.5	1.7	4.8	5.3
K	81.0	17.0	2.7	2.5	4.3	7.9
L	79.0	18.0	2.5	1.5	8.9	1.5
M	77.0	21.0	2.7	1.7	6.9	6.4
N	88.0	17.0	2.0	2.3	4.2	6.1
O	76.0	15.0	2.6	2.3	6.5	4.6
P	81.0	17.0	1.5	1.2	8.2	8.2
Q	75.0	16.0	1.7	1.5	4.1	2.6
R	83.0	19.0	2.3	1.4	11.2	2.7
S	87.0	18.0	2.1	2.5	2.6	6.8
T	82.0	15.0	2.9	1.7	5.6	9.4

M-ADL：運動的側面 ADL 能力，C-ADL：認知的側面 ADL 能力，PVA：受動性視覚的注意，AVA：能動性視覚的注意

解析法を用いて多変数間の関連性を分析した作業療法研究も行われるようになっている．パソコン上のアプリケーションソフトを用いることによって，これらの複雑な解析法も容易に行うことができるようになっている．統計学の教科書やアプリケーションソフトの解説書などを参考に，その適応を正しく理解したうえで活用していただきたい．

b. 既定群間比較研究

既定群間比較研究とは，2 つ以上の変数の関連性を分析する際に，そのなかの 1 つの変数を基準としてグループ分けを行い，群間比較を行う研究デザインである．例 4 のデータをもとに，この研究デザインを説明する．

例 4 の C-ADL 得点で，得点 2 以上を認知 ADL 優良群，得点 2 未満を認知 ADL 不良群として，この 2 群間の PVA 成績を比較する．12 名の ADL 不良群の PVA 得点の平均は 7.5 ± 2.9，それに対して

表5 ADLと視覚的注意機能の関係（相関分析結果）

偏相関	年齢	認知	M-ADL	C-ADL	PVA	AVA
年齢	1.0000					
認知	−0.1073	1.0000				
M-ADL	−0.2743	−0.0505	1.0000			
C-ADL	0.2395	0.3505	0.4304	1.0000		
PVA	0.0123	0.3186	0.2992	−0.7322	1.0000	
AVA	0.5253	0.3017	0.0788	−0.1610	−0.0700	1.0000

($n = 20$)

8名のADL優良群のPVA得点の平均は4.0±1.7であり，平均値の差の検定（ウェルチの方法によるt検定）によって，「ADL優良群のPVA得点は有意に低い」ことが示される（表6）．

この研究デザインの使用において問題となる点は，操作的に行われるグループ分けである．例4でいえば，C-ADL得点の2点を基準にした理由である．「操作的なグループ分け」であれば，グループ分けの条件は任意に決めることができる．しかし，そのグループ分け条件の根拠が希薄であれば，「偶然そこで分けたら違いが出た」という事実だけの報告にとどまってしまう．研究結果の解釈には，グループ分け条件になんらかの根拠があることが必要である（外的基準）．

たとえば，C-ADL得点が2点以上の成績の場合に，地域社会における自立生活が可能であることが先行研究で示されていたとすれば，この研究結果は，「地域社会での自立生活が可能である例では，受動的視覚的注意能力が良好である」と解釈することが可能となる．

C. 研究対象者の主体性を尊重した実験研究

実験研究では，条件統制を厳しく行うほど，その結果の価値が認められると考えられている．したがって，実験研究においては条件統制の手続きが重要視され，例にあげたような条件統制が可能な研究テーマが取り上げられてきた．

人の障害にかかわる作業療法実践を研究テーマ

表6 既定群間比較研究

ADL 不良群				ADL 優良群			
対象者	年齢	C-ADL	PVA	対象者	年齢	C-ADL	PVA
C	86	1.2	12.9	G	84	2.1	3.0
P	81	1.2	8.2	H	85	2.3	1.3
F	78	1.4	9.2	N	88	2.3	4.2
K	83	1.4	11.2	O	76	2.3	6.5
B	82	1.5	8.9	A	93	2.5	4.3
D	89	1.5	5.3	E	79	2.5	5.5
L	79	1.5	8.9	K	81	2.5	4.3
Q	75	1.5	4.1	S	87	2.5	2.6
I	84	1.6	3.8				
J	85	1.7	4.8				
M	77	1.7	6.9				
T	82	1.7	5.6				
	平均		7.5		平均		4.0
	SD		2.9		SD		1.7

ADL不良群のPVA得点の平均は7.4831，それに対してADL優良群のPVA得点の平均は3.9557である．平均値の差の検定（ウェルチの方法によるt検定）によって，ADL優良群のPVA得点は有意に低いことが示された．

に取り上げるとき，作業療法の魅力である多様性や複雑さは条件統制の難しさに姿を変えて出現してくる．"根拠に基づく実践（evidence-based practice; EBP）"が強調される現在，作業療法の実践者は，多様で多彩な作業療法の研究テーマにおいて，巧みに条件統制を行うスキルを身につけるとともに，研究対象者の主体性を尊重した研究を実施しなくてはならない．

本節では，作業療法領域で用いられる基本的な実験研究について，実践場面での研究実施に必要となる具体的知識を解説したが，実践研究ゆえの対象者の主体性の優先という基本的態度を強調しておく．

●**引用文献**
1) 石村貞夫：分散分析のはなし．東京図書，1992

●**参考文献**
2) Ottenbacher KJ: Evaluating Clinical Change—Strategies for Occupational and Physical Therapists. Lippincott Williams & Wilkins, Baltimore, 1986
3) 後藤宗理, 他(編著)：心理学マニュアル 要因計画法．北大路書房，2000

V 事例研究：一般

A. 事例研究の基礎的知識と研究の倫理

1 作業療法の臨床実践と事例研究

作業療法士としての成長は，悩み苦しんだ，あるいは失敗した事例からの学びと，成功例で経験した専門職としての満足など，臨床の実践から得られるものである．まさに，「作業療法の専門職としての存在価値は臨床実践にあり」[1] といえる．

この臨床実践を確かにするために教育と研究は機能していく．そのため，作業療法士の養成教育においては，臨床実習の学びを，いわゆるケースレポートにまとめ，これをもとに口述発表を行い，学習を深めることを高く位置づけている．臨床現場では，ケースカンファレンス（case conference；事例検討会）などで事例を報告し，検討を行う．

また，新奇な事例や新たな作業療法を提供した事例が学会や学術雑誌で多く発表されている．このように，事例報告，事例研究は作業療法における臨床実践のトレーニングとして，あるいは研究の展開として，重要な位置を占めている．

しかし，事例研究はほかの研究発表よりエビデンスが弱いといわれがちである．作業療法の実践は，次の項で述べるように個別性が強いものである．その個別性の強い実践を積み重ねて生かしていく工夫がエビデンスを築いていくと考えられる．エビデンスはもともと個々の事例から抽出されるエッセンスであり，最終的には個々の事例に還元されるべきものである．すなわち，事例を積み重ねることで，エビデンスに成長していく可能性がある．1事例では弱いエビデンスも，蓄積されることで新たな概念になっていく．それが事例報告の大きな意義である．

a. 作業療法の臨床実践
1）事例検討の必要性

作業療法士は，生活上なんらかの困難をもつクライエントを支援することを求められている．「クライエントのQOLの向上をいかに目指すか」という課題を解決するために，クライエントと臨床家が協業して取り組むあり方が，作業療法における実践の過程である．臨床家は実践を通して考え，判断したことに基づいて修正した実践を行う．

この実践を成功させるために，事例の検討は欠かすことができない．なぜなら，事例検討において作業療法の効果やその過程を十分に検討することが，よりよいサービスの提供へとつながり，作業療法士としての職業的な責任を果たすことになるからである．

2）実践の特徴

作業療法の実践の特徴は，次の3点がある．

第1の特徴は，クライエントを疾病や障害をもつ人間としてではなく，疾病や障害によって機能状態が低下している1人の人間とみていることである．人間は，自尊心や信念，個々の価値観をもつ存在だが，時にこれらはその人間のもつ障害によって脅かされる．そのような状態にありながら

も，地域のなかで家族とともに生きていこうとしている人間ととらえることが重要である．

第2の特徴は，疾病や障害そのものではなく，その結果から生じる作業の機能障害に焦点を当てていることである．作業の機能障害とは，日常生活活動，遊び，および仕事を十分に遂行できないことをいう．クライエントを治療する場合にも，決して疾病を治すのではなく，この作業の機能障害を軽減し，自立を援助することになる．

第3の特徴は，作業療法士は病院から地域へ，さらにクライエントの生活の場へと転換をはかるために働いていることである．今後，いっそう地域にかかわる活動を担う作業療法士は増えていくであろう．

これらの特徴から，作業療法士が実践にあたって考えなければならないことは，①患者の機能的状態と機能障害の状態に注目すること，②全体的な人間として対処すること，③個別的な治療計画を立てること，④作業への参加を求めること，⑤自己意識や自己の価値を獲得させること，⑥問題解決技能を養うことである．このためには，個人を全体的にとらえることが必要となってくる．

3）実践を支える理論と臨床の知

臨床家は，常に実際に役立つ作業療法の知識と技術を求めている．臨床で大切なことは有効性や実用性である．臨床実践を対象とする研究においても同様で，有効性や実用性という臨床的基準が求められる．また，臨床実践は明確な目的をもった活動であり，そのためには，"専門的技能"が必要となる．そして，これらの専門家としての実践は，それを裏づけ支える理論がなければならない．このように，実践と理論は表裏一体であり，補完的といえる．

実践を支える理論を生成するためには実践研究が必須となる．臨床で役に立つ"知"を開発するために，自らの臨床実践を対象として，分析し，評価しなければならない．加えて，作業療法は多くの領域の知識を学際的に学ぶ必要がある．"臨床の知"[2]は実践を通して生まれ，次の実践へと展開されていく．

4）価値や倫理の必要性

さらに，実践には理論の裏づけだけではなく，そこに価値や倫理が加えられる．実践は，クライエントや作業療法士の価値によって判断され，方向づけられる．臨床家は暗黙のうちに，規範やルールと照らし合わせて臨床実践を行っている．そのため，作業療法実践には倫理綱領がなくてはならない．科学では一般に価値は排除されるが，実践では価値や倫理が必須の要件となるからである．

これらの作業療法実践の特性を認識し，習熟していく過程を通じて，作業療法士としての専門性を確立していくことが可能になる．

b. 作業療法における実践研究

作業療法の実践研究とは，「臨床にかかわる者による，臨床実践のための，臨床実践を通しての研究」である．作業療法士が作業療法実践を通して得られたさまざまなデータを分析・検討し，臨床現場における人間と作業の理解，または作業療法プログラムの検討や改善をねらいとするものともいえる．このためには，実践にいかに役立つかが重要となる．

作業療法のプロセスはクライエントの環境と時間の流れという文脈に依存するため，実践研究としての事例研究は大きな意味をもつ．事例研究は常に具体的な事象から始まり，個々の現象を1事例としてとらえ，自らの経験を振り返りながらまとめていく．こうして臨床実践を言葉として明らかにすることによって，事例への理解を深めることになるであろう．また，記述することによって，自分自身の実践を客観化することができるし，他者に伝えることによって，自らの経験を共有することになる．さらに，事例研究として論文にし，表現することで，臨床実践を完結することができ，それを理解し，意識し，伝えることで，専門職としてのアイデンティティを確立することにつながる

のである．

その反面，臨床実践と研究のジレンマに陥ることもある．臨床実践は価値という指標に導かれながら展開されることはすでに述べた．しかしながら，研究はその価値を排除する場合もある．クライエントに役立つものであろうとする臨床実践の目的と，なんらかの疑問を解決したいという研究目的との間に生じるズレである．実践が先か研究が先かは，「本来誰のための研究か」ということを考えれば，その答えは明らかに臨床実践のためである．

以上のことを理解したうえで，臨床経験から学ぶこと，臨床の質を高めること，そして実践研究を怠らないことが専門職として重要となる．

2 研究方法としての事例研究

医学の領域では，疾病の症候については伝統的に"症例"検討をもとにした研究スタイルがあり，この傾向は現在も続いている．学会や雑誌では，新奇の疾患，あるいは新たな治療法の報告が多くなされている．作業療法の領域も同様ではあるが，これに加えて先に述べた臨床上の特性から，作業療法過程とその効果を示すための有効な手段として用いられてきた．

『リハビリテーション医学大辞典』によると，ケーススタディは，「医学的，あるいは社会福祉的な観点からの症例（ケース）報告・研究」[3]とされている．これに対して『福祉社会事典』では，ケーススタディは，「ある問題事象を構成するひとつの単位を個別の事例として，全体的な社会状況や関連する他の事例を考慮しながら，多面的に把握し，その社会的プロセスを記述する研究である．ケーススタディは，事例研究とも訳されるが，ケース（事例）とは，問題事象の全体を考察するための単位をさす」[4]とある．

"症例"は，どちらかというとクライエントの疾患や症状をターゲットとするイメージが強いため，ここでは"事例"とする．事例には，クライエン

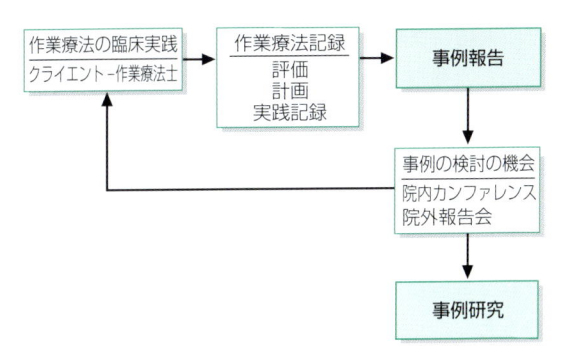

図1 事例研究と事例報告の関係

トと作業療法士との相互関係，あるいは2者でつくり出す状況や，それをとりまく環境も含まれる．

a. 事例研究と事例報告

日本作業療法士協会の機関誌『作業療法』の掲載論文，および日本作業療法学会の発表では，事例報告と事例研究の両者が混在している．研修的意図の強い事例報告と，新しい仮説を抽出する事例研究とを識別しているものもあるが，事例報告を総じて"事例研究"と称しているものもある．

事例報告と事例研究は図1のような関係にあり，本項では両者を分けて説明する．

1）事例研究

事例研究とは，臨床という文脈で生じる具体的事象を構造化した視点から記述し，全体的な，あるいは焦点化した検討を行い，なんらかの新しい概念を抽出するアプローチである．

上記の定義について説明を加える．まず"臨床という文脈で生じる具体的事象"とは，先に述べた実践の特徴をもつ作業療法の臨床を構成する複雑な要因，すなわちクライエントの環境と時間の流れという文脈のなかで生じる事象に対して，作業療法士がかかわりながら観察し，アプローチする過程が含まれる．次の"構造化した視点から記述し"は，個々の事象を対象化する際の視点，あるいは理論的枠組みが重要であり，研究のねらいと枠組みを明確に意識し，それらを構造化するこ

とが大切になる．そして，"全体的な，あるいは焦点化した検討を行い"とは，1つの事例の全体像を詳細に記述する方法，または事例のもつ特定の側面に焦点を合わせて，研究に不可欠で重要な事実に限定して検討する方法を示している．

なお，事例研究の多くは叙述的で，質的に記述されるものだけではなく，定量的データを含むものもある．

2）事例報告

臨床という文脈で生じる具体的事象を構造化した視点から詳細に記述し，実践的，研修的意図をもって検討と報告を行うアプローチである．臨床の本質を記述したうえで，実践やその成果を検討したり，事例研究の前段階として"探索的目的"をもって検討するものである．すなわち，研究としての原資料となるものである．テキストや事例集などに示されている典型例も事例報告の1つといえる．

b. 研究の目的

一般に研究疑問は2つに分けることができる．「Aとは何か？」の答えを求める探索的研究と，「AはBと等しいか？」などの答えを求める検証的研究である．事例研究＝探索的研究と限られるものではないが，事例研究は探索的研究のスタートとしてよい方法である．

また，特異な事象を単一事例の報告とするように，記述的な意図でなされることもある．さらに，「なぜ，どのように変化したのか」を詳細に検討する目的で行う事例研究もある．

事例研究が有効と考えられる研究の目的には，以下のものがある．

1）仮説生成（探索的研究）

事例研究には，クライエントの理解や作業療法の理論・技術に関する新しいアイデアを産出する役割がある．そのアイデアを洗練していくと仮説となる．事例を重視するということは，事例の詳細な記述のみに終わらず，個々の事象の関連性や因果関係についてなんらかの理論化を行ったり，「何が」「なぜ」「どうして」といった疑問に答えるための説明を試みるものになる．

2）反証

既存の理論を反証するために，単一事例を提示することがある．事例の分析により，理論の修正もしくは再構築につながるものとなり，仮説生成と同様に，事例を通しての研究といえる．

3）特殊事例

特殊な事例のもつ未知のデータを広く深く集めるには事例研究が優れている．特殊な事象を明確に記述することは，臨床実践や教育において大きな意味をもつ．事例そのものの研究といえる．

以上のように，事例研究のもつ科学的価値は，新しい概念を確立すること，あるいは概念を修正することにある．

c. 事例研究における信頼性と妥当性を高める手続き

1つの事例を研究することによって何かが明らかになれば，次にそれが一般化できるのかという疑問が出てくる．また事例研究の限界は，研究の原資料となる事例報告を提供し，まとめる人，あるいはそれを分析する人の力量に頼ることにある．しかしながら，これらの問題に対応するための，内容および分析結果の信頼性，妥当性の検証方法は確立されていない．したがって，研究に携わる者としての基本的な姿勢は，バイアスを最小限にとどめること，あるいは少なくともバイアスがあることを明らかにすることが必要である．さまざまな方法を用いて根拠を多角的に示し，妥当性を保つことが重要である．

原資料としての事例報告を作成するにあたり，信頼性・妥当性を得るために，次のような手続きを経ることが重要である．また，その手続きを踏んだことを明記しておくとよい．

①"信頼関係の成立"の過程が具体的に記述されていること（クライエントと作業療法士，あるいは

家族との関係の成立過程を具体的に記述する)

②クライエント-クライエントの問題・状況の記述，これら要因全体の関連性が分析されていること

③援助(治療)計画，援助(治療)手段など，作業療法の内容に関する記述が具体的にされていること(これまでの作業療法事例報告，および検討の機会では，この記述の少ないものが多い．作業療法の内容が具体的に追試できるように明確に記述するべきである)

④経過および結果として，問題改善や変化についての記述が具体的になされていること

⑤施設内での事例検討会・カンファレンスなどで検討されていること(当該事例にかかわる複数のスタッフから情報収集がなされ，さまざまな視点から検討されていることが大切である)

⑥施設外での事例検討がなされていること(実践した作業療法の質を，作業療法士間で検討する意味をもつ)

⑦治療およびその過程に対するクライエントの評価が確認され，記述されていること

⑧治療・援助過程を担当した作業療法士自身が評価し，それを記述していること

⑤と⑥は，情報の内容，分析，評価などの信頼性と妥当性を高めるために重要な作業である．他の情報源からのデータで裏づけをとることで，トライアンギュレーション[5]になる．

3 研究の倫理と情報の管理

研究する者として，臨床実践の場面でも常に倫理的配慮に基づき行動すべきである．また，そのための規定を知っておくという義務をもっている〔第1章Ⅴ「研究と倫理」(☞40ページ)参照〕．

日常の作業療法実践にもいえることであるが，作業療法士の行う実践研究は，クライエントとのかかわりのなかで行われるものであるため，基本的人権の尊重を厳粛に受け止めなければならない．

クライエントの情報の記録や報告を作成するにあたっては，慎重かつ真摯な態度をもって臨むという基本的な姿勢が必要となる．また，その情報が記録されているカルテや資料の管理は，くれぐれも慎重でなければならない．

施設内の事例検討会では，基本的に開始から時間をおかずに報告，検討されることが多い．クライエントの氏名は実名で報告され，具体的な情報をスタッフ間で共有することが目的となる．これに対して，施設外で行われる事例検討会，および学会発表など，クライエントを知らない者が集まるような場での報告には，実名やイニシャルを用いず，「Aさん」といった表現をする．また，氏名以外の居住地や勤務先など，クライエントの特定につながるような情報はそのまま出さずに，「B市」「C病院」「D大学」などの表現を用いる．

事例報告にあたっては，多くの情報が詳細に提供されるほどクライエントに対する理解は進む．しかし，クライエントのプライバシーの保護と，守秘義務を考えると，自分が知っているすべての情報をそのまま出すわけにはいかない．事例報告者は，「何を」「どれくらい」「どのような表現で」伝えるのかについて慎重にならなければならない．

なお，施設内外のどちらの場合でも，報告のしかたはクライエントの人間としての尊厳を損なわないよう配慮しなければならない．また，故意の歪曲，ねつ造などはあってはならない．

学会発表，論文投稿などに際しては，原則としてクライエントに発表することの同意を得ておくことが必要である．

B. 事例研究と事例報告の作成方法

1 作業療法の記録

日常の作業療法臨床実践では，作業療法士はその業務として"記録"をしている．その内容は幅広く，クライエントの治療記録から報告書までが

ある．臨床実践において，「なぜ記録をするのか」「どのように記録するとよいのか」など，作業療法実践における記録の意味を常に意識すべきである．

事例報告の資料づくりにはこれらの記録を用いるが，事例の内容を読み手にわかりやすく作成する必要がある．事例報告の資料を作成する訓練は，自己の臨床経験を客観化し，吟味するという点で，作業療法士としての自己研鑽のためにも欠かせないものである．

a. 記録の目的

記録をするということには，「記録をとる」「文章に残す」「のちにその文章を読む」という意味もある．作業療法過程をのちに振り返って検討する際，①クライエントに何がおこったのか，②作業療法士は何に基づき，③作業療法士としてどう判断したのかが重要となる．これらを忘れないために，その情報を記録し，のちに残すのである．

記録のもう1つの役割は，事象を客観的にとらえるために行うということがある．書くという行為を通して，距離をおき，客観的にとらえ直すことができる．作業療法の場合は，クライエントと作業療法士の主観が重要な役割を果たすことが多い．主観を重要な情報として用いるためには，その背景を理解し，客観的に分析しておかなければならない．また，あとで読んでも主観と客観の違いがわかるように明記しておくことが大切である．

b. 記録の方法

事例報告の資料を作成するために，作業療法の記録を活用することになる．クライエントに対する作業療法の記録には何が必要かを，以下の5つにまとめる．

①初回評価：観察，テストなどの初期評価の情報を記録する．また，作業療法の目標を明確に示すなど，作業療法計画を記す．すなわち，「クライエントの一般情報」「作業療法評価とその解釈」「作業機能状態の評価」「評価のまとめ」がその情報となる．「評価のまとめ」には，問題の確認，目標，治療計画が含まれる．

②経過記録：クライエントの状態の変化を記録する．治療ごと，毎日，あるいは週1回という単位で書く．また，目標および治療計画に変更があれば明記する．

③終了時記録：作業療法の目標を明記し，終了時のクライエントの状態を初回評価時と比較して記録する．クライエントの今後の可能性について記し，提案および終了後のプログラムについての指示，説明も記す．

④評価記録：ある特定の分野の評価の依頼を受けて，その結果をまとめて提出するものである．

⑤報告書：必要に応じて，クライエントに関して全体的に要約して記すものである．

これらのうち，②の経過記録が日々の記録となる．これはクライエントの経過を記述することで，現在と今後の情報を提供するものとなる．

クライエントの状況の記録には，治療経過中に収集した情報を含む．クライエントの身体および精神状態，身体所見，処方された治療，治療に対するクライエントの反応，得られた個人情報，フォローアップ，作業療法の計画などからなる．これらは，どのような状況で，何を，どのように行ったかという客観的事実の記述である．

主観的な情報の記載には，クライエントと作業療法士のおかれた環境と時間の経過を考慮して記述することが大切である．すなわち，作業療法士の判断の記録も必要である．クライエントの行動を理解する手がかりとして，作業療法士の行動，発言も記す．このとき，クライエントをどのように理解したのかを記述しておくとよい．これらのことが，のちに作業療法過程を理解するために役立つものとなる．

2 事例研究の流れ

事例研究は治療仮説とその検証を繰り返す過程である．言葉として記述し，あいまいであったもの

をより明らかにする過程を踏んでいく必要がある．

事例研究の手順には，①研究に取りかかる前の準備の段階，②作業療法実践のなかで視点が定まる段階，③事例を提示する段階，④考察する段階，⑤発表する段階がある．

a. 事例研究の準備

事例研究に先立ち，自分自身の問題意識を明らかにし，臨床的視点を明らかにすることが求められる．自分の関心事，治療の理論的枠組み，あるいは技術などを確認し，自分自身の問題意識を文章にするとよい．このなかで，作業療法士としての問題意識と社会背景としての問題意識が重なり合うと研究に進みやすい．これが事例研究をするための心構えとなる．

b. 事例研究の視点

事例研究では事例報告は原資料であるが，それだけでは研究とはならない．作業療法士が，臨床経験のなかでもった独自のアイデアや視点を言葉として表現することが必要である．これを事例という素材を通して検証し，明確に他者に伝えていくことが事例研究の目的である．

事例研究の視点は，1つひとつの事実を関連づけるもの，事例を意味づけるものである．したがって，単に事実の断片を集めても事例研究にはならない．研究とするためには，事例を分析するための一貫した視点が必要である．

臨床実践のなかで得た視点を明らかにする方法として，次のことが助けとなる．

①自分が学んだことや経験したことと，新しい経験との間に生じた違和感やズレに敏感になる．そして，それを言葉に置き換えてみる．さらに，置き換えた言葉が他者に伝わるか確認する．

②違和感やズレを示していると思われる事例の記録を拾い上げ，何度も読み返す．

③置き換えた言葉や事例の記録で拾い上げたものをキーワードで表現する．

④独自の視点と思われるものを文章で表現する．

⑤先行研究，教科書などの文献と照らし合わせる．丹念に文献を調べることにより，従来の記述とどこが違っているかを明らかにすることが必要である．

⑥視点は1つに絞る．

⑦文章で表現したものを日常の作業療法実践のなかで確認する．

⑧事例検討会で報告する．

c. 事例の提示

事例提示では，作業療法過程のなかで感じた視点や仮説を，客観的な材料を通して伝えることが必要である．

1）事例の選択

研究対象とする事例を選ぶことは，事例検討をするうえで最も重要な部分である．対象として典型的だと思われる事例，特殊な事例，仮説を裏づける，あるいはその仮説が当てはまらない事例などを基準として，"研究目的"に合わせて選ぶことが重要である．したがって，自分の視点を最も表現していると思われる典型的な事例を選択するとよい．

事例は1例の場合と複数の場合とがある．どちらの場合も，なぜこの事例を選択したのかという理由や視点，あるいは理論的背景を明確に述べることが必要である．

2）事例の記述と編集

事例研究の具体的な方法は，事例の記述とその編集を繰り返すことである．

まず，事例報告をまとめるには，記録を何度も読み直し，そのなかから自分の視点に沿っていると思われる事実を拾い上げることである．そのときに，研究の視点を明確に意識することが大切である．何を拾い上げ，どのような事例報告を書くかは視点によって異なってくるので，視点が意識されていないと，膨大な記録から必要な事実を拾い上げて書くことは困難になる．今回の報告は"ど

のような視点に立った選択を行っているか"を常に意識することである．

記述には，事実のレベルから，理論あるいは治療的意味づけのレベルまでさまざまなものがある．すべての資料を総合的および統合的に使って，クライエントの全体像をつくり出していくことになる．

次に，クライエントの臨床記録から，どの部分を選び出し，どのように切り取って，どのようにつなげたら研究の視点が他者に伝わるか，そして他者と共有できるかということを考えて編集を行う．単に経過記録を切り貼りしただけでは，読み手には伝わらない．

自分の視点に沿って事例を見直し，事例の記述に重みづけをすること，視点に沿った事実の部分をクローズアップし，余分な記述は思いきって切り捨てることが大切である．この編集は，自分の視点を事実で裏づけるための作業である．

d. 考察

事例研究の考察として，①今回の研究の結論，②新たなモデル，もしくは仮説の提示，③今回の研究における限界を記す．

①最初に述べた目的および視点，事例から得られた結論について具体的に述べることが求められる．すなわち，目的と考察は対応していなければならない．また，事例から得られた考えを明確に記すことが必要である．

②次に，新しいモデル，あるいは仮説を提示する．先行研究が示しているモデルに事例を当てはめるだけでは事例研究とはならない．事例に基づいて新たなモデルを示さなければならない．また，事例研究という方法を用いたことが，どのような新たな結果や考察を生み出したかについて述べることも必要である．研究で明らかになったことについてなんらかの判定を下し，それにどのような意味が含まれるのかを判断し，記すこととなる．

③最後に，報告した事例研究の限界と問題点について述べることが必要である．さらに，今回の研究の課題について述べ，今後の研究につながる方向性を示す．

e. 論文を仕上げる

論文の仕上げとして，研究を要約したアブストラクトが必要となる．論文全体を割合で要約するのではなく，独自の視点を前面に出しながら，それを支える事実と結果を具体的に記述することが重要である．

次にキーワードを記述する．文献のコンピュータ検索の機会が増えた現在，キーワードは重要な役割を果たす．特殊な用語は避け，一般的な用語を選ぶとよい．

論文の題目は，完成後に最終的な題目を確定する場合が多い．題目は問題意識や視点などの目的を表したものであること，内容を簡潔に示したものであること，そして他者にアピールするものであることが求められる．

その他，事例研究に必要なこととして，原則としてクライエントの同意を得ておくことはすでに述べたとおりである．

3 事例報告の作成要領

以下に，事例研究に活用可能な事例報告として記載すべき事項の一例を示す．

1）はじめに

報告の主題，目的，視点，価値など，報告する理由を簡単に書く．これまでの先行研究などを紹介して，今回の事例報告の意義を述べることになる．事例の特徴について，いくつかのキーワードを含めて記述し，報告者が検討したい点について述べる．

2）事例紹介

プライバシーの保護を念頭におきながら記述する．作業療法士にとって必要な情報をあげると，クライエントが同定されてしまうことが多いので要注意である．また，経過の記述に際しては，年

月日を特定しないことである．学会や研究会で発表するにあたり，クライエントに説明して同意を得ることが望ましい．

- クライエントの情報：年齢，性別，職業，診断名，病歴，医学的所見など，作業療法を受けるに至った経緯，および作業療法士がいだいた印象を記述する．それぞれの情報源を明らかにして紹介すべきである．
- 主訴：クライエント自身の言葉を用いて簡潔に記す．
- 環境：家族構成を含む．
- 生育歴・生活歴：作業療法開始までに得られている情報をまとめておく．3)の作業療法開始時所見に記される場合もある．

3) 作業療法開始時所見

初期評価の記述となる．クライエントの希望，作業行動の状況，環境などをまとめる．開始時所見について，その時点での作業療法士の解釈を記すことも重要である．

4) 作業療法計画

作業療法士の解釈をまとめ，方針を明記する．目標，プログラムをていねいに記す．プログラムは再現できるように，具体的に記載する必要がある．

5) 経過

経過の時期の分け方は，質的な転換点で切ると読み手にわかりやすくなる．クライエントの変化，クライエント-作業療法士の関係の変化，プログラムの変更など，報告の目的に合わせる．

6) 終了時所見・再評価

開始時所見に対応する終了時に得られている所見を記す．

7) 考察

経過に合わせた考察，反省や今後の課題を記す．これまでの報告と比較して，本報告事例の特徴または問題点を明らかにして，その解決法を総括する．

C. 事例研究の発展に向けて必要なもの

作業療法士が専門職として存在を示すことができるのは臨床の場である．その臨床の成果をわれわれ作業療法士は示さなければならない．臨床を大切にしながら事例研究することは，大きな意味をもつ．成果を知らしめるためには，広く公表され，利用できる事例報告集が必要である．研修に使える教育的意味をもつものや，効果を示す研究のためなど，目的を明確にしたうえで事例バンクを活用すべきである．

●引用文献
1) Yerxa E（著），寺山久美子，他（訳）・研究者としての作業療法士. Hopkins HL, 他（編著），鎌倉矩子，他（訳）：作業療法（下巻），p416，協同医書出版社，1989
2) 中村雄二郎：臨床の知とは何か．岩波書店，1992
3) 上田　敏，他（編）：リハビリテーション医学大辞典．医歯薬出版，1996
4) 小林多寿子：ケーススタディ．庄司洋子，他（編）：福祉社会事典，弘文堂，1999．
5) Pope C, 他（編），大滝純司（監訳）：質的研究実践ガイド―保健・医療サービス向上のために．第2版，医学書院，2008

●参考文献
6) Schell BB: Professional Reasoning in Prectice. In: Crepeau EB, et al (eds): Willard and Spackman's Occupational Therapy, 11th ed, pp314-327, Lippincott Williams & Wilkins, Philadelphia, 2008
7) Pedretti LW（編），宮前珠子，他（監訳）：身体障害の作業療法．改訂第4版，協同医書出版社，1999
8) 鎌倉矩子，他：作業療法士のための研究法入門．三輪書店，1997
9) Bailey DM（著），朝倉隆司（監訳）：保健・医療のための研究法入門―発想から発表まで．協同医書出版社，2001

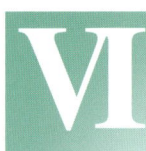

VI 事例研究：シングルシステムデザイン

A. シングルシステムデザインとは

1 事例検討と多標本実験計画法の欠点

　従来，作業療法の効果を個別の対象者について明らかにする方法は，事例検討（case study，ケーススタディ）の形式が主であった．しかし，この方法の欠点は，特定の治療手段のみによって対象者の臨床上の変化を生み出したと言い切ることのできる根拠，すなわち内的妥当性を保証する基準が必ずしも明確ではないことにある．つまり，二次的変数（治療以外に対象者の状態に影響を与える要素）の統制が困難であるため，対象者におこった変化が特定の治療手段によるものなのか，偶然によるものなのか，因果関係が判別しにくいのである．

　このような欠点をもつ事例検討法に対置されるのが，推測統計学の成果に基づいて確立されてきた多標本を用いる実験計画法である．この方法では，独立変数の導入の有無のみが従属変数における差を生み出したという結論に到達するために，等質性を保つように配慮しながら，多数の対象者を実験群と統制群（対照群）に振り分ける．その結果，内的妥当性という面では事例検討の欠点を克服することができる．ところが，集団としての対象者に対する治療効果は統計的手法を利用して明らかにできるが，個々の対象者に対する治療効果の検討という面では必ずしも明らかにできるとはいいがたい．

　臨床家にとって最も関心があるのは，目の前の対象者に対して，ある特定の治療手段（手技）がどの程度有効かという判定であると考えれば，上記2つの方法はいずれも満足のいくものにはならないであろう．

　この2つの方法のすき間を埋める必要がある，という臨床家のニーズに応える方法の1つとして，シングルシステムデザイン（single system design；SSD）をあげることができる．この方法はシングルケースデザイン，シングルケース研究法，シングルケース実験法などさまざまな名称で呼ばれているが，ここでは必ずしも単数の対象者だけを対象とする方法ではないことから，SSDと呼ぶことにする．

　本節では，まず従来行われてきた多標本実験計画法と対比しながらSSDの概略を説明する．次に，この方法を用いた研究の基本的な手順を説明し，いくつかの研究デザインを紹介する．続いて，効果判定のための方法について述べるとともに，SSDの長所と短所についてもふれる．

2 なぜシングルシステムデザインなのか

　最初に述べたように，ある治療法が有効であったと結論づけるには，その治療のみが効果をもたらしたのであり，他のどんな要素もかかわっていないと実証することが実験的研究法において内的妥当性を保証する論理である．これをストレートに実現することは著しく困難であるため，推測統計学の進歩に伴ってさまざまな手法が生み出され

てきた．

基本的には，治療操作を加えた群（実験群）と加えなかった群（統制群）との間で従属変数の平均と標準偏差を比較し，実験群のほうが望ましい結果が出たのは偶然ではなく，治療操作の成果であるといえればよい．そのためには，実験の出発点において実験群と統制群が異なっていたのでは前提となる条件が成立しないので，両群ともできるかぎり等質の構成になるように母集団から対象者を選ばなければならない（ランダムサンプリング）．また，両群を構成する対象者の数も，母集団のばらつきを推定するのに十分なくらい多くなければならない．このように，いくつかの条件が多標本実験計画法には必要である[1]．

ところが，現実の臨床場面でこの条件を満たすには，さまざまな困難がある．以下に考えられる問題点をあげる[2]．

- 統制群をつくるということに倫理的な問題が伴う．治療すればよくなることがわかっていながら，あえて治療しない（あるいはより効果の少ない治療を受ける）群をつくり出すことには説得力がない．
- 実験群と統制群が等質になるように対象者を大量に集めることは現実的に非常に困難である．たとえば，ある治療法の優劣を調べるため，脳卒中片麻痺の対象者を各群20名ずつ等質にそろえようとした場合，臨床の現場で合計40名の対象者を見つけることは容易ではない．
- やむをえず少ない対象者で研究を行ったとする．治療効果がそれほど大きくなかった場合，対象者数が少ないことで統計的有意差が明確に出なくなり，本来意義のある研究が評価されなくなる可能性がある．
- 集団を代表する平均（値）をとるために，治療操作に対する個々の対象者の反応が不明瞭になってしまい，臨床家として知りたい問いに答えが出てこない可能性がある．
- 少ない対象者のなかで「外れ」値が存在すると，平均値と標準偏差に大きな影響を与えることになる．

少し考えただけでも，これだけの限界が考えられる．限られた時間と経済的条件のなかで，臨床家はどうやって答えを見つければよいのだろうか．

3 シングルシステムデザインの目的と方法の概略

SSDは多標本実験計画法のこうした欠点を克服し，臨床家にとって実行可能な形の実践的研究方法として開発されてきた．1960年代の心理学，特にオペラント学習理論において，SSDには目覚ましい進歩があった[1-4]．

SSDは，臨床で出会う1人または少数の対象者が，治療によってどのように変化したか（またはしなかったか）を探る．研究は，特定の対象者の特定の問題・行動に対し，特定のセラピストがある治療を行った場合，どんな具体的効果がみられたのか，測定可能な指標を設定することから始まる．

この指標は，誰にでも明らかなように操作的定義づけがなされていなければならない（たとえば，「攻撃性」という場合には，対象者が罵りの言葉を他者に向かって吐きかけることなど）．この指標を治療開始前に測定することによって，治療がどの程度の変化をもたらしたかを判定するための基準となる値を設定することができる．したがって，その測定は値がある程度安定するまで続けなければならない．

続いて治療を開始し，対象者の状態を非治療時とまったく同一の条件（測定する人，器具，時間，場所など）で測定する．

こうして，非治療時と治療時で測定値に有意な差がみられたら，その治療は有効であったと結論づけることができる（図1）．

4 多標本実験計画法との比較

治療と非治療という条件のもとで対象者のある行動・成績を測定し，その差を比較するという論

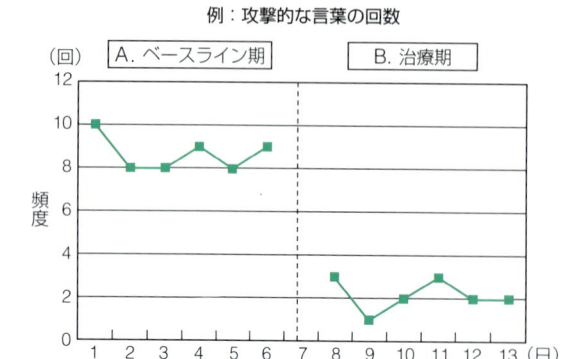

図1 SSDの基本概念（ABデザイン）

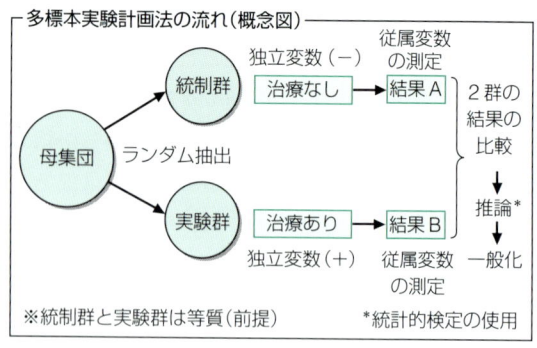

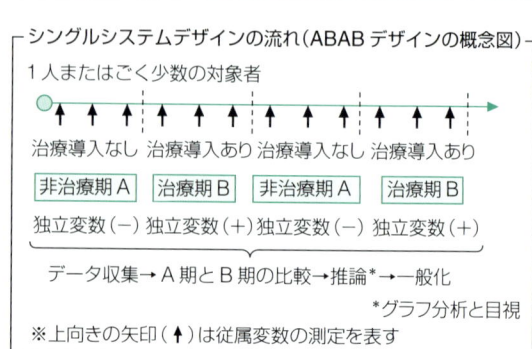

図2 結論を求めるための手法の違い

理構造は，多標本実験計画法とSSDとも同一である．しかし，その結論を求めるための手法が，2つの研究方法ではまったく異なる（図2）．

多標本実験計画法においては，実験群と統制群がほぼ同じ（同質）になるように，多数の標本を母集団からランダムに抽出し，治療する群としない群に分ける．測定は多くとも2回（治療前，治療後）しか行われず，治療中の測定は原則としてない．

これに対し，SSDでは1人または少数の対象者が統制群と実験群を兼ねることになる．ある指標を治療前，治療，治療中断，治療再開と条件を変えて繰り返し頻回に測定し，治療のない条件とある条件で測定値を比較する．これによって，時間の経過に沿った対象者の反応がデータとして収集されるので，その分析をリアルタイムで行うことが可能になる．

こういった特徴以外にも，両者間には数々の差があるが，オッテンバッカー（Ottenbacher），岩本，川俣がまとめたものを表1に示すので参照されたい[1,5]．

B. 基本的手順
——実施のためのステップ

1 従属変数の観察・記録

研究者は，まず対象者のどのような行動や事象に焦点を当てるのかを明確にしなければならない．この従属変数が治療によってどのように変化するのか繰り返し測定を行うわけであるから，これは測定可能なものでなければならない．測定可能であるということは，まず開始と終了が明確であること，およびその現象が発生するとき・しないときがあり，かつ繰り返されるものであることが求められる．繰り返される頻度も，めったにおこらないような行動では，それがおこるときに観察者が居合わせない可能性がある．逆にあまりにも頻繁におこる行動では，観察者が見落とす部分が多くなってしまう．大切なのは，目標となる行動（標

表 1　シングルシステムデザインと多標本実験計画法の特徴

項目	シングルシステムデザイン	多標本実験計画法
対象者数	1人または少数	対象者群を母集団から最低でも2組選択する
データ収集	一定の期間，治療への反応を繰り返して記録する	反応はそれほど頻繁に記録しない．治療前と治療後に記録をとる
対象者へのフィードバック	反応データの収集中，対象者からのフィードバックは注意深くモニターされ，そのフィードバックに基づいて研究デザインの相を変更することがある．結果だけでなく過程も研究対象となる	研究が完了するまで，対象者のフィードバックはほとんど，あるいはまったくない．結果が強調され，途中の過程に関する情報はほとんど収集しない
デザインの自由度	デザインの修正は認められている．方法と測定の進め方は柔軟である	デザインは固定的で，一度治療が導入されたらデザインの変更は許されない．測定法は通常「標準化」されており，相対的に柔軟性を欠く
臨床との関連	研究結果は直接，またはただちに特定の対象者と関連する．他の対象者に結果を一般化することは困難	研究結果は特定の対象者「群」と関連があるかもしれないが，個人の対象者のための解釈は困難
強調点	ただちに実践の場で使用する知識が強調され，知識の形成や理論の検証は二義的である	主眼は理論や仮説の検証におかれ，臨床的・直接的適用は二義的である
費用	費用は相対的に少なく，研究過程は一般的に臨床のルーチン業務と矛盾しない	費用は相対的に多く，研究過程は一般に外部からの資源や援助なしに臨床現場で実行するのは困難
方法の安定性	方法と過程は相対的に新しく，統計や推論の限界はまだ十分に理解されていない	方法と過程は十分に確立され，科学的に正当であると受け入れられている．統計的推論と一般化の可能性は明白に定義されている
結果の推論	1人または少数の対象者の成績に関して判定を下すには，個人「内」の変量に依存する	群の成績に関して推論するには，個人「間」の変量に依存する

的行動と呼ぶこともある）を他の行動からはっきり区別して観察者が認識できることである．

　従属変数となる行動を観察・記録する方法には，大まかに分けて次のような段階がある[6]．

①行動を観察する条件を決定する：理想的には対象者の行動が自然におこる状態で観察するべきである．たとえば，リウマチ患者がヘアブラシを操作するところを観察する必要があれば，通常の洗面所でブラシの持ち方や肩・肘などの関節可動域（range of motion; ROM）を測定するのがよい．作業療法場面での測定では，通常場面と異なる結果が出る場合もあるので，2つの場面のそれぞれでデータをとり，あとで比較して条件の違いが作業遂行に及ぼす影響を検討することも可能である．

②データ収集の方法を決定する：何を記録するかによって記録方法を明確に決定し，記録者に方法を徹底する必要がある．これには，回数の記録，時間の記録，割合（比率）の記録などの方法があり，誤りなく記録を収集するには，記録者の訓練が必要な場合もある．

③行動が観察・測定されるベースライン期間を決定する：一般的にはベースライン期間（非治療期間）はデータの安定したパターンが出現するまでの期間とする必要がある．ベースライン期間では治療を行わないか，比較対象とされる治療法以外の方法で治療を行う．ただし，測定される行動の種類や治療手技，治療者（作業療法士）の技量などの条件によって安定したパターンが出現するまでの時間が異なるので，決められた基準はない．実際の研究論文に目を通すと，1週間前後，8～10回の測定を行うものが多い．研

究の対象や目的によっては1日のうちに複数回測定する場合もある（食事にかかわる行動では1日3回など）．

④実際に対象者の行動を観察し，記録する：記録者は目標となる行動（標的行動）がおこる回数（頻度），持続時間などを正確に観察し，記録する．もし記録者の存在が対象者の自然な行動を妨げてしまう場合，ビデオ録画などの別の記録方法が必要になる．

⑤収集したデータを記録する：ベースライン期，治療期と順にデータを収集して記録する．適切な記録用紙を準備する必要があり，その用紙にはいくつかの必要な情報を簡潔に書き込めなければならない．結果はグラフなどで視覚的に表現すべきである．これは，後述の目視法による分析のために必要な手続きである．

⑥必要な基準を満たすまで測定・記録を続ける：対象者に望ましい変化がおこるまで，あるいは必要が満たされるまで測定する．データ収集の方法が正しくなければ信頼性が低下するので，定められた手続きに従って記録するよう十分に注意しなければならない．

実際の研究において測定対象となる従属変数は，頻度（単位時間あたりに生起する現象の数），潜時（ある刺激が与えられてから反応がおこるまでの時間），持続時間（ある行動・反応が続く時間），行動・反応の大きさ（力，量など），比率（割合）などが多い．質的な反応やカテゴリーに分けて測定する場合もある．

もし治療対象となる行動の出現するパターンがある程度わかっている場合，1日のうち特定の時間にある長さのデータ収集時間を設定して測定する方法（タイムサンプリング法）も利用できる[6]．

2 測定値の備えるべき属性

具体的な行動を測定可能な指標に置き換えるためには，その指標が研究者の測定しようと思っている特性を正確に反映していなければならない．

たとえば，オッテンバッカーらは重度精神遅滞児の摂食行動が改善したかどうか調べるために，その児童の体重を連続的に測定した[7]．しかし，体重が摂食行動を正確に反映するかどうかは意見の分かれるところであろう．ほかにもタバコ（ニコチン）への依存度を調べるために1日の喫煙本数を調べる，運動量を調べるために万歩計の歩数を調べるなどの指標が考えられる．もちろん，より直接的に血圧や脈拍，血糖値，皮膚温度，脳波，皮膚電気抵抗値（galvanic skin reflex; GSR）など，生理学的指標を測定する方法もとられている．

しかし，測定装置が複雑で測定に時間がかかると，臨床的簡便性というこの方法の長所を台無しにすることになるので，注意しなければならない．

いずれにせよ，測定される値は次のような属性を備えていなければならない[6]．

a. 妥当性

測定しようとしている特性を正しく反映している度合い．これを確定するには，その指標について正確な操作的定義づけが必要である．

たとえば，レイ（Ray）らは精神遅滞児の口唇の随意的閉鎖を促進して，流涎を減少させる作業療法の有効性を問う研究を行った．彼らは流涎量を測定するために対象児に涎掛けを着用させて，その重量を治療の前後で測定し，その差が対象児の流した涎の量であるという方法を考えた[8]．

b. 信頼性

測定が正確に行われている度合い．測定は系統的・組織的に行われるので，毎回同じ条件で一貫して記録されなければならない．測定・観察が行われる場所，時間，観察者，手順などを一定に保ち，測定条件が変化しないように細心の注意をはらうべきである．

もし複数の観察者がいる場合，研究の準備段階のうちにその間の一致率を算出するなどして，正確さのチェックを行うとよい．

また，厳密に考えれば，観察者と治療者は別であることが望ましく，観察者には対象者が治療期にあるか非治療期にあるかも知らされないほうがよい（マスク化 ☞ 99 ページ）．これらは測定にバイアスがかかるのを防ぐためである．

c. 客観性

測定結果を一般化できる度合い．指標には，誰が測定しても同じように数量化されるものを選択しなければならない．これに関しては，前述したレイらの方法が説得力がある．

d. 敏感性

対象者の変化を反映する度合い．対象者の体験に伴って，比較的短時間に変化が測定されるものでないと測定が困難になる．

たとえば，姿勢の変化に伴う不安を測定する際，心理検査を 30 分もかけて実施するのは無意味である．この場合は，心理的変化が自律神経系を介して身体的変化に即時に反映されやすい指標として，脈拍や血圧などを選択するのが適切であろう．

e. 現実性

実際の測定が正確かつ簡便にできる度合い．前述した b～d の特性がいかに優れていても，測定に相当な困難を伴うような指標は現実的ではない．

たとえば，視知覚能力の変化を敏感に示す検査があっても，この検査の実施に 30 分も必要とすれば，現実的とはいえない．求められる条件に応じて，最も適切な測定手段を探索しなければならない．

C. 基本的な研究デザイン

SSD 研究の過程と論理は伝統的な実験研究のものと同じであるが，手続きが大きく異なっている．SSD の場合，治療が目標とした能力・行動などの改善に貢献できたか決定することができるだけでなく，対象者の変化の様子をモニターできる点が優れている．

以下，最も基本的な研究デザインをいくつか紹介し，その特徴や長所・短所について述べる[9, 10]．

1 AB デザイン

このデザインは SSD のなかで最も基本的な研究デザインである．まずベースライン期間（A 期）があり，対象者の標的行動の基準値を求めるために測定される．

たとえば，ロッキング行動（常同的な体の揺さぶり）を減少させたい自閉症児のロッキング回数を，治療をしていない状態で毎朝 1 時限の授業開始前の 5 分間，1 週間にわたり測定する（A 期）．次に，ある理論に基づく治療を毎日 1 回 45 分間ずつ受け，翌朝，A 期と同じ条件で 1 週間ロッキング回数を測定し（B 期），A 期と比較してどのような変化があったか検討する．

この場合，伝統的実験法でいう帰無仮説に当たるのは，「ロッキング持続時間は B 期でも A 期と変わらない」という予測である．もし B 期のロッキング回数が A 期より減少し，かつ対象児の環境に治療の導入以外なんの変化もなかったとすれば，この理論に基づく治療の効果があったと推論するのは論理的であろう（図 1 ☞ 120 ページ参照）．

このデザインは，対象者の変化が直接治療によってもたらされた可能性について，仮説の基礎を提供する．もし同じデザインで数人の対象者に同じような結果がもたらされれば，そこで用いられた治療に効果があったと確認できる可能性が高まる．しかし，1 例のみの場合，研究者のコントロールが及ばない外部変数の影響を除外することができないので，治療効果ありと断言することは困難である．

そこで，このデザインを反復することで測定値の変化を明確にし，偶然ではなかったと証明することが必要になる．リンダーマン（Linderman）とスチュワート（Stewert）は，家庭での広汎性発達障

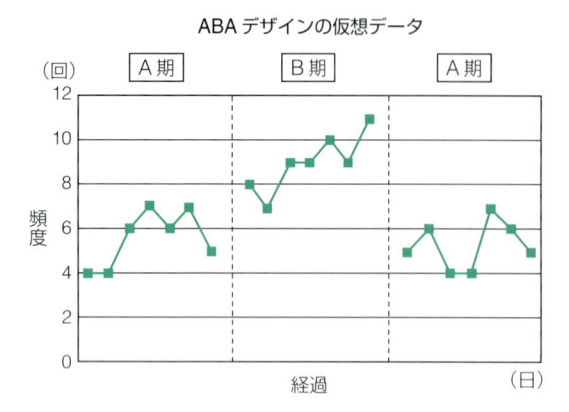

図3 ABAデザインの基礎概念
A期はベースライン(非治療),B期は治療期間を表す.

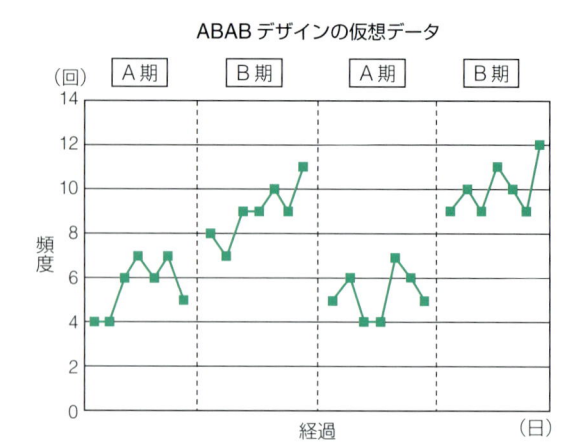

図4 ABABデザインの基礎概念
A期はベースライン(非治療),B期は治療期間を表す.

害児の機能的行動(社会的かかわりや親からの抱っこへの反応など)に対する感覚統合療法の効果をABデザインを用いて検討した.その結果,社会的かかわり,新しい活動への興味,抱っこへの反応が増加し,問題行動(多動と攻撃性)が減少し,治療効果の可能性が示唆された[11].

2 ABAデザイン

このデザインはABデザインの論理的延長であり,第3期目に治療の中断期をおく.その論理は,もしB期の変化をもたらしたものが治療ではなく,A期,B期にわたって対象者に影響を及ぼした偶然(対象者の内部または外部)であるとするならば,2度目のA期で元の水準(最初のA期)に戻る確率は低いだろうというものである(図3).

渡辺らは重症心身障害児の心拍数と呼吸数に前庭刺激がどのような影響を与えるか,ABAデザインを用いて検討した.その結果,治療期(B期)の刺激が運動負荷となって対象児の心拍数や呼吸数を基準値に近づけることが明らかにされた[12].

また,鈴木らはpacing[*1]障害の対象者に対するトークンシステムを用いた着衣動作訓練の効果を

ABAデザインによって検討し,治療期(B期)の遂行水準がベースライン期(A期)を上回ることを確認した[13].

このデザインでは,ABデザインの欠点は克服されるものの,研究の終了時点が非治療期であることが倫理的問題を引きおこす可能性があるので,実施に際しては十分な配慮が必要である.

3 ABABデザイン

これは最後に治療期(B期)を付け加えて,前述したABAデザインの倫理上の問題を解決するだけでなく,研究デザイン上の説得力も高めるように工夫したものである.すなわち,もし対象者の変化が治療期(B期)にのみ現れ,非治療期(A期)に出現しなければ,それは治療だけがもたらした変化であり,他の偶然によるものではないと推論できる可能性が高まる(図4).

辛島と生田は応用行動分析理論に基づいた作業療法が最重度知的障害者の自発的動作を促し,活動に対する肯定的感情を促すかをABABデザインで検討した.その結果,治療期のスイッチを押す時間と幸福の表情の出現時間がベースライン期(A期)よりも有意に長いことを認めた[14].

また,久野らは食堂のテーブル周囲に仕切りを

[*1] pacing = ある目的動作を遂行する際,状況に合わせて臨機応変にスピードを調整し,動作に流れをもたせる機能.右半球損傷において出現頻度が高いと指摘されている.

設けることが認知症高齢者の情動と社会的交流に影響を及ぼすか，ABABデザインを用いて検討した．その結果，仕切りを設けることが重度よりも軽・中度認知症高齢者の行動に好ましい影響を及ぼすことが示唆された[15]．

このデザインはかなり強力ではあるが，治療の"干渉効果"がある場合には問題が生じる．たとえば，1回目のB期でROMが改善したような場合，2回目のA期でそれがもとに戻る可能性は低い．このような場合には，他のデザイン（後述の多重ベースライン法など）を用いるほうがよいであろう．

4 BABデザイン

実際の臨床場面においてSSD研究が出会う最大の問題の1つは，比較的長期間にわたるベースライン期（A期）の存在である．いかに比較の基準として必要であっても，データ収集のみで治療に入らないのは倫理上好ましくない．また，作業療法士は処方・依頼を受けて治療を開始することが多いので，ベースラインを意図的に設定しにくいという事情もある．そこで，問題点が明確になっている場合，最初に治療を開始し，その効果が維持されるかどうか確認する必要があるという理由で非治療期（A期）を設けることは，ある程度許容されるであろう．

実際，注意欠陥/多動性障害（attention-deficit hyperactivity disorder; ADHD）児で精神刺激薬（リタリン®など）を服薬している場合，今後さらに投薬が必要かどうか確認するために，一定期間の「休薬日」を設定して，離席行動の頻度や注意散漫の度合いなどを服薬期間と比較することがあるので，これと同じ論理構造で理解することができよう．

たとえば，脳性麻痺児のフィーディングについて処方が出されたとしよう．NDT（神経発達学的治療，neuro-developmental treatment）の技法を用いて顎のコントロールと頭部のポジショニング

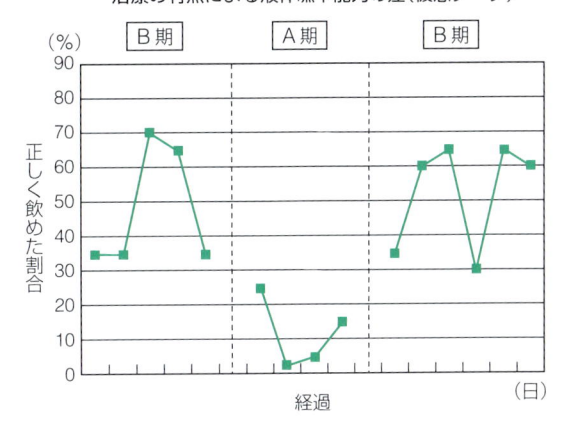

図5 BABデザインの基礎概念
A期はベースライン（非治療），B期は治療期間を表す．

を行い，カップからこぼさずに飲み込めた割合（全試行中こぼさなかった回数の比率）を測定する．次に一定期間NDTを行わずにどれくらい飲み込めたかを測定し，最後に再び最初と同じ技法で治療を実施する．NDTに効果があれば図5のようなデータが得られるであろう．ここでも干渉効果がないか検討する必要があることはいうまでもない．

5 基準変更デザイン

このデザインは，これまで述べてきたABデザインとは原理が異なる．すなわち，治療期間中にプログラムは変更されないが，対象者の従属変数に期待する結果あるいは能力のレベルを操作し，治療効果が上がったかどうかを確認する方法である．この方法は特定の行動が次第にできるようになることが予測され，かつ成功の基準を何回か変更することが可能な場合に採用できる．たとえば，オッテンバッカーとヨーク（York）は，障害児が自力で立位をとれる治療プログラムの効果を研究している[16]（図6）．

この研究では，第1相で立位を2秒間保持できる割合が100％に達した時点で第2相に移行し，5秒間立位保持できる割合を求めている．この成功率がほぼ80％に達した時点で第3相に移行し，基

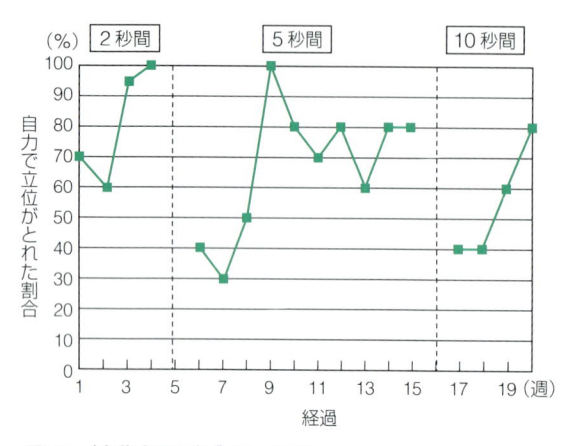

図6　基準変更デザインの例
〔Ottenbacher KJ: Evaluating Clinical Change: Strategies for Occupational and Physical Therapists. pp89–110, Lippincott Williams & Wilkins, Baltimore, 1986 より改変〕

準を10秒に高めている．

このほかにも，新しいスキルを身につけていく過程や問題行動が徐々に少なくなっていく過程などを研究対象とすれば，説得力のあるデータがとれるであろう（たとえば，応用行動分析技法を使って多動児の離席回数を減らすプログラムの有効性を研究するなど）．

このデザインの長所は，前記ABデザインと異なりベースライン期を必ずしも必要としないこと，したがって治療中断の必要がないことであろう．

6 データ収集に関する留意点

a. ベースライン期

対象者の非治療期の反応は治療期と比較するための基準となるので，この時期のデータ収集は重要な意味をもつ．したがって，原則として対象者の反応が安定するまでデータを収集する必要がある．

臨床家の立場としては，治療開始が遅くなる，対象者に余分な負担をかけるなどの理由で，十分なベースライン期間の設定には抵抗が大きいであろう．しかし，十分なベースラインのデータがあってこそ，対象者の変化が査定できることを考えれば，ある程度の期間は必要である．

b. 一貫性

SSDではデータ収集が繰り返されるので，信頼性や正確性に欠けるデータが混入してはならない．そこで，データは毎回同一条件のもとで収集するということが徹底されなければならない．器具や人，場所，時刻や言語指示など，条件の統一には十分注意するべきである．

最も基本的なこととしては，毎回同じ器具を使用すること，同じ場所・同じ配置でデータを収集すること，言語指示は決められたとおりの内容とし，それ以外のことを追加したり，言わなければならないことを言い忘れないなど，があげられる．

c. データ収集の頻度と回数

どのくらいの頻度でなければならないという絶対的条件はなく，治療対象となる問題の特性，データの安定性などによって頻度は左右される．

データの個数については，実際の研究論文をみると6～10個程度のものが多い．これは後述する準統計的手法の適用を考慮しているためと思われる．また，マギル（Magill）とバートン（Barton）は，非治療期のデータ数が治療期と同程度になることが望ましいとしている[3]．

d. 安定性

次の相に移行する前に，できるだけデータが安定していることを確認する必要がある．安定している度合いが高ければ，条件や相の違いによる比較が明確になるからである．

そもそもベースライン期に安定したデータがとれなければ，治療期と比較のしようがないわけであるから，研究計画立案の段階で，何を測定対象とするか，それをどのような方法で測定するか，十分に考慮する必要がある[6]．

D. より複雑なデザイン

Cで述べた基本的な研究デザインにはいくつか

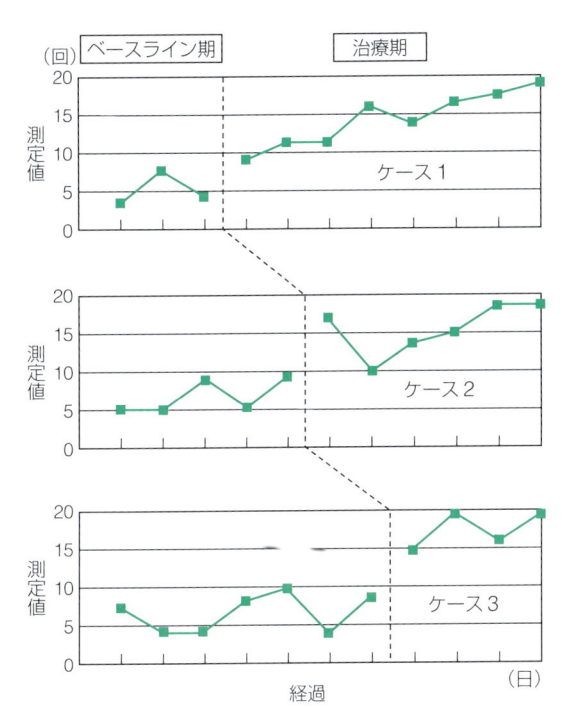

図7 個体間時差型多重ベースライン法の基礎概念
点線の左側はベースライン期，右側は治療期を表す．

の欠点がある．これらを解消するためにいくつかの洗練されたデザインが提案されているので，なるべくわかりやすく図解しながら紹介する[10,17]．

1 多重ベースライン法

前項で述べたABデザインは，基本的に非治療期(ベースライン期)と治療期における対象者のパフォーマンスを比較して，治療効果を確認するものである．そのため，治療中断期間を設けざるをえず，それが倫理的問題となると考えられた．そこで，治療を中断せずに，その効果を確認するための方法が考えられた．

a. 個体間時差型多重ベースライン法

これは複数の対象者に時間をずらしてABデザインを適用するものである．

図7に示すように，ベースライン期は3名とも同時に開始されるが，治療開始時期がずらされている．すなわち，ケース1(最上段)で非治療期(ベースライン期)を経て治療期に入り，一定の時間が経過したのちにケース2の治療期に入る．同様にケース3の治療はケース2の治療開始後，一定の時間が経過してから行われる．このような手続きにより，ABデザインで問題となった外的要因，特に履歴が3名の対象者に同じように影響を与える可能性がきわめて低くなる．

また，治療が異なる時点から開始されているにもかかわらず，いずれも治療開始以降にのみ成績の変化がみられているので，治療だけが行動の変化をもたらしたことも確実であろう．こうして，治療を中断することなく各対象者に対する治療の効果が確認できれば，臨床においてきわめて説得力の強い研究法としてアピールすることができる．

b. 条件間時差型多重ベースライン法

これは，1名の対象者の同じ行動について，場や環境を変えても定着しているかを確認するときなどに有効な方法である．

図8にその例を示す．たとえば，ある知的障害児が作業療法，家庭，学校の食事場面で，一定時間着席して食事を続けることを目標とした治療的かかわりであるとする．最上段は作業療法場面で，治療開始後に着席時間が延びていることがわかる．中段は家庭の，下段は学校での食事場面で，同様に着席時間の延長を示す．

このように，作業療法場面で治療したことが，家庭や学校でも定着している，すなわち治療効果が一般化していることを示すことができる．

c. 行動間時差型多重ベースライン法

これは同一の対象者の異なる種類の行動についてそれぞれベースライン期を設け，ある治療が複数の標的行動に治療効果を与えたかを確認するために用いられる．図示すれば前述の図8と同じ形になるが，項目が場所ではなく行動(たとえば，異なる種類の運動技能)になる．しかし，この場合に

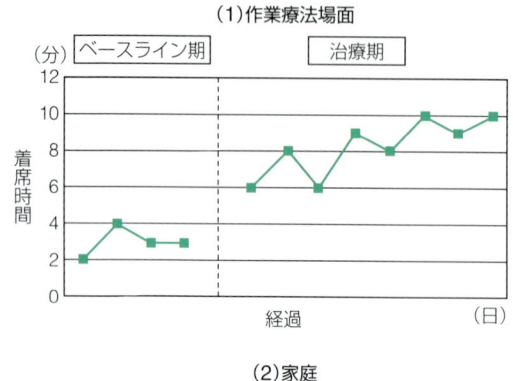

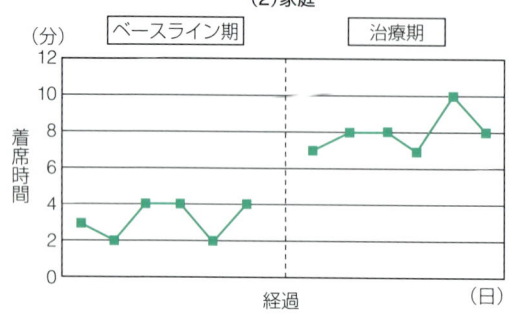

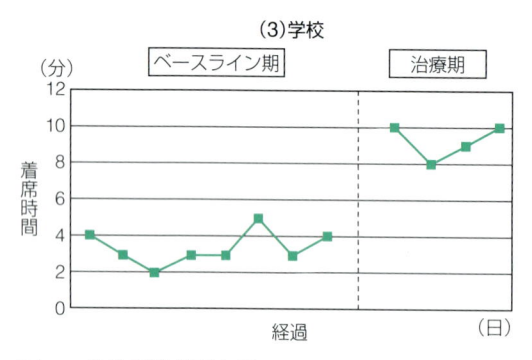

図8 条件間時差型多重ベースライン法の例

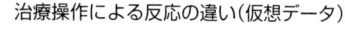

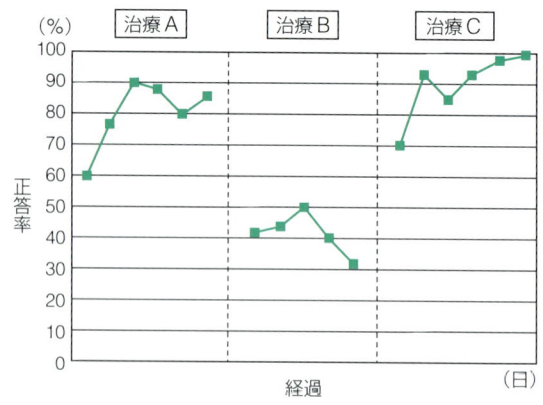

図9 交替操作法の基礎概念

は，選択された標的行動の間に依存性や関連性があるのではないかという疑問が生じる．

たとえば，フィーディングセラピーの効果を，口唇の閉鎖，嚥下，舌の突出に関して評価するとしよう．これらのうち1つが変化すれば，他の2つにも影響が及ぶことは容易に想像できる．そうなると，治療が標的行動に独自の効果を生み出したと結論づける論理の基礎が弱くなるので，指標を選択する際には注意が必要である．

マギルとバートンは，以上の多重ベースライン法がこのデザインの方法論としては最も健全で，かつ非治療期に戻らないことから，倫理的にも問題がきわめて少ないと述べている[3]．

2 交替操作法

臨床場面では，治療と非治療を比較するだけではなく，2つの治療法のどちらが優れているかという比較も行われる．多標本実験計画法では，対象者をランダム抽出法によって2群に分割し，それぞれに2つの治療法を割り振って比較するが，SSDの場合は，同一対象者に2つの治療法を交替に実施して，その効果をみることになる．

最も単純なデザインの場合，一定期間ごとに治療方法を変え（交替させ），それぞれの期間で対象となる反応を測定することになる[16]（図9）．ハンドレイ－モア（Handley-More）らは，このデザインを用いて3名の児童に手書き，ワープロ，単語予測機能付きワープロの3つの条件で書き取りを行わせ，どの方法が最も正しくつづれるか検討した．結果にはばらつきがあり，3名すべてに有効な方法は確認できなかった[18]．

しかし，このままでは先に行った治療の効果があとから行う治療に影響を与えるのではないかという疑問を解消することは困難である．そこで，このような順序効果を解消するために，カウンター

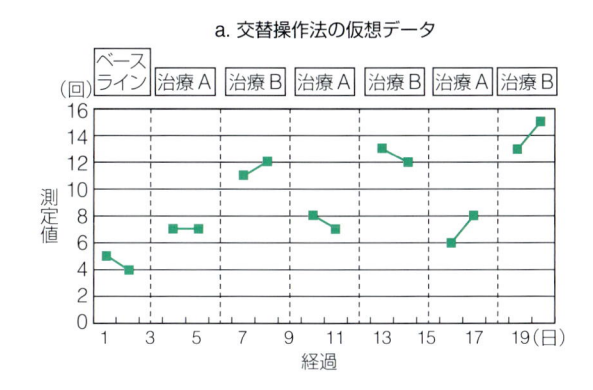

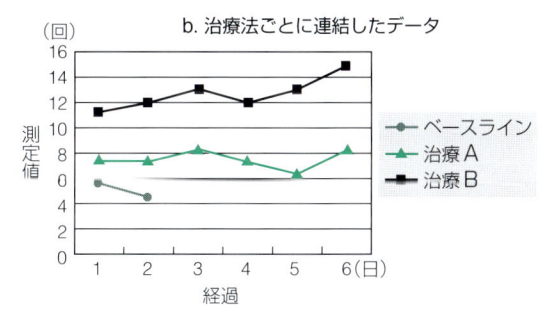

図 10 交替操作法の概念
a：治療 A と治療 B に対する反応を時間を追って表示したもの．b：治療法別にデータを連結して効果を表すもの

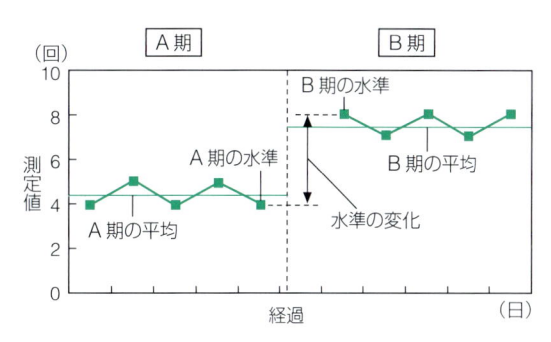

図 11 水準の例
A 期（ベースライン期）の最後のデータと B 期（治療期）の最初のデータの間の差が水準の変化を表す．

バランスを行う必要がある．カウンターバランスとは，治療の順序や回数，担当するセラピストなど，効果に影響を与えることが懸念される要素が平等になるように調整する方法である．

より洗練されたデザインでは，治療法を短い期間で交替し，あとでそれぞれ測定した値を連結して，治療法ごとの一連のデータのまとまりとし，それを同一のグラフ上に表して 2 つの方法の比較をすることになる．図 10 に仮想的データを使ってこの概念を示す．図 10 a は時系列を追ってデータを示したもの，図 10 b は治療法ごとにデータを連結して結果を示したものである．

E. 効果判定の方法

1 目視法

目視法（visual analysis）とは，文字どおり測定値の変化を視覚的に分析し，治療効果の信頼性や一貫性について判断を下すことである．通常，測定された対象者の値はグラフに表される．グラフは横軸（X 軸）を時間系列，縦軸（Y 軸）を測定値とする折れ線グラフで表すことが多い[*2]．このようにすると，測定値の変化が一目でわかり，後述する準統計的分析を用いる際にも，いろいろな要素を記入できてわかりやすい．

グラフの視覚的分析をする際，次の 4 つの要素に注意するべきであるとオッテンバッカーは述べている[19]．

a. 水準

水準（level）とは，ある相の終わりの測定値から次の相の開始時点の測定値の間にみられた対象者の成績の推移，または不連続性を指す．通常，治療の開始または終了によって生じた変化を反映す

[*2] グラフは無造作につくられがちであるが，X 軸と Y 軸の比率には注意しなければならない．通常は 1：1 か 3：2 程度にするべきで，この比を大きくすると変化が不必要に強調され，逆に小さくすると変化が見逃されることになる．

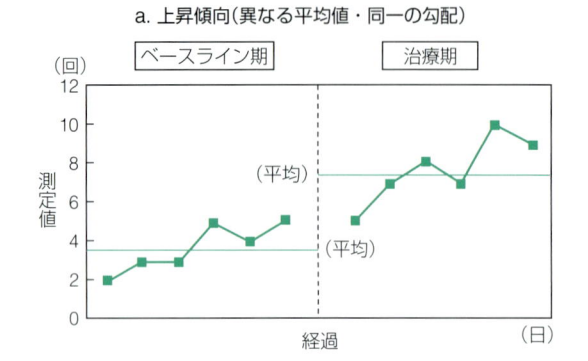

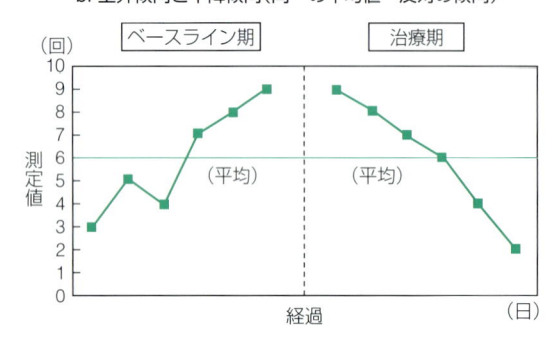

図12 実際のデータの変化の例

a. 上昇傾向（異なる平均値・同一の勾配）
b. 上昇傾向と下降傾向（同一の平均値・反対の傾向）

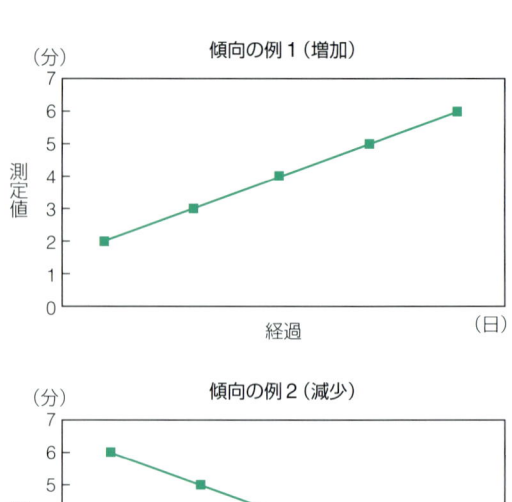

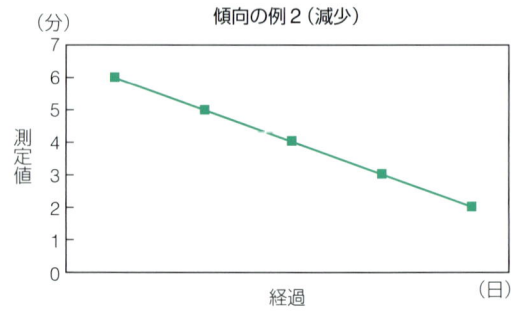

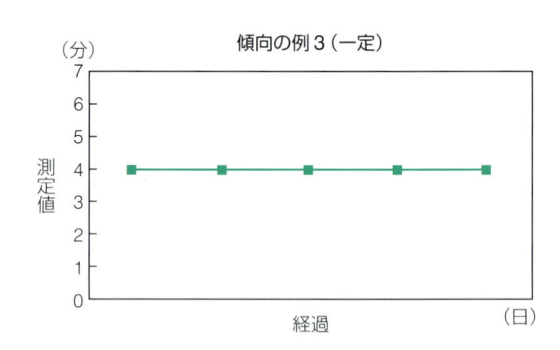

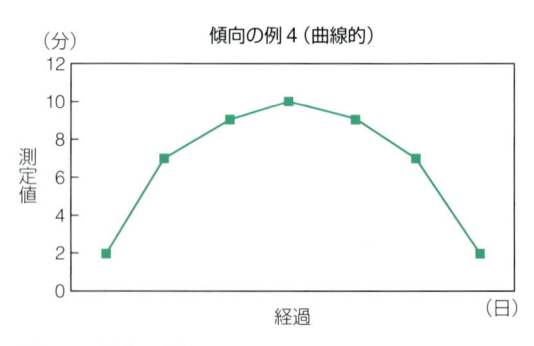

図13 傾向の例
増加，減少，一定，曲線的変化（増加と減少）を表す．

る．図11に水準を表すグラフを示す．ベースライン期（A期）と治療期（B期）のパフォーマンスの平均値をとると，この要素が理解しやすい．

　ただし，平均のみに依存して実際のデータの変化に注目するのを忘れると，大きな間違いを犯すことになる．たとえば，**図12a**をみると，平均値だけ比較した場合，明らかに治療期のほうが高い．ところが，ベースライン期の測定値は明らかに上昇しており，この勾配は治療期になっても変化がない．つまり，治療は対象者のパフォーマンスに影響を与えなかったことが示唆される．逆に，**図12b**では平均値だけ比較すればベースライン期と治療期の間には変化がない．ところが，グラフの傾きをみれば，ベースライン期と治療期では逆である．この場合は，治療が効果をもたらしているのに，平均には反映されていないことになる．

b. 変動

変動(variability)とは，一連の測定値の変動，分散の量を示す．あまりにも変動が大きい場合はデータが不安定であることを示し，治療効果について意味のある結論を引き出すことが妨げられる．

では，どのくらいの変動の幅に納めるべきか．それについては，対象や指標の特性，研究の前後関係など多くの要素がかかわるので，さまざまな説がある．変動の幅そのものを減らすのが治療目的になる場合もある．

c. 傾向

傾向(trend)とは，反応パターン，または一連のデータが向かっている方向，すなわち，上向きか下向きか，それとも一定か，曲線的(二次方程式のような)かなどを示す．図13にそれぞれの例を示すが，実際のデータはこれほど単純には現れない．ベースライン期にあった傾向が治療とともに転じれば，治療効果の存在を推測することができる．しかし，前記の変動が大きいと傾向の発見が困難になる．

d. 勾配

勾配(slope)とは，傾向の角度の変化を指す．すなわち，時系列に沿ったデータの"傾斜"を示す．ベースライン期でほとんど水平に近かった傾向が，治療に伴って急な角度で上向きになった場合，治療効果の存在を示唆する．勾配は各時期の最初と最後の値をとり，それを横軸上の距離で除すると計算できる．あるいは，あとで述べる加減速線を引いて計算することもある．

以上の4つの要素を判断しながら，治療効果の判定を行うことになる．たとえば，知的障害児の問題行動を減少させることが作業療法の目的の場合，問題行動の発生頻度をベースライン期と治療期に測定して記録する．これをグラフに表し，前記a～dの観点で比較し，水準が低下する，傾向が減少する，あるいは勾配が減少するなどの徴候がみられた場合，治療効果ありと判断することになる．

2 準統計的方法

岩本と川俣は，SSDにおける効果判定には統計的手法は不要であると断言している[20]．しかし，オッテンバッカーは目視法による効果判定の一致率はかなり変動が大きいことを明らかにし，なんらかの「準」統計的方法を目視法と併用することをすすめている[21]．

ここで「準」と断ったのは，多標本実験計画法で用いる伝統的な統計的検定の方法(t検定やF検定)がSSDでは原則的に適用できないため，加減速線法や2標準偏差帯法などのように，数学的に緻密ではないが，グラフに表された情報を誤らずに解釈するための手段を指すためである．

a. 加減速線法(折半法)

データの分布の傾向を最も的確に表現する直線をグラフ上に書き，この線に反映された水準や傾向，勾配の変化をベースライン期間と治療期間で比較し，治療効果の有無の判定に使うものである．

この線は反応パターンの加速(増加，上昇)，減速(減少，下降)，あるいは一定(不変)などの傾向を表す．通常，加減速線はベースライン期間のデータを用いて引き，それを治療期間の領域に延長していく．同一期内のデータの半数が加減速線より上に，半数は下に位置するように引かれる．論理としては，もし治療によってなんらかの変化が出現すれば，この線の上下に位置するデータの分布も変化するはずであると考える．もちろん，前提として各期ごとのデータに直線的傾向が存在することが必要である．

加減速線は次のような手順で作成する[22] (図14).
① ベースライン期間中のデータをグラフにプロットする(図14a)．少なくとも8～10以上ないと加減速線の正確さを損ねることになる．
② 時系列に沿って前半と後半のデータ群に分割し，

その中央に垂線を引く(実線)(図14b). データ数が奇数の場合は中央のデータの点を通って垂線を引く. この前半と後半をさらに半分に分け, 各群の中央に点線で垂線を引く(図14c).

③2つに分けたデータ群それぞれに中央値をとり, それが点線の垂線と交わるところに水平の短い直線を引く. 中央値とは, 測定値を大きさの順に並べたとき, ちょうど中央にくる値のことである. 測定値の数が偶数であれば, 便宜上, 中央の2つの値の平均をとる. 同点が2つあると測定値としては1つとなるので, この例の場合15点が2つになるので, 測定値は4つになる. 上から, 下から, それぞれ2.5のところが中央値となる(図14c).

④前半と後半の交点を通る直線を引く(図14d).

⑤加減速線がベースライン期間のデータを線の上下で同数に分けるような位置に平行移動させて調節する. これが加減速線である.

⑥加減速線を治療期間に延長する.

こうして, 治療期間の対象者のパフォーマンスを示すデータ点が加減速線に対してどんな配置になるか, 目視によって確認することができる. しかし, これだけでは統計的になんの根拠もないので, 客観的ではないという批判を受けることは確実であろう. オッテンバッカーは二項検定の利用, および確率表の利用という2つの方法を示唆しているので, それらについては統計学の専門書を参照されたい.

b. 2標準偏差帯法

これは, 正規分布するデータを仮定し, かつ有意な自己相関のないことが前提となる方法である. 基本的な方法は次のとおりであり, 平均と標準偏差を計算できれば, それほど難しいものではない(図15).

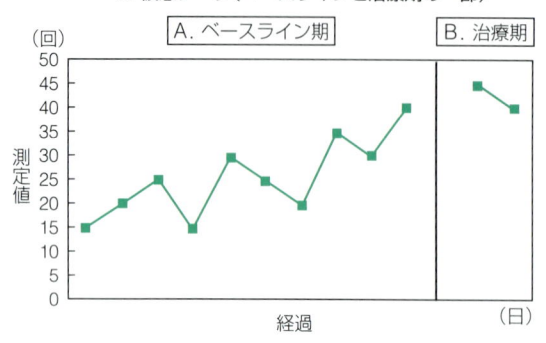

①ベースライン期のデータ平均値と標準偏差を算出する.

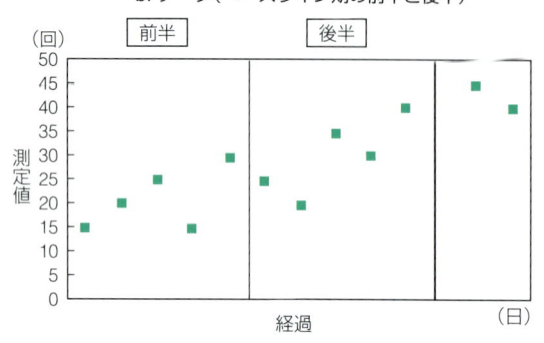

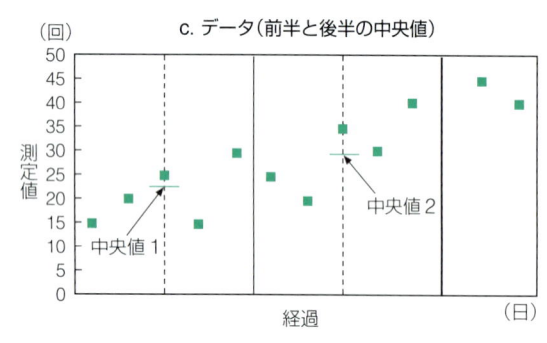

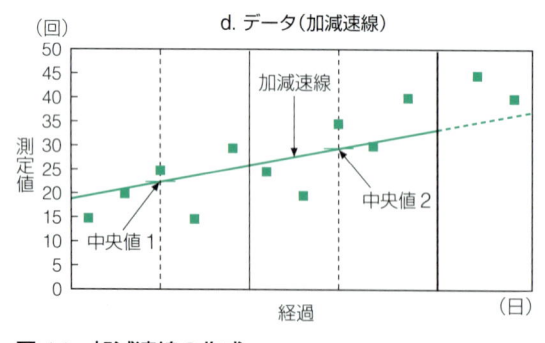

図14 加減速線の作成

仮想データ

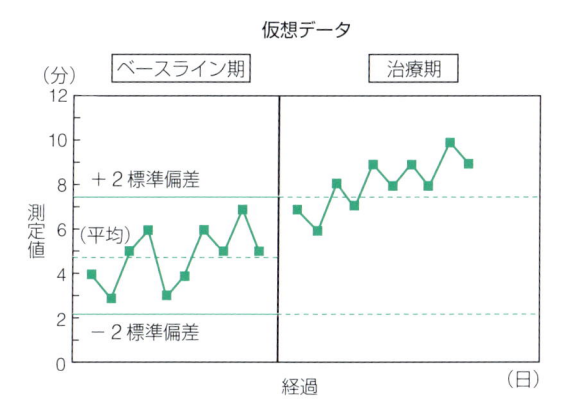

図15 2標準偏差帯法による効果判定方法

表2 自己相関係数の計算方法

番号	測定値	②		
1	4	−0.8	1.44	0.64
2	3	−1.8	−0.36	3.24
3	5	0.2	0.24	0.04
4	6	1.2	−2.16	1.44
5	3	−1.8	1.44	3.24
6	4	−0.8	−0.96	0.64
7	6	1.2	0.24	1.44
8	5	0.2	0.44	0.04
9	7	2.2	0.44	4.84
10	5	0.2		0.04
平均	①4.8		③0.76	④15.60

⑤ $r = 0.049$

測定値−平均(差の値)
隣り合う差の値どうしの積,およびその合計(A)
差の値の2乗,およびその合計(B)
A ÷ B (自己相関係数)

②グラフのベースライン期に平均値を表す水平線を引く.

③②の線と平行になるように,平均値に2標準偏差を加えた(または2標準偏差を減じた)水平線を引き,治療期に伸ばす.

治療期において少なくとも連続して2つ以上のデータが2標準偏差帯の外側(上または下)にあれば,対象者の測定値に統計的に有意な変化がおこったと推論できることになる.

この論理としては,本法はデータの正規分布を前提としているので,ベースライン期と治療期の間に2標準偏差以上の差があることは,5%の確率でしかおこりえない.よって,この場合は統計的に有意な変化がおこったと考えてよいことになる.

この方法の長所は,ベースライン期のデータ数が少ない場合でも実施可能なことである.ただし,オッテンバッカーは加減速線法よりも正確性において劣るとしている[22].また,もしデータに有意な自己相関があると前提が崩れるので使用できない.したがって,この方法をとる場合には,前もって自己相関係数を計算する必要がある.

c. 自己相関(autocorrelation)

SSDはその本質上,同一(もしくはごく少数)の個体から連続してデータ収集を行う.ところが,このように時系列を追って収集されたデータには,似たような値をとりやすいという性質がある.言い換えれば,測定値どうしの相関が高くなるという現象がおこりやすくなる.そうなると,ある値が得られれば,それとさほど離れない値が測定されやすいということになるので,測定値の変動が減少し,測定にバイアスがかかりやすくなり,次の反応が予測しやすくなってしまう.

やっかいなことに,この自己相関という性質は目視のみでは検出が困難である.このため,以下のような手法を用いて自己相関係数[*3]を計算する必要が生じる[22](表2).

①ベースライン期の測定値の平均を計算する(表2左から2列目の最下段).

②各測定値と平均値の差をとる(表2左から3列目の値=差の値).

③隣り合う差の値どうしを掛け合わせたのち,それらを合計する(表2左から4列目の値と最下段の値).

[*3] 時系列を追って得られた一連のデータのなかのある一点から,同じ系列のなかの他の一点の値を予測できる割合を示す.

④差の値をおのおの 2 乗したのち，それらを合計する（**表2** 左から 5 列目の値と最下段の値）．

⑤③の値を④の値で除す．ただし，負の値になる場合には絶対値をとる（表中 r で表された数値：$0.76 \div 15.6 = 0.049$）．

この値（r）が統計的に有意であるか否かは，次のバートレット（Bartlett）検定をかけて調べることができる．r が下の数式のように $2/\sqrt{n}$ より大きい場合，自己相関係数が有意であると判定する．

$$r > 2/\sqrt{n} \quad (n = \text{ベースライン期のデータ個数})$$

表2 の例では $n = 10$ なので，$2/\sqrt{10} = 0.63$ となり，計算値 0.049 は統計的に有意ではない．すなわち，このデータ系列には自己相関はないと判断することができる．

F. 長所と短所

この研究方法の最大の長所は，前述のように対象者の個別的状況に即して治療効果の有無や程度を判定できるところにある（集団比較による研究と異なり，平均をとることによる効果の相殺がおこらない）．しかも，実験は治療効果をモニターしながら進めることができるので，対象者からのフィードバックに基づいて治療法を柔軟に変更することが可能である[1]．さらに，多標本実験計画法と比較して，対象者の規模，予算規模，時間的制約などの点で臨床現場での実施に適していることも大きな利点である[23]．

しかし最大の短所は，対象者の個別性に対応するがゆえに，他の対象者に対する一般化が困難な点にある．すなわち，ある対象者のある状況下において有効であった治療法が，条件の異なる別の対象者に対しても有効であるか予測することが困難なことである．この外的妥当性の問題に関しては，多重ベースライン法による対応が1つの解決策になると思われる．すなわち，対象者の数を複数にする（個体間時差型多重ベースライン法），条件・状況を複数にする（条件間時差型多重ベースライン法），あるいは測定指標を複数設ける（行動間時差型多重ベースライン法）などによってデータの"偶然性"を克服する方向である[10]．

これとは別に，研究法自体，すなわち同一または少数の個体から連続してデータを収集するという方法自体から生じる，自己相関という短所も存在する．

以上のような短所はあるものの，それがこの方法の長所をすべて否定するとは考えられない．この研究法の特性を十分に認識し，適切な場面・条件に当てはまるように（すなわち，長所を生かせるように）利用していくことが大切であろう．

G. まとめ

SSD は，事例研究のあいまいさと多標本実験計画法の"目の粗さ"を克服しようとする努力のなかから生み出された実験法である．

基本的には，単一あるいは少数の対象者に関して，ある治療方法の効果を確認するために用いられる．この効果は治療を行わない時期と行う時期を設定し，前者と後者で同一の指標を時系列に沿って反復して測定し，それらのデータを目視による（グラフの）分析，かつ/あるいは準統計的方法によって検討する．

本節では，SSD の基本的な手法とその基礎となる論理，およびやや複雑な手法とその論理について解説し，効果判定の手法，および結果の分析に際しての留意点についても説明した．いくつかの長所と短所があるので，どのような場合に適しているか吟味して利用することが望まれる．

●引用文献
1) 岩本隆茂, 他：シングル・ケース研究法―新しい実験計画法とその応用. pp1–28, 勁草書房, 1990
2) Ottenbacher KJ: Evaluating Clinical Change: Strategies for Occupational and Physical Therapists. pp37–41, Lippincott Williams & Wilkins, Baltimore, 1986
3) Magill J, et al: Single subject research designs in occupational therapy literature. *Can J Occup Ther* 52:53–58, 1985
4) Hacker B: Single subject research strategies in occupational therapy, part 1. *Am J Occup Ther* 34:103–108, 1980
5) Ottenbacher KJ: Evaluating Clinical Change: Strategies for Occupational and Physical Therapists. pp43–63, Lippincott Williams & Wilkins, Baltimore, 1986
6) Ottenbacher KJ: Evaluating Clinical Change: Strategies for Occupational and Physical Therapists. pp65–88, Lippincott Williams & Wilkins, Baltimore, 1986
7) Ottenbacher KJ, et al: The effectiveness of a program of oral sensory-motor therapy with the severely and profoundly developmentally disabled. *Occup Ther J Res* 1:147–160, 1981
8) Ray SA, et al: Decreasing drooling through techniques to facilitate mouth closure. *Am J Occup Ther* 37:749–753, 1983
9) Ottenbacher KJ: Evaluating Clinical Change: Strategies for Occupational and Physical Therapists. pp89–110, Lippincott Williams & Wilkins, Baltimore, 1986
10) 岩本隆茂, 他：シングル・ケース研究法―新しい実験計画法とその応用. pp127–222, 勁草書房, 1990
11) Linderman TM, et al: Sensory integrative-based occupational therapy and functional outcomes in young children with pervasive developmental disorders: A single-subject study. *Am J Occup Ther* 53:207–213, 1999
12) 渡辺直美, 他：重症心身障害幼児の心肺機能に対する運動負荷の影響―座位姿勢とトランポリン活動のシングルシステムデザインによる比較. 感覚統合障害研 7:25–33, 1999
13) 鈴木　誠, 他：Pacing 障害における着衣動作訓練の有効性―トークンシステムによるアプローチ. 作業療法 20:563–569, 2001
14) 辛島千恵子, 他：最重度知的障害をもつ対象者への作業療法の効果を「幸福の表情」で測定する. 作業療法 24:349–359, 2005
15) 久野真矢, 他：高齢者施設食堂のテーブル周囲に仕切りを設置した環境設定が, 認知症高齢者の情動, 社会的交流に及ぼす影響. 作業療法 27:17–26, 2008
16) Ottenbacher KJ, et al: Strategies for evaluating clinical change: Implications for practice and research. *Am J Occup Ther* 38:647–659, 1984
17) Ottenbacher KJ: Evaluating Clinical Change: Strategies for Occupational and Physical Therapists. pp111–136, Lippincott Williams & Wilkins, Baltimore, 1986
18) Handley-More D, et al: Facilitating written work using computer word processing and word prediction. *Am J Occup Ther* 57:139–151, 2003
19) Ottenbacher KJ: Evaluating Clinical Change: Strategies for Occupational and Physical Therapists. pp137–166, Lippincott Williams & Wilkins, Baltimore, 1986
20) 岩本隆茂, 他：シングル・ケース研究法―新しい実験計画法とその応用. pp223–253, 勁草書房, 1990
21) Ottenbacher KJ: Reliability and accuracy of visually analyzing graphed data from single-subject designs. *Am J Occup Ther* 40:464–469, 1986
22) Ottenbacher KJ: Evaluating Clinical Change: Strategies for Occupational and Physical Therapists. pp167–195, Lippincott Williams & Wilkins, Baltimore, 1986
23) Ottenbacher KJ: Evaluating Clinical Change: Strategies for Occupational and Physical Therapists. pp197–216, Lippincott Williams & Wilkins, Baltimore, 1986

●参考文献
24) 浅井憲義, 他：腕保持用装具としてのポータブルスプリングバランサーとモービルアームサポートの比較―高位頸髄損傷者の食事動作を通して. 作業療法 15:125–134, 1996
25) 鎌田克也, 他：半側無視患者のパソコンデータ入力作業におけるプリズム眼鏡の効果. 作業療法 21:561–568, 2002
26) Deitz J, et al: Powered mobility and preschoolers with complex developmental delays. *Am J Occup Ther* 56:86–96, 2002

27) Yuen HK, et al: Case Report—Comparison of three wheelchair cushions for effectiveness of pressure relief. *Am J Occup Ther* 55:470–475, 2001
28) VandenBerg NL: The use of a weighted vest to increase on-task behavior in children with attention difficulties. *Am J Occup Ther* 55:621–628, 2001
29) Fertel-Daly D, et al: Effects of a weighted vest on attention to task and self-stimulatory behaviors in preschoolers with pervasive developmental disorders. *Am J Occup Ther* 55:629–640, 2001
30) 山田　孝：感覚統合療法の単一システムデザインによる効果研究の方法. 感覚統合研究 第 10 集, pp19–62, 協同医書出版社, 1994

本章のキーワード

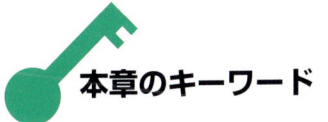

- **面接法**　ある目的をもつ人が，対面した相手と会話を交わすこと(対面面接法)や電話で会話を交わすこと(電話面接法)によって，その目的を達成すること，あるいは，その方法をいう．面接者は，気楽な雰囲気をつくり，理解と同情を示すことで相手の信頼を得て，自分の意見をできるかぎり表明せず，あらかじめ用意した質問をすべて尋ねるよう心がけ，相手の疲労に応じて面接を打ち切るといった配慮をする必要がある．

- **全数調査**　census の訳．母集団(population)のすべてを調査することである．古代ローマ時代にすでに，税金を正確に徴収する目的で実施されていた(キリスト誕生の物語を示す新約聖書に記載されている)．現代では，国勢調査がその典型である．国勢調査の場合，母集団はわが国に住む人全員となる．全数調査は母集団に関する正確な情報をもたらすが，費用と労力が膨大になる．そのため，研究では母集団から標本(サンプル)を選び出して調査することが一般的である．母集団を正しく反映した標本にするために，母集団の縮図になるようないくつかの副母集団(集落)に分けて，そのうちの1つを選んで全数調査をするサンプリングの方法を「集落抽出法」と呼び，いくつかの段階に分けてサンプリングすることを「多段抽出法」と呼ぶ．世論調査では，精度の高い結果が得られるように，これらの抽出法を組み合わせて標本を選び出している．

- **KJ法**　文化人類学者としてフィールドワークに従事した川喜田二郎によって考案されたデータの集約，発想法である．彼のイニシャルから KJ 法と命名されている．KJ 法は，データをカードに記述し，カードをグループごとにまとめて，図解し文章にまとめていくもので，集団による討論や意見を集約し，新たな発想や解決案を想起するものである．KJ 法は創造的発想や問題解決に有効な手法であり，個人または集団による叙述データの集約と統合が特徴である．データはカードに要約して記述され，類似した複数のカードはグループにまとめられて見出しがつけられる．グループ相互の集合や対立，関連性による図案化が行われ，最終的に文章にまとめられる．

- **確実性**　credibility の訳．質的研究で，データとデータ分析の信頼性と精度を指すために用いられる．信頼性(reliability)とは，測定を繰り返して実施したときに，同じ結果が得られるという測定法の精度を指し，一般に量的研究で用いられているが，質的研究では数字では表されないデータを収集するため，確実性といった用語が用いられる．理論の信頼性の場合にも同じことがいえ，理論を実際に使い，その理論が似たような状況や異なるタイプの問題にも応用できるかどうかによって，その理論は信頼性があるとなるが，この場合も確実性と言い換えることができる．

- **二次資料**　Archives (アーカイブス)の訳．なんらかの目的ですでに収集されていたり，公表されていたりする資料(データ)のことである．過去の世代と今の世代との比較といったコホート研究で用いられることがある．すでに収集されている資料であるため，収集データを新たに追加することはできても，比較することはできないために，後向き(retrospective)研究となる．

●トライアンギュレーション	triangulation. 三角測量のことで，1つの研究において異なったデータ収集法を用いるプロセスである．たとえば，量的研究法と質的研究法，面接と観察といった異なる方法でデータを集め，組み合わせていく．このプロセスにより，自分の得た情報の妥当性について確信を深めることができる．
●オペラント学習理論	operant learning theory の訳．米国の新行動主義心理学者スキナー (Skinner) によって提唱された理論である．考案したスキナー箱という実験装置を用いて，空腹にしたネズミが餌を得るためにバーを押す行動を学習することを発見し，ロシアの生理心理学者パブロフ (Pavlov) の条件反射と区別するために，オペラント (操作的または道具的) 行動と名づけたことから，この種の新たな行動の学習を報酬に基づく強化と関係するとした理論を指す．

第3章
研究にかかわる基礎知識

　第3章では，研究を計画し，研究の結果を論文として表現するために必要な事柄を学びます．まず，研究計画の具体的手順と研究論文の構成について学び，研究の展望をもち，研究論文を組み立てられるようになることを目標に学習します．次に，EBM，そして作業療法リーズニングなどを学び，作業療法実践に影響を与えた事柄を考慮したうえで研究を考えられるように学習します．さらに，量的および質的研究の基礎を学ぶことで，研究方法を適切に選択し，研究を進められるようになることを目指します．

第3章：研究にかかわる基礎知識

GIO 一般教育目標	SBO 行動目標
1　研究の報告や論文がどのように構成され，どのような点で評価されるのか理解する．	1) 研究の発表や論文は一般にどのように構成されているのか説明できる． 2) 研究論文がどのような点から評価されるのか説明できる． 3) 序論にはどのような内容が含まれるのか説明できる． 4) 本論にはどのような内容が含まれるのか説明できる． 5) 結論にはどのような内容が含まれるのか説明できる． 6) 文献はどのように書くのか説明できる．
2　研究計画を立てることの必要性を理解し，その手順を理解する．	1) 研究計画を事前に立てることの必要性を説明できる．
3　研究と作業療法リーズニング，EBMとの関係を理解する．	1) 量的研究の研究デザインと統計に関する基礎的な知識を説明できる． 2) 量的および質的研究と作業療法リーズニングとの関係を説明できる． 3) 量的および質的研究とEBMとの関係を説明できる．
4　量的研究にかかわる基本的知識を理解する．	1) 量的研究の研究デザインに関する基礎的な知識を説明できる． 2) 量的研究の統計に関する基礎的な知識を説明できる．

修得チェックリスト

- ① 研究の発表や論文の一般的な構成を明らかにすることができた．
- ② 研究論文はどのような点から評価されるのか明らかにすることができた．
- ③ 序論に含まれるべき事柄を明らかにすることができた．
- ④ 本論に含まれるべき事柄を明らかにすることができた．
- ⑤ 方法に含まれるべき事柄を明らかにすることができた．
- ⑥ 結果に含まれるべき事柄を明らかにすることができた．
- ⑦ 考察に含まれるべき事柄を明らかにすることができた．
- ⑧ 結論に含まれるべき事柄を明らかにすることができた．
- ⑨ 文献はどのように書くのか明らかにすることができた．

- ① 研究計画はどのような理由で必要なのか明らかにすることができた．

- ① わが国でエビデンスのレベルの高い研究が少ない理由を明らかにすることができた．
- ② 作業療法リーズニングは具体的にどのように分類されているのかを明らかにすることができた．
- ③ 作業療法リーズニングと，量的研究および質的研究との関係を明らかにすることができた．
- ④ 作業療法リーズニングとEBMとの関係を明らかにすることができた．
- ⑤ EBMと量的研究との関係を明らかにすることができた．
- ⑥ EBMと質的研究との関係を明らかにすることができた．
- ⑦ EBMは具体的にどのように分類されているのかを明らかにすることができた．

- ① 量的研究のデザインは具体的にどのように分類されているのかを明らかにすることができた．
- ② エンドポイント，バイアス，尺度構成の概念を明らかにすることができた．
- ③ 統計的検定とは何か，を明らかにすることができた．
- ④ 統計的検定の具体的方法を，目的との関係で明らかにすることができた．
- ⑤ パラメトリック検定とノンパラメトリック検定の違いを明らかにすることができた．
- ⑥ 量的研究の利点と限界を明らかにすることができた．

GIO 一般教育目標	SBO 行動目標
5 質的研究にかかわる基本的知識を理解する.	1) 質的研究の研究デザインに関する基礎的な知識を説明できる. 2) 質的研究の具体的方法に関する基礎的な知識を説明できる.

修得チェックリスト

- ① 質的研究は具体的にどのように分類されるのかを明らかにすることができた．
- ② エスノグラフィーの方法を明らかにすることができた．
- ③ 現象学的アプローチを明らかにすることができた．
- ④ グラウンデッドセオリーの方法を明らかにすることができた．
- ⑤ 質的研究の利点と限界を明らかにすることができた．

I 研究計画の手順と論文の構成

本節では，研究計画を立てることと，研究の報告書である論文がどのように構成されているのかを説明する．研究計画を事前に立てることは前向きの研究を行うために重要であり，したがって研究計画書を書くことが重要になる．研究計画書はのちに研究報告書(一般に論文と呼ばれる)の一部となるため，まず，研究報告書の構成について説明し，次に研究計画を立てるうえでの留意点を示しながら，研究計画の手順について説明する．

A. 論文の構成と論文評価

1 論文の構成

研究とは，研究疑問を明らかにする一連の過程であることは，すでに第1章III「研究疑問を立てること」(☞33ページ)で述べたが，研究の最終段階は，研究報告書(論文)という形で公表することである．

公表の形式には口述およびポスター発表と論文発表があるが，口述やポスター発表の場合でも抄録という形で要旨が公表されることになり，最終的には発表を論文にまとめることが多い．論文には，自分がいだいた疑問を時間と労力をかけて解決し，なんらかの回答を得たことを同じ領域の人々に広く知らせるという意味がある．論文は一般に表題，著者名，本文，引用文献からなる[1]（表1）．

表題(題名)は主題と副題からなる．最近では要旨(要約)をつけることが多いが，それも表題の一

表1 論文の構成

1. 表題
2. 著者名
3. 本文
　1)序論
　2)本論
　3)結論
4. 引用文献

部と考えられる．**著者名**には著者の所属や英語表記も含まれる．

本文は序論，本論，結論からなる．

「序論」は，「緒言」や「はじめに」などとされることもあり，問題を明らかにし，用語などを定義づけ，仮説(検証可能な命題という形で表記されることもある)がある場合には示し，研究の意義と目的を明確にし，文献をレビューすること(研究史)からなる．これらは必ずしもこの順序で書かれる必要はなく，全体として含まれることが望ましい．

「本論」は方法，結果，考察からなる．①方法は，対象，課題と手順(手続き)，変数(独立変数と従属変数)，データ分析の方法，その他の必要な事項からなる．②結果はデータを整理して示すことで，図や表も含まれる．③考察は結果をどのように考えるかの観点を示したものである．

「結論」は「結語」「要約」「結論」などとされる場合もあり，その研究の総括である．

引用文献は，掲載される雑誌や投稿しようとする雑誌には「執筆要項」があるので，必要な場合には取り寄せて，それに従って書くことになる．社

団法人日本作業療法士協会の機関誌『作業療法』の場合，毎号の末尾に「執筆要項」が記載されているので，それに沿って記載する．

2 論文の評価

論文がどのような観点で評価されるのかを知っておくと，論文を書く場合に大いに参考になる．筆者がかつて学んだ南カリフォルニア大学では，研究論文，学位論文の評価基準は以下のようになっていた．

a. 題名

題名は独立変数と従属変数(☞ 36，100 ページ)，対象の特性など，研究の問題を正確に示していること，題名を索引で調べることが意識されており〔最近はキーワード(key words)を別につけることが多くなったが，題名の索引化は大切なことである〕，単語を効果的に配列していることがポイントになる．

b. 本文

本文は，全体的に章，節，見出しなどを適切に用いるとともに，それらの表題を，問題を明確に示すような表現で適切に示すことが重要となる．

1) 序論

序論では，研究の類型にかかわらず，この論文で問題とすること(研究疑問)を，その特徴，解決の困難さ(問題状況)，解決することの重要性などを含めて説明することが基本となる．そのためには文献レビュー(☞ 69 ページ)が必要で，その問題に関連する現在までの情報や知見を説明し，既知の知見や疑問視されている事実を注意深く分析し，問題の根底となっている関連する事実や概念の関係を組織立てて順序よく示すことが必要である．特に，研究デザイン，とられた手続き，資料の分析などを，適切に引用しながら検討しているかどうかがポイントとなる．

文献レビューの結果，研究する変数や要因を示すことになるが，その選択の過程で用いた基本的論理立てと問題領域との関係づけをはっきりと説明する必要がある．そこから，解決しようとする問題の研究上の疑問を，簡潔に正確な文章を用いて説明する．

問題を事実志向的なのか，価値志向的なのかという点で区分しているかどうかも重要である．この点については目的との関係が重要になるため，研究目的を明瞭な文章で記述することも重要である．また，問題の背景となる概念や前提を明瞭に記述する必要もある．

論文で用いられる重要な用語(key terms)や変数を，明確に，可能なかぎり操作的に定義しておく必要がある．特に，因果関係を検討する場合には，問題を研究命題という形に変換し，独立変数，従属変数などの概要を操作的に定義づけて説明し，概念間の関係に関する判断を示さなければならない．さらに，理論から導かれた予想される帰結として，首尾一貫した論理的な推測を導き出している(たとえば，「もしAがみられるなら，Bが続く」)ことも重要である．

2) 本論(方法)

●研究デザインと全体の輪郭に関する説明

方法は，まず研究デザインと方法(手続き)の全体の輪郭を論理的かつ注意深く描き出すことが重要である．

たとえば，実験的研究デザインの場合，研究者がどの変数を操作し，どの変数を統制したのかといったことを明確に示す必要がある．また，記述的研究(フィールド研究や相関研究)の場合には，すでに入手されていたり，収集されているデータの二次的分析を行うなどの事後的研究であることを明確に示す必要がある．フローチャートや図式的モデルも，必要に応じて示す必要がある．

用いた研究デザインの外的・内的妥当性を脅かす可能性があるものを詳細に説明し，かつ，それらを排除するためにどのように工夫したかを示す必要もある．

●標本に関する説明

研究の標本(対象)を明確に説明する必要がある．

①用いた対象の選択の様子を示す．たとえば，ランダムサンプリングなのか，対応サンプリングなのか，随意的な参加なのか，入手しやすさなどの便利さで選んだのかといったことである．

②その標本が母集団の構成をどのように代表しているのかということを示す．

③対象を削除した場合の理由，選択や適合チェックののちに残った標本数など，標本の操作に関する情報を示す．

●用いる道具に関する説明

さまざまな道具(評価・測定法を含む)を用いる場合には，それらの信頼性や妥当性を示す必要がある．標準検査の場合には標準化に関する情報(特性，尺度の種類，検査の心理測定的特徴など)のうちから適切な情報を示す必要がある．

●資料収集に関する説明

実際の資料収集についても説明する必要がある．いつ，どこで，どのように資料を得たのかといったことである．具体的には，操作的手続きやフィールドワークの手続きなどを詳細に記述することである．

●統計的な情報処理手続きに関する説明

仮説検証型の研究の場合には，帰無(統計的)仮説と対立(研究)仮説間の関係を明確にし，検証するための統計的な情報処理手続きとその適切さを示すことも重要である．すでに準備的な予備研究が実施されている場合には，そこから導かれた事実を示すことも重要である．

このように，手続きを明確かつ十分に記述しておくことは，他の研究者が将来，この研究を再度(反復して)実施して比較できるようにする必要があるためである．

3) 本論(結果)

結果では，資料の提示と分析を行う．得られたデータを前記の分析法に照らして，そこから必要な情報を整理して示しているかが重要である．図表を効果的に用いるのはもちろんであるが，同じデータを図と表の両者で示すといったことを避け，必要不可欠なデータだけを示す必要がある．

4) 本論(考察)

考察では，問題，仮説，推論，目的といった序論の説明との関係，つまり研究疑問に沿って，かつデータに基づいて，論理的で順序性があるような論述をすることが重要である．具体的には以下のとおりである．

①文章表現は主観的，推測的ではなく，客観的である．

②分析は得られた事実によって支持(否定)され，一貫している．

③資料を越えての過剰な一般化や断定的な文章がない．

④知見とこれまでに引用された研究との関係を明白に示している．

⑤仮説に対する肯定的な知見と同様に，否定的な知見もバイアスを最小にして示している．

⑥資料の収集に影響を及ぼしたと予想されるコントロールできなかった要因についても適切に述べ，論じている．

⑦資料の弱点を率直に認め，適度に強調しながら論じている．

⑧事実と推論との混同がない．結果の分析とその解釈や考察を切り離している．

⑨結果の矛盾，非一貫性，あるいは誤りをもたらした要因についてふれ，それらを解決している．

このようにして書かれた論文は査読(peer review)に回され，査読者の意見を考慮して再度書き直す必要がある場合がある．学生の場合は，指導教員による指導がこれに当たるので，その意見を反映させたものに書き直すことで，より優れた論文になる．指導を受けると自分の論文がだんだんよくなっていくことがわかるが，査読もそのようなものであると認識するとよい．

B. 研究計画立案の手順

1 事前に計画を立てておく

研究は事前にきちんと計画を立てて，その計画に従って実施する必要がある．

臨床場面では，「あることをクライエントにやってみたら，クライエントが改善したので，経過をまとめてみて，発表したり，論文にする」ということが少なくない．しかし，研究という点では事前に計画を立てて行う必要があるので，このような場合には，「たぶん自分がこのような特定のアプローチを行ったためによくなったのであろうから（仮説），次に同じような状態のクライエントを担当することになったら，そのことを確かめてみよう」ということになる．

次に同じようなクライエントを担当したときにどのようなアプローチをするか，あらかじめ文献を検討して決めておき，それに従って作業療法を実施してみて，よくなったかどうかを検討する．その際，何をもってよくなったとするのか（評価），評価をどのような時間間隔で実施するのかといったことも決めておく必要がある．この典型的な方法がシングルシステムデザイン（SSD）である（☞ 118 ページ）．SSD はこうして条件をきちんとコントロールしているために，実験的デザインに含まれる．

2 研究計画書を作成する

研究計画を立てる場合，これまで説明してきたような論文の構成を念頭におく必要がある．研究計画を立てたら，研究デザインや研究の類型（☞ 62 ページ），分析方法などを示した計画書を作成する．

一般に研究計画書は 2 部からなる．

●第 1 部

第 1 部は，①表題，②研究者氏名と所属，③研究目的（研究疑問と仮説，理論のなかでの問題の位置づけと目的など），④研究の意義（努力と時間を費やして研究する必要性や，この研究疑問が解決されると作業療法の知識体系にどう寄与するのか），⑤関連知識の要約（文献レビュー），⑥方法が含まれる．

方法には(a)対象（性質と数），(b)変数（研究者が規定する独立変数と結果として示される従属変数．パラメータとも呼ばれる），(c)測定法（道具や装置），(d)データ収集法と手順，(e)データ分析の計画が含まれる．

第 1 部では，研究の価値や妥当性とともに，機器の使用目的の合理性，倫理性なども判断される．

●第 2 部

第 2 部は，⑦日時，場所，利用する装置など（タイムスケジュール，場所の確保，機器などの貸借など），⑧研究同意書（必要な場合）などが含まれる．

第 2 部によって実行可能かどうかが判断される．

第 1 部は，そのまま論文の前半部に用いることができる．このように，実際に研究計画をきちんと立てておけば，実は論文の「方法」まで完成してしまうことになる．あとは実際に結果（経過）を示し，考察を加えれば論文という形になる．このように考えると，研究計画を立てることの重要性が理解できるであろう．以降は，研究計画を立てる際に各項目で留意すべき点を示す．

C. 論文作成の実際

本項では，筆者が首都大学東京大学院で指導した 2 人の大学院生が作成した論文に基づき，さらに詳しく説明する．読者は以下の論文を事前に準備して，流れをくみ取るようにしていただきたい．

例1　川又寛徳, 山田　孝, 小林法一：地域で生活する健康な高齢者に対する健康増進・障害予防作業療法プログラム（65 歳大学）の効果に関する予備的研究. 作業行動研究 14:25-32, 2009

例2　篠原和也, 山田　孝：脳卒中維持期の対象者に人間作業モデルを用いた実験群とそれ以外の理論

を用いた統制群の作業療法効果の比較検証．作業療法 29：422–434, 2010

1 テーマの選び方とその表し方

研究計画書を書く場合，まず研究疑問（問題）を明確にする必要があるが，次に題名を考える必要もある．しかし実際には，この時点での題名は仮の題名（仮題）であり，実際に題名をつけるのは最後になってからである．書き上げた報告書を全体として見直して，この仮題でよいかどうかを判断することになる．

a. 例1の場合

> **例1**
> 地域作業療法学の講義のなかで，本来の地域と作業療法で扱う地域は異なるように感じた．地域とは人々が暮らす場であり，健康に生活するためにはなんらかのアプローチがあるのかどうかと疑問に思った．2000〜2009年までの高齢者に対する健康増進の取り組みの文献レビューを行った結果，作業療法士による介入は，転倒・認知症予防プログラムと予防的・健康増進プログラムなどが散見されるだけで，健康増進への作業療法士の関与は非常に少ないことが明らかになった．

川又，山田，小林[2]は，地域に対するアプローチは何かという疑問をもち，2000〜2009年までの10年間の地域の高齢者に対する健康増進の取り組みの文献レビューを行った．その結果，作業療法士による指導は，転倒・認知症予防プログラムと予防的・健康増進プログラムなどが散見されるだけで，健康増進への作業療法士の関与は非常に少ないことが明らかになった．筆者らは，「65歳大学」という地域高齢者に対する包括的な作業療法プログラムを考案し実践してきた．このプログラムは，作業療法が得意とする手工芸の提供と，作業に対する動機づけに取り組み，役割と習慣を強調し，作業療法の特有な焦点を説明し，統合する枠組みである人間作業モデル（model of human occupation; MOHO）の講義と演習を通して，意味ある作業の探索や従事を支援するものである．先行研究では，QOL（quality of life）や高次生活機能に肯定的な変化が認められているが，対象者が施設入居者であることや，割り付けが無作為ではないなどの研究の限界があった．地域での保健・医療や健康増進において，根拠に基づく意思決定はますます重要になっており，上述の課題を解決するためにはランダム化比較試験（randomized controlled trial; RCT）を実施する必要性があると考えられた．その結果を「地域で生活する健康な高齢者に対する健康増進・障害予防作業療法プログラム（65歳大学）の効果に関する予備的研究」として発表した．

b. 例2の場合

> **例2**
> 高齢期障害の講義のなかで，これまでの作業療法ではさまざまな方法が用いられていることを学んだ．「どのような方法が効果があるのか」と疑問をもった．

篠原，山田[3]は1986〜2006年の文献検討を行い，作業療法ではどのような理論が用いられてきたのかを調べた．しかし，脳卒中維持期の人に対して，どのような方法が効果的かは明らかではなかった．脳卒中になった人は発症から6か月が過ぎると，運動麻痺などの機能障害の回復が安定すると考えられている．この脳卒中維持期の人に対して，どのような作業療法を行えば効果的であるのかという疑問をもった．

この疑問を解決するために，「MOHO」という理論に注目し，この理論を用いた作業療法と，「MOHO」以外の理論を用いた作業療法を，介護老人保健施設に入所中の脳卒中維持期の対象者に実施し，これら2種類の作業療法の効果を実験的に検討する研究を行えば，この疑問が解決されるのではないかと考えた．

その結果，「脳卒中維持期の対象者に人間作業モデルを用いた実験群とそれ以外の理論を用いた統

制群の作業療法効果の比較検証」という題名をつけて発表した．

2 著者名，所属の表し方

著者名，所属の名称（英文を含む）については，邦文では特に問題にならないと思われるが，資格名の略語であるOTR（occupational therapist, registered）や学位名を入れるかどうかなどは，その雑誌などに掲載されている「執筆要項」や他の論文の書き方をみて，そのとおりにならう必要がある．特に問題となるのは所属の英文名であろう．たとえば，筆者が以前に勤務していた「首都大学東京健康福祉学部作業療法学科」は文部科学省に報告してある英文名では「School of Occupational Therapy, Faculty of Health Sciences, Tokyo Metropolitan University」となる．また，「秋田大学医学部保健学科作業療法学専攻」は「Department of Occupational therapy, School of Health Sciences, Akita University」となる．

ここで注意する必要があるのは，学部名を示すためにFacultyとSchoolという異なる用語が用いられていること，また，Scienceという用語は複数形になっていることである．これらはいずれも各大学で検討された正式名称なので，当然のことながらその表記に従う必要がある．したがって，自分の所属の正式な英文名称をきちんと知っておく必要がある．

「○○記念病院」などの場合，○○ Kinen Hospitalなのか，○○ Memorial Hospitalなのかといったこともある．最近，多数の作業療法士が働くようになった「介護老人保健施設」の英文名は，日本リハビリテーション医学会の用語集[4]では，Facility of Health Care Services for the Elderlyとなっている．しかし，それぞれの施設が独自に英文名を決めていることもあるので，計画書や報告書にはその名称を用いる必要がある．

3 緒言とその表し方

「緒言」や「はじめに」という部分では，まず，研究疑問（問題）を説明する必要があるが，それは，①答えられること，②検証可能であること，③解決する必要があること，④未解決であることほど意義があり，①，②のためには研究命題，概念の操作的定義が必要となり，③，④については，すでに公表された文献の検討が必要となることは，すでに第1章III「研究疑問を立てること」（☞33ページ）で述べた．

研究疑問をそのまま述べるよりも，なぜそのような疑問をいだいたのかという背景を説明するほうが，説得力を増す場合が多い．

なお，以下の引用文中に「（文献）」となっている部分は文献が示されていることを表しているが，実際に記載された文献番号は省略してある．

a. 例1の場合

川又，山田，小林[2]は，地域の高齢障害者に対する作業療法はどのような方法をとり，効果はどうだったのかという問題を探る論文の「緒言」を次のような文節で書き始めている．

> 高齢化の進展や疾病構造の変化により，わが国の健康増進の重要性は増大している．2000年には，厚生省（当時）は健康寿命の更なる延長と生活の質の向上の実現を目ざした「21世紀における国民健康づくり運動（健康日本21）」を策定したが，作業療法もその役割を担うことが期待されている（文献）．健康増進において，作業療法士を含めた保健・医療専門職の取り組みの現状を明らかにするために，筆者らは2000年から2009年までの高齢者に対する健康増進の取り組みに関する文献レビューを行った（文献）．その結果，作業療法士による介入は，花岡ら（文献）による転倒・認知症予防プログラムと川又ら（文献）による予防的・健康増進プログラムなどが散見されるだけで，健康増進への作業療法士の関与は非常に少ないことを明らかにした．（中略）

このように記述することで，着想のきっかけは高齢社会が進行するなかで，予防の重要性が高まっているにもかかわらず，作業療法は十分に貢献できていないと述べている．この段階で十分な文献研究を行い，なぜ研究する必要があるのかについての妥当性を示す必要がある．紙面の都合上，途中の内容を割愛したが，中略の部分では，わが国の取り組みに比べて，海外では新しいエビデンスが生成されていることを示し，わが国において研究を行うことの可能性と価値について述べている．

次いで，以下のように続けている．

> 本邦では，筆者らがLifestyle Redesignとは異なる形で，包括的な作業療法プログラムを考案し実践してきた（文献）．このプログラムは，作業に対する動機づけに取り組み，役割と習慣を強調し，作業療法の特有な焦点を説明し，統合する枠組みである人間作業モデル（Model of Human Occupation：以下，MOHO）（文献）の講義と演習を通して，意味ある作業の探索や従事を支援するものである．先行研究（文献）では，QOLや高次生活機能に肯定的な変化が認められているが，対象者が施設入居者であること（文献）や，割り付けが無作為ではない（文献）などの研究の限界があった．地域での保健医療や，健康増進において，根拠に基づく意思決定はますます重要になっており（文献），上述の課題を解決するためにはRCTを実施する必要性があると考えられた．

この段落では，先行研究の成果と解決できなかった課題を述べることで，新たに研究を行うことの意義をより明確にしている．具体的には，先行研究で明らかになった研究デザイン上の課題を解決することで，予防・健康増進領域における作業療法サービスの高いエビデンスを提供できる可能性が述べられている．

こうした研究疑問の提起に続いて，本研究の目的を次のように示している．

> したがって本研究の目的は，地域で生活する健康な高齢者を対象にRCTを実施し，MOHOに基づく健康増進・障害予防プログラムがQOLに与える効果を検討することである．

この部分では，①どのような対象に，②どのようなデザインで，③どのような指導を行い，④何を比較するのかを明らかに示している．すなわち，この研究では，①地域で生活する健康な高齢者に，②RCTによって，③MOHOに基づく健康増進・障害予防プログラムを行い，④QOLに与える効果を比較するとしている．この論文の場合は記載していないが，⑤比較対象を示す必要があるかもしれない．

また，この研究では目的を「MOHOに基づく健康増進・障害予防プログラムは対照群に行うプログラムに比べてQOLに高い効果を与える」としており，それが研究仮説であることを示唆している．しかし，研究仮説として具体的に述べたほうが読者にとってはわかりやすいかもしれない．

研究疑問は，①答えられること，②検証可能であること，③解決する必要があること，④未解決であることほど意義があるとしたが，「はじめに」の部分では，これらが明確に示されていると考えられる．①，②のためには研究命題概念の操作的定義が必要であるが，この研究は仮説検証型であるため，操作的定義づけを必要とする用語があれば行うべきである．しかし，そのような用語は特にみられないために，ここでは特になされていない．Lifestyle RedesignやLife Mattersといった用語が出てくるが，それらの用語は論文を読み進めるうちに了解されてくる．

b. 例2の場合

篠原，山田[3]は，介護老人保健施設に入所中の脳卒中維持期の対象者にMOHOを用いた作業療法と，それ以外の理論を用いた作業療法を実施し，その効果を比較，検討する論文の「はじめに」を次のような文章で書き始めている．

国際生活機能分類(International Classification of Functioning, Disability and Health. 以下, ICF)は, 生活機能を, 心身機能・身体構造, 活動と参加を包括する用語であり, 個人とその人の背景となる因子(個人因子と環境因子)との相互作用のうちの肯定的側面を示すと定義している. この生活機能の否定的側面は生活機能障害と呼ばれ, それをもたらす原因疾患の1つが脳卒中である. 脳卒中は, わが国の老年期障害分野における作業療法(Occupational Therapy, 以下, OT)の対象疾患の第1位を占めている. また, 介護老人保健施設では, 一般に脳卒中の発症から6か月が経過した維持期の対象者が主体となるといわれている.

　この段落では, 「生活機能障害」と脳卒中とのかかわりや, 作業療法の対象疾患という点からみた脳卒中の現状と介護老人保健施設に入所中の脳卒中の対象者の特徴を説明している.

　これらの説明は, 読者に後述する研究の目的や意義とのつながりを理解してもらうためである. また, 「生活機能障害」について知らない読者にこの意味を理解してもらうためには, 冒頭のように「国際生活機能分類」の「生活機能」の定義を示す必要がある.

　ところで, 鎌倉が1990年代は医学モデルから作業行動学モデルへの転換がはっきり口に出されるようになった時期であると述べているように, 近年, 作業療法で用いるべき概念的実践モデルとして, 作業行動に基づくMOHOやカナダ作業遂行モデルが提案されている. MOHOは, アメリカの作業療法士Kielhofnerらによって, 1980年に開発された概念的実践モデルであり, 環境と人間の作業に注目し, 意志, 習慣化, 遂行, 環境の4つの要素の交流をダイナミックな全体として捉える概念である. 筆者らは1986年から2006年6月までの「作業療法」のほか2つのOT関連雑誌に掲載されている141件の脳卒中に関連した研究を対象に, 作業療法実践で用いられた理論的知識に関する枠組みを分類し, 検討した. その結果, MOHOの枠組みを用いた研究は, リハビリテーション, 生体力学, 行動学, 神経発達などの理論的枠組みを用いた研究に比べて少ないが, わが国では1996年以降に用いられ始めたことが明らかになった. また, 介護老人保健施設に入所中の脳卒中維持期の対象者にMOHOを用いた研究論文としては, 2つの事例研究があったが, 比較研究はなかった.

　この段落では, 近年, わが国で注目され, 用いられている「MOHO」について読者に理解してもらうために, その定義を説明している. また, 篠原と山田が行った文献研究[5]を紹介し, 2006年までのMOHOの研究の動向や, 介護老人保健施設で脳卒中維持期の人に実施されたMOHOを用いた作業療法の研究の現状を説明している. これらの説明によって, この研究で用いる「MOHO」の理解を深めることができ, この理論を用いた研究がどのように行われてきたのかという背景を示すことで, この研究がこれまでに行われていない研究で, 独創的であることを強調している.

　「はじめに」では, この研究の目的と意義を以下のようにまとめている.

　本研究では, 介護老人保健施設に入所中の脳卒中維持期の対象者に, MOHOを用いた作業療法とそれ以外の理論を用いた作業療法を実践し, 各々の効果を検証するとともに, これら2つの作業療法の効果を比較することを目的とした. 本研究によって, MOHOを用いた作業療法とそれ以外の理論を用いた作業療法が対象者の生活機能障害の改善に有用かどうかを実験的に検証し, 明らかにできると思われる.

　この段落では, この研究が作業療法の2つのアプローチの効果の検証と比較を目的としていることと, そのことを実験的に検証するという意義をもつことを説明している. なお, この研究は作業療法の効果の検証を目的としているので, 仮説検証型の研究である.

　以上のように, この研究の「はじめに」は「生活機

能障害と脳卒中とのかかわり」「作業療法の対象疾患という点からみた脳卒中の現状」「介護老人保健施設に入所している脳卒中の対象者の特徴」「MOHOの定義やMOHOを用いた過去の研究状況」を解説したのちに，「研究の目的と意義」をまとめるという形式をとっているが，これは研究の目的や意義を論理的に組み立てて，読者に説明するための手段であるといえる．

4 方法の選び方とその表し方

「方法」では，研究デザインや研究の類型（☞62ページ），対象（性質と数），変数と操作的定義，測定法（道具や装置），データ分析方法などを示す必要があることはすでに述べたとおりである．

まず，緒言で示した研究目的を達成するために，どのような研究デザインを採用するのかを示す必要がある．

a. 例1の場合

川又，山田，小林[2]は方法を次のように書いている．

> **1. 研究デザイン**
> 本研究は，対象者を実験群と対照群に無作為に割り付け，介入前後に効果測定を実施する無作為化群間比較デザインとした．

この研究で明らかにしたいことは，実験群のプログラムの効果である．したがって，その目的を達成するために最適な研究デザインはRCT（文中は無作為化群間比較デザイン）を用いたことが示されている．RCTの報告については，国際的な指針であるCONSORT声明[6]では，RCTを行った場合は明確にタイトルに示すようにすすめている．

> **2. 対象者**
> 研究の対象者は東京都荒川区，豊島区，兵庫県神戸市に在住する健康な高齢者87人（男性16人，女性71人）であった．地区ごとの内訳は，荒川区29人，豊島区36人，神戸市22人であった．最終的な分析対象者は63人であり，その内訳は荒川区19人，豊島区26人，神戸市18人であった．

研究の対象者は，①どのような対象を，②どのような手順で，募集し，選択し，割り付けたのか示す必要がある．川又，山田，小林[2]は，上述のように対象者を説明している．

> **3. 手続き**
> 新聞の折り込み広告等で参加を募り，各地区で単純無作為抽出法を用いて，サイコロで無作為に実験群，対照群に割り付けた（図）．対象者の募集と割り付けは第3筆者が行った．

手続きでは，まず新聞のチラシを用いて多くの地域で幅広く募集し，募集した対象者をランダムに割り付けた手順が示されている．同時に，除外基準や中断の基準を明確に示すことも重要である．募集から分析までの人の動きを示すためには，フローチャートを用いると読者が研究の流れを理解するのに役立つ（図1）．この研究は，このあとに行う予定の研究の予備的な研究であるため示していないが，対象者数の設定の根拠を示すことは重要である．ここで詳しく述べないが，成書を参考にサンプルサイズの計算を行い，対象者を募集する必要がある．

引き続き，研究の手順として，実験群と対照群（下の文中の活動群）に行ったプログラムの概要を以下のように示している．

> 実験群は，先行研究（文献）で行ったMOHOに基づく健康増進・障害予防作業療法プログラム（以下，MOHOプログラム）を改変したものを実施した．MOHOプログラムは2部構成となっていた．（中略）実験群，活動群ともに，2008年6月から2009年4月にかけて，1回120分，月2回の頻度で，全15回を筆者らが分担して実施した．

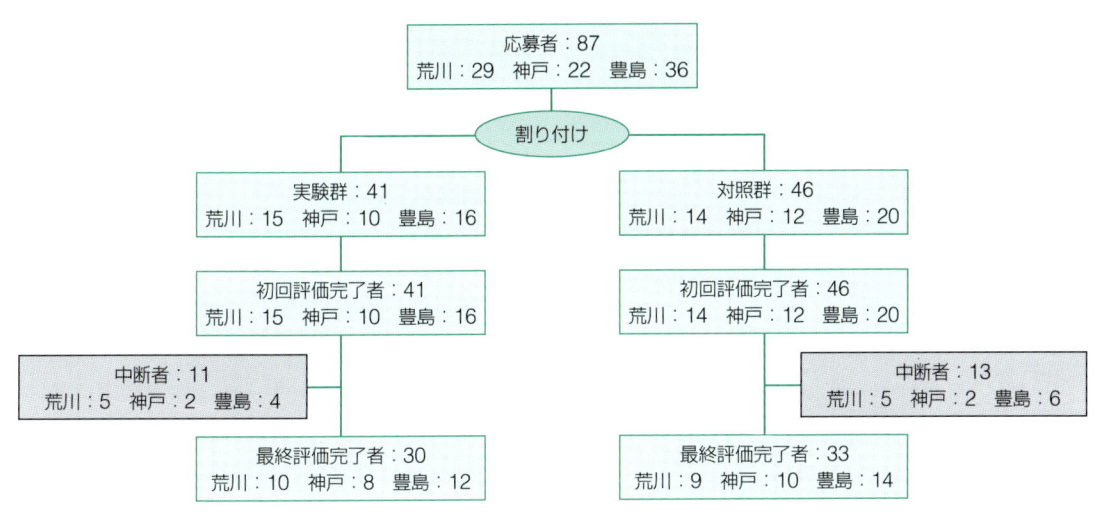

```
                    応募者：87
                荒川：29 神戸：22 豊島：36
                         │
                       割り付け
          ┌──────────────┴──────────────┐
    実験群：41                      対照群：46
  荒川：15 神戸：10 豊島：16      荒川：14 神戸：12 豊島：20
          │                              │
  初回評価完了者：41              初回評価完了者：46
  荒川：15 神戸：10 豊島：16      荒川：14 神戸：12 豊島：20
          │                              │
     中断者：11                      中断者：13
  荒川：5 神戸：2 豊島：4        荒川：5 神戸：2 豊島：6
          │                              │
  最終評価完了者：30              最終評価完了者：33
  荒川：10 神戸：8 豊島：12      荒川：9 神戸：10 豊島：14
```

図1　研究の流れ(数字の単位は人)

　実験群と対照群に行ったプログラムの内容とともに，頻度と期間を述べている．この部分は，読者がそのプログラムやセラピーの内容を再現できるのか判断するのに重要な部分であるため，明確に述べる必要がある．

　次に測定の項目では，プログラムの事前と事後に行った測定の詳細が以下のように述べられている．

3．測定
(1) 基本属性

　事前測定時に，基本属性の情報に関するフェイスシートへの記入を求めた．項目は，年齢，性別，配偶者，治療中の疾患，過去1年間の入院歴，外出頻度，近所・友人および家族・親戚との交流頻度，散歩・体操習慣，グループ活動への参加とした．分析に際して，外出頻度については，ほぼ毎日/週4回から5回/週2回から3回を「外出あり」，週1回以下/ほとんどないを「外出なし」とした．近所・友人および家族・親戚との交流頻度については，週2回以上/週1回を「交流あり」，月2回から3回/月1回/月1回未満を「交流なし」と再分類した．

　測定の項目では，プログラムの事前測定で行われた基本属性のアンケート項目を述べている．こ こでは，文献研究で集めた先行研究で調べられている項目を参考に選定することが必要である．本研究でも，疾患の有無，入院歴，外出頻度，ソーシャルサポートの状況が高齢者のQOLの交絡因子になることが予測されたので，基本属性として調査項目に加えた．

　以下の効果測定では，事前と事後の時期に測定し，プログラムの効果を比較するための項目の紹介である．基本属性と同様に，項目の選定にあたっては十分な文献研究を行うことが重要である．

(2) 効果測定

　事前測定および事後測定時に，効果測定の各測定用紙に回答を求めた．必要に応じて作業療法士が援助した．QOLは，MOS 36-Item Short-Form Health Survey (以下，SF-36)(文献)，WHO Quality of Life 26 (以下，QOL26)(文献)，生活満足度指標Z (Life Satisfaction Index Z；以下，LSI-Z)(文献)，および老研式活動能力指標(Tokyo Metropolitan Institute of Gerontology-Index of Competence；以下，TMIG-IC)(文献)を用いて測定した．

　SF-36は，身体機能 (Physical function-ing；以下，PF)，日常役割機能・身体 (Role physical；以下，RP)，身体の痛み (Bodily pain；以下，BP)，全

般的健康感(General health perceptions；以下，GH)，活力(Vitality；以下，VT)，社会生活機能(Social functioning；以下，SF)，日常役割機能・精神(Role emotional；以下，RE)，心の健康(Mental health；以下，MH)の8つの下位尺度を導き出し，評価することができる．SF-36は国民標準値換算得点を採用し，得点が高いほど健康関連QOLが高いとされる．

ここでは，効果測定で用いられた尺度の①出典，②主な測定内容，③結果をどのように読み取るのかが述べられている．ここで用いる尺度は，前述のとおり先行研究を参考にするのが望ましいが，それ以外の尺度を用いる場合には，その尺度の妥当性および信頼性の検討を行っているかが重要であり，その旨を論文中に示すことが必要である．

これらの尺度をどのように統計的に処理したのかは，以下の分析の項目に示してある．

4. 分析
(1) 分析項目
本研究の目的は，実験群で実施したプログラムの効果を検討することであるため，実験群と対照群を比較する前に，まず，対照群の2つの群（活動群，無治療群）について事後測定値から事前測定値を引いて算出した変化量の比較を行った．

次に，介入の効果を検討するために，実験群，対照群の各効果測定値の変化量（事後測定値から事前測定値を引いて算出）の比較，それぞれの群内での事前－事後測定値の比較を行った．

まず「(1) 分析項目」では，分析の大まかな流れが示されている．この研究の主な検討項目は実験群と対照群とを比較することであるため，事後測定値から事前測定値を差し引いて算出した「変化量」という概念を用いる必要があり，その説明が加えられている．また，補助的な意味合いで，実験群と対照群のそれぞれの群内の前後比較も行っているので，その旨が述べられている．

(2) 統計的検定
基本属性の比較は χ^2 検定もしくは Fisher's exact 検定を用いた．2群比較では t 検定，Mann-Whitney U-test, Wilcoxon signed rank test を用い，危険率5%未満を有意差ありとした．データ解析にはSPSS 17.0J for Windows を用いた．

「(2) 統計的検討」では，(1)の項目をどのような統計的手法で分析したのかを述べている．① t 検定などの具体的な統計手法，②仮説検定における第1種の過誤を犯す確率 α の設定，③ SPSS 17.0J for Windows などのソフトウェアを示している．②は通常0.05未満に設定されており[5]，この研究でも0.05未満を採用している．

5. 倫理的配慮
研究同意書で，研究の途中に負担を感じた場合はいつでも参加中断してよいこと，参加を中断・拒否しても不利益がないこと，プライバシーが厳重に守られることを記載し，同意が得られた人を対象者とした．なお本研究は，首都大学東京荒川キャンパス研究安全倫理委員会の承認を得て実施した（承認番号08021）．

研究は基本的に研究者が所属する施設の倫理委員会での承認を受けていることが望ましい．その際，提出した計画書を参考に，配慮した内容の概要と，承認番号などを示している．

b. 例2の場合
篠原，山田[3]の研究では，方法を次のような「見出し」をつけて書いている．以下に，これらの4つの「見出し」の記述を部分的に取り上げる．
1. 対象者
2. 作業療法評価の方法
3. 作業療法実践の方法
4. 分析方法

1. 対象者
対象者は，介護老人保健施設に入所中の脳卒中維

持期のクライエントとした．ただし，維持期を「発症から6か月以上，3年(36か月)未満の期間」と操作的に定義した．（中略）

この条件に適合する対象者を担当する作業療法士を募集するために，2006年12月に東京で行われた人間作業モデル事例検討会に参加した54名の作業療法士とWAM NET（文献）に登録された1都2県43施設の作業療法士，およびA大学大学院の作業療法学生や教員に紹介された1都4県11施設の作業療法士の合計108名に，研究協力依頼文書を送付した．この文書には，対象者の条件，評価と作業療法実践の方法および対象者の募集と作業療法実践の依頼という内容を示した．（中略）

こうした募集により協力が得られた作業療法士に筆頭筆者が連絡を取り，以下の方法で作業療法士を実験群と統制群の2群に分けた．実験群は人間作業モデル事例検討会等を複数回受講した経験があり，臨床場面で人間作業モデルを用いており，本研究の作業療法実践に人間作業モデルを用いると答えた作業療法士の群とした．統制群は人間作業モデルを良くは知らないし，用いていないと答えた作業療法士の群とした．次に，各作業療法士には作業療法士が担当しているクライエントに対し，本研究で行う評価と作業療法実践の方法および倫理的配慮を書いた文書を示すとともに，協力内容の説明を依頼した．なお，この説明文書と研究同意書は，筆頭筆者が各作業療法士に送付した．この説明を受けて研究参加を希望し，研究同意書に参加の同意が得られた全例を作業療法士から対象者として推薦してもらい，作業療法士が属する群に割付けた．

この研究では，対象者を「介護老人保健施設に入所中の利用者で，脳卒中を発症後に維持期を迎えているクライエント」とし，維持期の期間も操作的定義に基づいて範囲を設けている．このように，研究の目的によって対象者の条件を明確に示すことがポイントである．また，この研究に協力してくれる作業療法士と対象者の募集をどのような手順で行ったのかを解説するとともに，2種類の作業療法を実施するグループ（実験群と統制群）をどのような方法によって構成したのかを説明している．

次に，篠原，山田[3]の研究では，「作業療法評価の方法」を以下のように示している．

2. 作業療法評価の方法

各作業療法士には，以下に示す評価を作業療法実践前と実践約3か月後の2回実施し，その結果の報告を依頼した．両群に共通する評価は，リハビリテーション総合実施計画書にある日常生活等の19項目の「できるADL」と「しているADL」，WHO QOL26，改訂長谷川式簡易知能評価スケールであった．また，実験群には，作業に関する自己評価改訂第2版，NPI興味チェックリスト，役割チェックリストを加えた．

「できるADL」と「しているADL」は対象者の生活機能における活動の水準を，WHO QOL26は生活機能における参加（文献）の水準を調べる目的で選択した．また，「できるADL」と「しているADL」は19項目のADLの自立，監視，介助，全介助，行わずという5つの水準を4点から0点の5段階で評定し，各々のADLの合計点を算出した．WHO QOL26は身体，心理，環境，社会的関係の4領域24項目の質問に生活の質全体を問う2項目の質問を加えた全26項目で構成されている．（以後，省略）

「作業療法評価の方法」では，研究者らが誰に，いつ，どのような頻度で，何回，評価を依頼したのかを説明するとともに，評価法の種類とその評価法を選択した理由およびその評価法の概要を解説している．また，2つのグループ（実験群と統制群）で実施する評価の共通点と相違点を示し，各グループで行う評価の違いを明確にしている．

次に，「作業療法実践の方法」については，以下のように示している．

3. 作業療法実践の方法

作業療法実践の共通条件として，①作業療法の目標を「ADLと生活の質の維持と改善」とすること，②作業療法実践を「週2回，1回につき最低20分以上30分未満，約3か月間」という条件で行うこと，③3か月以内に施設からの退所が決定した対象者は，退所前日までに実践後の評価を実施して終了とする

こととした．（中略）

これらの共通条件を各作業療法士に説明し，以下に示す方法で作業療法実践を依頼した．また，作業療法実践終了後，作業療法の実施回数と実践内容の報告を依頼した．実験群には「意志，習慣化，遂行，環境の4つの要素の交流をダイナミックな全体として捉える」という人間作業モデルを用いた作業療法実践を，統制群には作業療法士が個々に計画した人間作業モデル以外を用いた作業療法実践を依頼した．人間作業モデルの概念を反映した作業療法を計画し，実践していることを確認するために，講習会等で人間作業モデルを教授し，人間作業モデルの知識や技術の活用に精通している第2筆者が，月2回の頻度で実験群の作業療法士が勤務する老健を訪問し，以下に示すスーパービジョンを行った．すなわち，作業に関する自己評価改訂第2版やNPI興味チェックリストなどの人間作業モデルの評価法を適切かつ有効に用いること，人間作業モデルの4つの要素の状態やそれらの交流を適切に捉えること，4要素の交流を最大限に促進する作業療法を計画し，実践することであった．（以後，省略）

「作業療法実践の方法」では，作業療法を実施するうえで2つのグループ（実験群と統制群）の共通点と相違点を詳しく説明している．特にMOHOを用いるグループ（実験群）では，MOHOという理論をどのように用いて作業療法に反映させるのかということを詳しく解説している．このような解説によって，2つのグループで実施を依頼した作業療法がどのような特性をもち，異なっているのかを強調することができる．

最後に，「分析方法」は次のように説明されている．

4. 分析方法

分析は，①両群の作業療法実践前の「できるADL」と「しているADL」およびWHO QOL26の評価結果，②各群の「できるADL」と「しているADL」およびWHO QOL26の利得（作業療法実践前後の評価結果の差），③両群の作業療法実施回数の平均，「できるADL」と「しているADL」およびWHO QOL26の利得の差を，検定した．①と②は，2種類の作業療法実践が対象者のADLと生活の質に有意な改善を示したかどうかを調べるために実施した．また，③の検定は，2種類の作業療法実践のうちのどちらが対象者のADLと生活の質により大きな改善を示したかを調べるために実施した．統計的分析にはカイ2乗検定，Mann-Whitney検定，Wilcoxonの符号付き順位検定，t検定を用いた．統計ソフトウェアはSPSS 15.0Jを用い，有意水準は危険率5%とした．（以後，省略）

「分析方法」では，①～③の分析方法と分析を行う目的を説明し，各分析で用いる検定方法と統計ソフトウェアを紹介している．このような説明を行うことによって，おのおのの分析がどのような意味をもち，どのような手法で行われたのかを明確にすることができる．

最後に，本研究でも研究倫理審査を受けていることを示している．

なお，本研究は，首都大学東京健康福祉学部研究安全倫理審査委員会の承認（受理番号06090）を得て実施された．

5 結果とその表し方

「結果」では，データを提示し，分析する．方法に従って得たデータを方法で示した分析法によって分析し，必要な情報を整理して示すことが重要である．

a. 例1の場合

川又，山田，小林[2]は，文献研究の方法に従って結果を次のように書いている．

1. 対象者，2つの対照群

最終的に基準を満たした対象者数は63人であった．その内訳は実験群30人（男性5人，女性25人），平均年齢72.3±4.7歳，活動群19人（男性2人，女性17人），平均年齢71.7±3.8歳，無治療群14人

(男性4人，女性10人)，平均年齢73.6 ± 4.9歳であった．中断者24人の中断理由は，確認していないため不明であった．
(中略)
その結果，実験群30人(男性5人，女性25人)，平均年齢72.3 ± 4.7歳，対照群33人(男性6人，女性27人)，平均年齢72.6 ± 4.3歳であった．

方法の対象者の説明で，募集から分析までの人の動きを示すフローチャート(図1 ☞ 153ページ)の必要性を述べたが，この研究では，結果の部分でさらに詳しく説明を加えている．

最終的な分析対象者の記述統計量(平均値や標準偏差)と，検定の結果を述べる．

2. 介入前群間比較

基本的なADL(歩行，食事，排泄，入浴，更衣)はいずれの群の対象者もすべて自立していた．治療中の疾患について，脳血管疾患の者は認められなかったが，実験群と対照群のそれぞれの群で，約3分の1の対象者が高血圧や関節疾患の治療を受けていた．配偶者の有無については，それぞれの群で約半数の対象者は配偶者がいなかった．以上の基本属性については，いずれの項目にも2群間で有意な差は認められなかった．効果測定項目においても有意な差は認められなかった．

上では，介入前に2つの群間に基本属性に有意な差がなかったかどうか説明している．この研究では，無作為に2群に対象者を割り付けているが，基本属性の比較で，あらためて2群間に差がなかったことを示している．また，有意差の有無だけでなく，対象の概略を説明している．事前測定時に2群間に差がなかったことを示したのちに，各群内でのプログラム前後の比較結果を以下のように述べている．

3. 群内前後比較

実験群では，SF-36のRP，VTを除いた項目は事後測定値が高いかもしくは変化がなかった．特にQOL26の環境領域およびLSI-Zは，事後測定値が有意に高かった(順に $p < .05$, $p < .01$)．

対照群では，SF-36のGH，SF，RE，LSIZ，TMIGICの総合，社会的役割の6項目以外は，事後測定値の方が低いか変化がなかった．特にSF-36のRP，BP，QOL26の心理領域はすべて事後測定値が有意に低かった($p < .05$)．TMIG-ICは，両群ともに，総合得点と下位尺度得点の全てが天井効果を示していた．

4. 介入後変化量の群間比較

変化量の比較では，全18項目中13項目が実験群の変化量が大きいか，低下の程度が小さかった．特にSF-36のBP，QOL26の心理的領域，そしてLSI-Zの3項目では有意差が認められた(順に $p < .01$, $p < .05$, $p < .01$)．SF-36のBP，QOL26の心理的領域については，実験群が正の変化に対し，対照群が負の変化を示し，LSI-Zはどちらの群も正の変化であったが，実験群の変化量の方が大きかった．

以上は効果測定の比較結果の部分である．ここでは結果のすべてを述べるのではなく，有意差があった項目を中心に，あとの考察につながるようにデータの分析結果をまとめる必要がある．グラフを用いることは，読者に効果的に結果を示すために必要である．この研究では有意差の有無とその有意水準だけ言及されているが，検定等計量について得られた検定量・値などの項目も含めるよう推奨[6]されており，詳細はAPA(American Psychological Association，米国心理学会)のマニュアル[7]を参照されたい．

b. 例2の場合

篠原，山田の研究[3]では，結果を次のように書いている．

2006年12月から2007年10月までの募集期間内で協力が得られた施設は5施設で，実験群の作業療法士は筆頭筆者を含めた2名で対象者が8名，統制群の作業療法士は6名で対象者が9名，合計は作業療法士が8名で対象者が17名であった．(中略)

> 　対象者の基本属性と作業療法士の臨床経験年数は，両群の間に有意差はなかった（表）．作業療法実践前の「できるADL」と「しているADL」およびWHO QOL26の評価結果は，両群の間に有意差はなかった．作業療法実施状況は，両群の間に作業療法実施回数に有意差はなかった．各群の利得は，実験群では「できるADL」と「しているADL」およびWHO QOL26の3つの全ての利得が正となり，これらの全ての利得が有意（$p < .05$）に高かった．統制群では，「できるADL」と「しているADL」およびWHO QOL26の「生活の質の全般」「身体的領域」「心理的領域」「全領域の平均」の利得が正となったが，「しているADL」の利得だけが有意（$p < .05$）に高かった．また，両群の利得の比較では，統制群に比べて，実験群の方が，WHO QOL26の「社会的関係」「環境」「全領域の平均」で有意（$p < .01$）に高く，「生活の質の全般」と「身体的領域」「心理的領域」でも有意（$p < .05$）に高かった．

　まず，実験群と統制群の2つのグループごとに，研究協力が得られた作業療法士と対象者の人数，合計人数を説明している．どのような研究であっても，標本数を示すことが必要であるが，篠原と山田の研究は2つのグループを実験的に比較する研究であることから，各グループの結果を詳しく説明している．

　次に，分析方法に基づく結果を説明している．

　第1に，対象者の基本属性や作業療法士の臨床経験年数に，各グループ間に違いがあったのかを説明している．たとえば，対象者の基本属性は，各グループの対象者の平均年齢や男女の割合などの8項目の情報を表に示し，「有意差はなかった」と説明している．

　第2に，作業療法の実施前の評価結果について，2つのグループで比較した分析結果を説明している．これは，上述の分析方法①に基づく結果である．この説明では，実施前の「できるADL」や「しているADL」などの評価結果は，2つのグループで有意差がなかった．したがって，上述した対象者の基本属性や作業療法士の臨床経験年数の結果と合わせて考えると，作業療法実施前の2つのグループには大きな違いがなかったと理解できる．

　第3に，分析方法③に基づき，2つのグループの作業療法の実施回数を比較した結果を説明し，2つのグループに差がなかったことを示している．なお，ここまでの説明は，2グループ間で有意差がなかった結果をまとめている．

　第4に，分析方法②と③に基づく結果を，「利得（作業療法実施前と実施後の差）」という点に注目して説明している．まず，分析方法②に基づき，各グループ内の利得の分析結果を説明している．この説明にある「利得が正になった」ということは，作業療法実施前と実施後の評価結果（各評価の得点）の差が正の値となったことを意味し，言い換えれば，作業療法実施前に比べて実施後の評価結果（各評価の得点）が増えたということ意味している．また，「利得が有意（$p < .05$）に高かった」ということは，分析方法の説明にあった「危険率5％未満」の有意水準を満たしたことを意味する．これを言い換えれば，作業療法実施前に比べて実施後の評価結果（各評価の得点）が，偶然ではなく必然的に増えたことを意味している．

　最後に，分析方法③に基づき，2つのグループの利得を比較した結果を説明している．この説明では，どちらのグループが，どの評価項目の利得において，有意な差（違い）を示したのかを述べている．以上のように，この研究は2つのグループを実験的に比較する研究であることから，統計的に算出された分析結果を示し，2つのグループの違いを明確に説明していることが理解できる．

6 考察とその表し方

　「考察」は，一般に，論文全体の半分近くの長さになることが多い．考察では，冒頭で示した研究仮説が採択されたのか否かを，結果に基づき述べることが中心となる．

　また，今後に残された解決すべき問題を示して，

研究継続の可能性を示すことも必要である．

a. 例1の場合

川又，山田，小林[2)]では，以下のように述べている．

> **1. MOHO プログラムが QOL に与えた影響**
>
> 本研究の結果より，実験群で実施した MOHO に基づく健康増進・障害予防プログラムには，QOL のうち，特に身体の痛みに関するものや心理的領域，生活満足度に肯定的な変化を与える効果があることが認められた．つまり，MOHO についての講義と演習を通して，意味ある作業を探索し，それに従事することは，痛みによる日常生活上の制限を軽減し，生活満足度の向上に効果があることが明らかになった．生活満足度の向上は，先行研究の結果を支持するものであり（文献），また，対象者の規模を拡大し，RCT として実施したことで，その効果がより明確となった．以下，変化量の比較で有意な差が認められた QOL26 の心理的領域，LSI-Z，そして SF-36 の BP の3つの項目について考察を進める．

上の冒頭で，はじめに立てた研究仮説が採択されたことを述べている．起承転結のフレームワークに従って，最後に仮説が採択されたか否かを述べることもできる．しかし，冒頭で明確に示したほうが，より多くの情報を迅速に収集しなければならない読者にとっては親切である．この研究では，「MOHO に基づく健康増進・障害予防プログラムは対照群に行うプログラムに比べて QOL に高い効果を与える」という研究仮説が採択されたので，結果や文献の情報を用いて客観的に解釈を述べている．この研究では十分にできなかったが，自分の考えを支持するものだけではなく，反対の立場を示す文献を適宜活用し，論点を明確にすることも有効であろう．

研究仮説が採択されたか否かだけでなく，研究の限界についても考察する必要がある．この研究では以下のように述べている．

> **3. 今後の課題**
>
> 変化量の比較において，実験群と対照群との間には効果測定項目の18項目中15項目には有意な差が認められなかった．この原因として，上述した TMIG-IC の天井効果の問題と，対象者数が少なく，十分効果を検出できなかった可能性が考えられる．今後は適当なサンプルサイズの計算を行い，必要数を満たすことが課題である．

対象者の項で述べたが，この研究は予備的研究であるため，サンプルサイズが十分でないことが述べられている．研究の限界はただ羅列するだけだと，何のために研究をしたのかわからなくなり，ここまで読み進めた読者に対しても不親切である．次の研究に生かされるような項目をピックアップし，明確な解決策を提示することが必要であろう．ここでは適正なサンプルサイズによる研究が必要であることを述べている．

b. 例2の場合

篠原，山田の研究[3)]では，考察に次のような「見出し」をつけて書いている．

1. 生活機能障害の改善に関する作業療法実践の効果について
2. 両群の作業療法実践の効果の違いとその要因について
3. 本研究の結果の妥当性と信頼性について
4. 研究デザインと用いた理論について

以下では，この研究の目的と意義に最も関与している考察である「生活機能障害の改善に関する作業療法実践の効果について」を取り上げて解説する．

> **考察**
> **1. 生活機能障害の改善に関する作業療法実践の効果について**
>
> 本研究の結果では，実験群の「できる ADL」「している ADL」および WHO QOL26 の利得と，統制群の「している ADL」の利得が有意（$p < .05$）に高かったことから，人間作業モデルに基づく作業療法実践

はADLとWHO QOL26で評定可能な全領域（「生活の質の全般」「身体的領域」「心理的領域」「社会的関係」「環境」「全領域の平均」）の主観的QOLの改善のために役立ち，作業療法士が個々に計画した人間作業モデル以外の作業療法実践は「しているADL」の改善に有用であると考えられた．さらに，統制群に比べて実験群の方が，WHO QOL26の「社会的関係」「環境」「全領域の平均」で有意（$p < .01$）に高く，「生活の質の全般」「身体的領域」「心理的領域」でも有意（$p < .05$）に高かったことから，作業療法士が個々に計画した人間作業モデル以外の作業療法実践に比べて，人間作業モデルに基づく作業療法実践はWHO QOL26で評定可能な主観的QOLの改善に，より有用であったと思われる．

ところで，上田は1990年代にQOL重視の視点が確立されたことで，ADL（生活）を超えて，人生という視点が医学の世界に導入されたと述べている．また，大川は，生活機能の心身機能，活動，参加は，それぞれ生命，生活，人生へと言い換えることができると述べている．これらの知見から，ADLやQOLの改善が，対象者の生活や人生に反映されたと考えると，生活機能障害における活動や参加の改善に役立ったのではないかと思われる．また，実験群の作業療法実践は，WHO QOL26で評定可能な主観的QOLの改善により有用であったと考えられたことから，生活機能障害における活動や参加の改善にもより役立ったのではないかと思われる．

まず，各グループの利得に関する分析結果を説明し，この結果に基づいて作業療法の効果を考察している．"実験群は「できるADL」「しているADL」およびWHO QOL26の利得が有意（$p < .05$）に高かった"という分析結果は，"実験群の「できるADL」「しているADL」およびWHO QOL26の利得が偶然ではなく，必然的に増えた"に言い換えられることから，"（実験群で行われた）人間作業モデルに基づく作業療法実践はADLとWHO QOL26で評定可能な全領域の主観的QOLの改善のために役立った"と考察している．また，"統制群は「しているADL」の利得が有意（$p < .05$）に高かった"という分析結果は，"統制群の「しているADL」の利得が偶然ではなく，必然的に増えた"に言い換えられることから，"（統制群で行われた）作業療法士が個々に計画した作業療法実践は「しているADL」の改善に有用である"と考察している．

次に，2つのグループの利得を比較した分析結果を説明し，この結果に基づいて作業療法の効果を考察している．"統制群に比べて実験群の方が，WHO QOL26の「社会的関係」「環境」「全領域の平均」で有意（$p < .01$）に高く，「生活の質の全般」「身体的領域」「心理的領域」でも有意（$p < .05$）に高かった"という分析結果は，"統制群に比べて実験群の利得の方が，WHO QOL26の全領域の利得において必然的に増えていた"ということに言い換えられるため，"（実験群で行われた）人間作業モデルに基づく作業療法実践は，（統制群で行われた作業療法士が個々に計画した作業療法実践に比べて）WHO QOL26で評定可能な主観的QOLの改善に，より有用であった"と考察している．このように，統計的に算出された分析結果に基づき，考察を行うことがポイントである．なお，ここまでの考察は"人間作業モデルを用いた作業療法とそれ以外の理論を用いた作業療法の効果を検証するとともに，これら2つの作業療法の効果を比較する"というこの研究の目的に沿って行われている．

さらに，上田と大川の知見に基づき，2種類の作業療法が対象者の生活機能の改善にどのような影響を及ぼしたのかを考察している．この考察は"人間作業モデルを用いた作業療法とそれ以外の理論を用いた作業療法が対象者の生活機能障害の改善に有用かどうかを実験的に検証し，明らかにできる"というこの研究の意義を検討するために行われている．

7 結論とその表し方

「結論」は「結語」「要約」「まとめ」などと表現される場合もあることはすでに述べたが，その研究の総括である．何を，どのようにしてきたのかを

簡単に要約し，結果の考察から総括を導き出す．

①どのような対象に，②どのようなデザインで，③どのような介入を行い，④何を比較するのかの要約と，⑤今後の課題について総括する．

a. 例1の場合

川又，山田，小林[2]は，論文の結論を次のように書いている．

> 本研究は，MOHOについての講義と演習を通して，意味ある作業の探索や従事を支援するプログラムが，地域で生活する健康な高齢者の健康関連QOLおよび高次生活機能に与える影響を検証することを目的に行った．その結果MOHOプログラムには，QOLを向上させる効果があることが認められた．これは自分の生活を見つめ，動機づけられた生活を送ることができるようになったことや集中できる作業を得たことで，身体の痛みを忘れ去ることができたことが影響したと考えられる．今後，実施個所を増やし必要数を満たすことが課題である．

前述した①～⑤に当てはめると，①地域で生活する健康な高齢者に，②MOHOについての講義と演習を通して意味ある作業の探索や従事を支援するプログラムを行い，④QOLに与える影響について比較し，⑤実施個所を増やして必要数を満たすことが課題となる．

b. 例2の場合

篠原，山田の研究[3]では，結語に代わって「本研究の限界と今後の課題」として次のように書いている．

> **本研究の限界と今後の課題について**
> 作業療法士を募集した母集団には一定の制限があり，参加した対象者も17名と少数であった．両群の作業療法士の人数にも差異があり，実験群の作業療法士には筆頭筆者が含まれていた．また，ADLの効果検証には，標準化された評価法を用いておらず，QOLの改善も，WHO QOL26で評定可能な主観的QOLだけに注目したものであった．また，対象者を担当する作業療法士に作業療法実践を依頼したことから，作業療法と対象者との具体的な関わり方などの作業療法実践状況や実践時間を十分に調査できていなかった．したがって，今後の課題としては，研究協力者の募集については，作業療法士を募集する母集団をさらに考慮して，実験群の作業療法士の人数を増やすとともに，対象者についても人数を増やすこと，評価の方法については，ADLには標準化された評価法を，QOLにはWHO QOL26とそれ以外のQOLの評価法を用いること，そして，作業療法実践については，作業療法実践状況と実践時間の調査を検討することである．

ここでは，この研究でできなかった点や，不十分であった点などの「限界」と，この限界から，今後どのようなことを行う必要があるのかという「課題」を説明している．これによって，次回に行う研究の目的や意義を検討するきっかけをもつことができる．

8 文献とその表し方

「文献」は論文に引用した文献と，参考にした文献からなる．最近では両者の境界が必ずしも明確ではなく，両者を区分せずにただ「文献」とされることが多くなってきている．

引用とは別の論文からそのままの表現を借りることで，自分の考えた文章ではない．したがって，特に借用先を明確にする必要がある．研究倫理という観点からは，他人の文章を勝手に借用することは"盗作（剽窃）"とされ，研究の価値をなくしてしまうことになる．そのため，引用した文章は文中にカギ括弧（「　」）でくくって示す必要がある．その部分の末尾に文献番号を記すか，括弧内に著者名と出版年を記す形式がとられる．

後者の方式はAPA方式と呼ばれるもので，近年では，"American Journal of Occupational Therapy"をはじめ，米国の作業療法の教科書に採用されている．直接引用ではない間接引用の場合で

もこのように記載する必要があるため，文章が長くなりがちで，また字数制限がある論文の場合は，これらも単語数に含まれるために，本文を短くしなければならないという欠点がある．この場合は，巻末の文献リストには使用した文献の第1著者名をアルファベット順に並べ替える必要がある．

それに対して，医学雑誌編集者国際委員会（☞ 232ページ）の文献番号を記す場合は，1)，2)といったように記載するだけでよいために簡便である．しかし，一般に用いた順番に番号をつけていくという約束になっており，文献を追加した場合には番号が変動するため，注意をはらう必要がある．

文献は一般的には以下のように記載するが，実際は掲載しようとする雑誌などの文献記載法に従わなければならない．

●雑誌の場合
文献番号）著者名：論文名．雑誌名 巻名：開始ページ−終了ページ，発行年

［例］1)山田　孝：高齢障害者に対する作業療法の効果に関する研究．秋田医学 22:11−24, 1995

●1人の著者による著書（単著）の場合
文献番号）著者名：著書名．引用または参照の開始ページ−終了ページ，出版社名，発行年

［例］2)山田　孝：クリニカル作業療法シリーズ，高齢障害領域の作業療法．pp91−109, 中央法規出版，2010

●複数の著者による著書（共著）の場合
文献番号）引用・参照した章を書いた著者名：引用・参照した章名．その著書の編者名：著書名，引用・参照した章の開始ページ−終了ページ，出版社名，発行年

［例］3)山田　孝：老人に対する感覚統合療法．日本感覚統合障害研究会（編）：感覚統合研究第7集，pp139−184, 協同医書出版社，1990

●翻訳書の場合
文献番号）原著者名（著），訳者名（訳）：著書名．引用・参照開始ページ−終了ページ，出版社名，発行年

［例］4)Kielhofner G（著），山田　孝（訳）：人間作業モデル．改訂第2版，pp35−42, 協同医書出版社，1999

以上，本節では研究計画の手順と論文の構成について説明した．研究は事前に計画を立て，それに従って実施する必要があるため，研究計画を立てるうえでの必要な事柄について述べた．また，論文を書く際に考慮すべき点を例を示しながら述べた．こうした点を考慮して計画書を書き，それに従って研究を実施し，論文に仕上げてみるとよい．

●引用文献
1) 山田　孝：論文を書くこととは．OTジャーナル 34:865−871, 2000
2) 川又寛徳，他：地域で生活する健康な高齢者に対する健康増進・障害予防作業療法プログラム（65歳大学）の効果に関する予備的研究．作業行動研 14:25−32, 2009
3) 篠原和也，山田　孝：脳卒中維持期の対象者に人間作業モデルを用いた実験群とそれ以外の理論を用いた統制群の作業療法効果の比較検討．作業療法 29:422−434, 2010
4) 日本リハビリテーション医学会（編）：リハビリテーション医学用語集（2002年度版）．社団法人日本リハビリテーション医学会，2003
5) 篠原和也，山田　孝：わが国の「脳卒中作業療法」研究におけるEBOTと理論的枠組みに関する20年と今後─1986〜2006年の文献検討より．作業行動研 11:80−88, 2008
6) Moher D, et al: The CONSORT Statement: Revised Recommendations for Improving the Quality of Reports of Parallel-Group Randomized Trials. *Lancet* 1191−1194, 2001
7) アメリカ心理学会（APA）（著），前田樹海，他（訳）：APA論文作成マニュアル．第2版，医学書院，2011

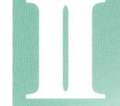

II 研究とEBMの立証

A. 作業療法リーズニング

1 作業療法実践の基礎となる作業療法のリーズニング

　わが国では作業療法士が国家資格となってからの歴史は浅く，ようやく50年になろうというところである．作業療法は専門職として，どのように発展してきたのであろうか．

　キールホフナー（Kielhofner）は「ある専門職の存在は基本的な社会問題に対するユニークな解決を提供する能力を認識するかどうかにかかっている．さらに言うなら，専門職は自らの実践上の努力を説明し方向づける知識基盤を蓄積・発展させてきたために，他とは際だったサービスを提供できるのである」[1]と述べている．

　これをわが国の現状に合わせてみると，基本的な社会問題とは，「これまで人類が経験したことのない高齢社会」であり，ユニークな解決とは，「作業を遂行する人間であるクライエントに貢献できる実践」といえる．作業療法を確立していくためには，このユニークなサービスを示し，提供しなければならない．

　今日，わが国の作業療法士は安定した医療制度のなかで仕事をしているわけではない．活動の場は保健や福祉の場へと広がり，広範な社会的責任がいっそう求められている．変わりゆく環境のなかで有効なサービスを提供するためには，クライエントの生活する場で情報を得て援助していく義務と責任を自覚していかなければならない．したがって，作業療法の効果検証には，他の専門職と異なる作業療法独自の働きかけに注目し，専門職として特有な実践のなかで検証することが必要となる．さらに，作業療法において対象となることが多い慢性障害者のQOLを改善するためには，人間を全体としてとらえなければならない．そこに医学とは違ったリーズニング（理由づけ）があるはずである．専門職としてのリーズニングは，専門的な臨床実践において重要な技術であり，基礎となるものである．これに注目することは，対象者との協業に役立ち，臨床的問題の深い理解，状況に応じた理解を促すことが期待される．

　作業療法におけるリーズニングは，作業療法士がある特定のクライエントと接する臨床場面において，作業療法士の判断や行動を導く思考の道筋である．作業療法実践のサービスを効果的なものとするためには，作業療法のリーズニングを明らかにし，それを説明することが必要である．

a. 作業療法の理論との関係

　「理論はなぜ必要か？」という問いは，これまで作業療法士の間でも議論されてきたことである．多くの作業療法のリーダーたちが，理論に基づく実践の重要性を述べている[2-4]．

　何もしないより体を動かすほうが，また自分にとって大切で夢中になれる作業をするほうがよいことは，誰もが知っているあたりまえのこといえる．この「あたりまえのこと」をサービスとして

展開する作業療法が専門職として存在するのは，それが「なぜ」「どのように役立つのか」という理論づけがなされ，その理論に基づき意思決定された実践が行われているためである．十分な作業療法リーズニングがなされなければ，意思決定者の指示を必要とする技術を提供するだけのものとなってしまう．

理論は，問題設定と問題解決のための鍵，すなわち，問題点を明らかにし，問題状況を変える手段を計画することを示すものである．理論は時に原則とも呼ばれ，実践のなかで用いられる．作業療法士は問題を識別し，その解決をはかるなかで，理論を組み合わせるリーズニングを使うのである．実践のための科学的根拠としての理論に経験的データを加え，これを活用することが臨床では求められるのである．

たとえば，片麻痺という障害をもつ高齢者Aさんが自立した家庭生活を送るために提供される作業療法は，全体像を把握するために人間作業モデルで情報を整理し，感覚運動的アプローチとしてボバース(Bobath)の神経発達的治療を選び，肩関節拘縮によるリーチの制限に対して関節可動域訓練をするといった生体力学モデルを用いることになる．

ウォーカー(Walker)らは7人の作業療法の理論家が，なぜ，どのように理論を形成したかを詳細に述べているが，そのなかに理論の形成と発展の3つのプロセスが示されている[5]．フィドラー(Fidler)，ローレンス(Llorens)，モゼイ(Mosey)，ライリー(Reilly)，アレン(Allen)の提唱した理論の発展は，現存する医学，心理学，あるいは社会学などの理論を作業療法実践に適用できるよう，臨床実践に合わせて構築・修正し，新しい作業療法理論として展開されたものである．これに対して，エアーズ(Ayres)の理論は，臨床での疑問を明らかにして理論的仮説を立て，それを証明することにより新しい理論として構築したものである．また，キールホフナーらの理論はすでにある作業療法の理論(ライリーの理論)を発展させ，新たな理論として研究仮説へとつなげ，作業療法の実践を通して理論検証するというものであった．

このように，理論は実践に対して先立つものでも優位にあるものでもなく，実践に基づき発展していくものである．今後も，理論と実践を結びつける作業療法リーズニングの研究の進展が望まれる．

b. EBMとNBMとのかかわり

今日，医学のみならず医療の分野でも注目されているのが，evidence-based medicine(根拠に基づく医療；EBM)である．臨床実践は，最善のエビデンスを杓子定規的にただ適用しているわけでは決してない．医療の基本はクライエントであり，おのおののクライエントの最大の利益を考えるべきである．そのためには，臨床においてクライエントから情報を収集し，それを治療のために還元することが必要となる．したがって，基本的な臨床能力としては，臨床診断学やコミュニケーション能力に加え，豊富な臨床経験が重要となるのである．つまり，EBMとnarrative-based medicine(物語と対話による医療；NBM)は互いに補完し合うものといえる．

作業療法の臨床の特性を考えると，クライエントを疾病をもつ生物学的になんらかの損傷をもつ人間としてだけではなく，疾病の結果，機能状態が低下しているが，その改善を望んでいる1人の人間としてとらえることになる．あるライフステージにある人間であり，これまでの人生経験をもち，1人の人間としての価値観，信念や自尊心をもっているが，疾病によりそのようなことが脅かされているととらえる．また，病院や施設にいる存在としてだけではなく，家族とともにその地域のなかで生きている人間とみるのである．このように全体的にとらえることが，作業療法の1つの特性であり，これがNBMである．

そこで，障害は疾病の結果である"作業の機能"障害に対して焦点を当てる．作業の機能障害とは，日常生活，遊び，そして仕事からなる作業をうま

く遂行することができないこと[1]である．さらに，作業療法士は自立して生活することに価値をおき，個々のクライエントに対して，個別のセラピーを実施する．"クライエントの治療"という場合も，疾病を治すというものではなく，機能障害を軽減し，自立を援助するという，ケア的な要素を担うことになる．そして，作業療法士は病院から地域へとクライエントの転換をはかるために働いているのである．

障害をもつ，障害者になる，障害が改善する，あるいは悪化する，障害にうまく対処する，時に障害に対処し損なうといった過程は，人間の生活という壮大な物語のなかで演じられた体験のナラティブ(物語)と考えることができる．こうしたクライエントの物語のなかから出てくる問題に耳を傾け，その物語を整理し，説明や解釈する臨床的技術の重要性に注目することが大切である．その物語とは，健康の変調や疾病としての障害状態を体験する現象学的様式である．また，それに立脚することは時に感情移入を奨励し，作業療法士とクライエント間の理解を引き出すことに役立つであろう．もちろん，この臨床における実践は，EBMにより導かれた知識によって挑戦することのできるものであり，新たな仮説を生み出すことにもなろう．

このように考えると，NBMが必ずしもEBMと対立する概念ではないことがわかる．したがって，EBMおよびNBMを生かすためには，リーズニングを考える，あるいは見直す必要がある．

c. 定義

作業療法の文献では，「作業療法あるいは専門職のリーズニングとは何か」という問題に対するさまざまな問いかけを明らかにするために，総合的な検討がなされている．作業療法界におけるリーズニングは，米国で焦点が当てられ，研究されてきた．

きっかけは先の章〔第1章I-C-[1]「作業療法リーズニング」(☞15ページ)〕でもふれたロジャース(Rogers)の1983年のEleanor Clarke Slagle記念講演であった．それは「セラピストは臨床をどのように行っているかに注目すべきである」とし，多くの臨床家が作業療法リーズニングに興味をもつことになった[3]．米国作業療法協会教育部は，倫理学者ショーン(Schön)を招聘して勉強会を開き，その後リーズニング研究プロジェクトを組み，現在まで多くの研究論文を発表している．

ロジャースらは，作業療法のリーズニングを「実践を導く思考であり，その認識活動は臨床の心臓部である」と述べている[6]．フレミング(Fleming)は，作業療法のリーズニングを「作業療法士が患者とその問題を理解するために用いる多様な問い合わせ」と定義した[7]．これに対してマッティングリー(Mattingly)は，「非言語的で，非常に創造的であり，そして現象学的な考えをもつもの」とし，「治療の理由だけではなく，行動へと導くものがリーズニングである」[8]としている．シェル(Schell)らは，これらの研究を整理し，作業療法リーズニングを「臨床家が対象者への働きかけを計画し，方向づけし，実行し，結果を反芻する際にたどる思考の道筋」[9]とまとめている．

作業療法のリーズニングは，ある1人の対象者に，ある時，ある状況で，ある行動を目指すに至る思考，判断過程であり，文脈依存性を説明するものである．したがって，作業療法の実践において基礎をなす必要不可欠な思考と意思決定の過程といえる．

d. 分類

作業療法のリーズニングの初期の研究としては，ロジャースとマサガタニ(Masagatani)による，身体障害を対象とした作業療法士の初期評価に関する研究がある[6]．これは身体障害者を対象に，病院で働く10人の作業療法士に対する参加観察とインタビューによる質的研究であり，グレイザー(Glaser)とストラウス(Strauss)による比較研究法[10]を用

いている．この研究では，作業療法士は初期評価に次の6つの段階を用いていることを示した．以下にその6つの段階を示す．
①クライエントに会う前に医学的記録，処方箋，報告書から情報を得る．
②医学的診断，予後，クライエントが評価に協力あるいは参加できる能力に基づいて評価を選択する．
③クライエントとのかかわりと，検査やテストを実施することを通して評価計画を実行する．
④問題とその原因を明らかにする．
⑤クライエントの問題リストに基づき治療計画を明らかにし，治療的課題を選択して評価の追加を計画する．
⑥評価計画を評価し，結果の信頼性を評価する．

　この研究結果では，作業療法士は評価を選ぶために，診断名に焦点を当てるという医学モデルを反映していることを示すものであった．このリーズニングは，作業療法プロセスを体系的なものにし，作業療法を専門化するために多大な貢献をするものであり，臨床家はより効果的に科学的リーズニングに従う必要があるとしている．しかし，作業療法では，効果に大きく影響を及ぼすものはそのプロセスであるため，それだけでは臨床実践の複雑性を説明するには不十分である．ロジャース自身，リーズニングの過程が作業状態の評価から治療選択の検討へと移動するにつれて，リーズニングが非科学的な知的過程に移行するようになっていることを認めている．

　先に述べたようにマッティングリーは，作業療法のリーズニングはほとんどが非言語的で，非常に創造的であり，そして現象学的な考えであることを示したが[8]，それと同じことをロジャースも認めている．

　マッティングリーは，急性期病院で働く14人の作業療法士のなかの1人を対象とした2年にわたる研究のなかで，作業療法におけるリーズニングは，主として人間の動機づけ，価値，信念など，その個人にとって障害がどのような意味をもつのかということに向いていると述べている．そのため，作業療法の過程は即興的で，そのなかでクライエントの立場から問題の文脈を読みとることが，リーズニングの鍵であるとしている．また，初回の評価時よりもむしろ，治療過程で示されることが多いと主張している．さらに，臨床経験は専門的知識の発展を促し，このような知識は明瞭に表現するのは困難であり，言語的に表現できる知識よりはるかに大きいと述べている．

　フレミングは，作業療法士は異なる目的のために次の3つのリーズニングを用いるとした[7,11]．
①身体的問題を考える手続き的リーズニング
②クライエントとのかかわりを導く相互交流的リーズニング
③クライエントの個人的，社会的背景や未来を考えるための条件的リーズニング

　また，臨床実践の複合的な側面に注目し，リーズニングの異なる側面について，流暢に考えられるようになるべきとしている．

　実践場面の文脈，および作業療法士の個人的文化と関係づけるリーズニングの研究もある[12-14]．それは，作業療法の実践における組織的，政治的，経済的な現実の影響に対する関心を示すものである．

　シェルは，『Willard and Spackman's Occupational Therapy』第11版のなかで，フレミングとマッティングリーの指摘を合わせ，作業療法士のリーズニングを科学的，ナラティブ，実際的，倫理的，および相互交流的リーズニングの5つとしている[15]．

1）科学的リーズニング

　クライエントの問題を理解し，作業療法の導入法を決めるときなどに使われるリーズニングを科学的リーズニングという．科学的方法が示す認知過程の合理的なモデルに基づくものであり，医学を中心とする他の領域で収集されたデータに依存している理論に焦点を当てている．組織的なデータ収集システムの開発，対立仮説の形成，そして

治療による有効性に関する仮説検証などが必要である．

したがって，①疾病，損傷，発達的問題の本質は何か，②その状態から生じる障害の共通性は何か，③影響された遂行要素は何か，④アセスメントと治療・指導・援助を導くために用いられる理論と研究は何か，⑤この状態に適用できる治療・指導・援助のプロトコールは何かという疑問に答えるためのものとなる．

このようなリーズニングを，ロジャースは科学的リーズニング，フレミングは手続き的リーズニング，またロジャースとホルム（Holm）は診断的リーズニングと名づけた．その理由は，治療に関する仮説が診断名に焦点を当て，治療目的と方法を選択するものであり（診断的リーズニング），一般性や再現性を重視する科学的体裁をもつリーズニングである（科学的リーズニング）からである．手続き的リーズニングと呼ばれる理由は，特定の専門知識を特定の臨床問題の分析と解決のために用いるという点にある．具体的には，評価という手がかり，問題の同定という仮説，目標設定，治療の選択という科学的な手続きに従う点にある．臨床実習における学生や新人の作業療法士はマニュアルに沿って手続きを踏むことが多く，このリーズニングによるものであることを理解しておくとよい．

科学的リーズニングは，作業療法は体系的であるという印象を与えるものであり，作業療法を専門化する1つの方法といえる．つまり，作業療法の専門性を高めるために貢献するリーズニングである．しかし，科学的モデルに従うだけでは，複雑な臨床実践を説明するには不十分である．

2）ナラティブリーズニング

クライエントがおかれている状況の意味を理解するために，語りを利用するリーズニングをナラティブリーズニングという．これは，質的研究の手法を発展させて，資料を収集し，検討することにより，作業療法の臨床の特性や作業療法士が用いるリーズニングが増えていったものである．作業療法士のリーズニングには，先の科学的リーズニングのほかに，フレミングのいう相互交流的リーズニング，マッティングリーのいうナラティブリーズニングなどがあることが明らかになった．

このリーズニングは，①対象者のライフストーリーは何か，②作業的存在としての対象者の本質は何か，③ライフストーリーを続ける能力に影響する状態は何か，④対象者の最も重要な作業活動は何か，⑤対象者にとって意味のある治療目標に合った作業活動は何か，といった疑問に答えるためものである．そのため，クライエントとのおしゃべりや語りが重要となり，ナラティブリーズニングと呼ばれるようになった．

作業療法の特性から，作業療法士のリーズニングは治療選択の理由だけを説明するものではない．クライエントの行動を治療過程へと導くことも重要である．そのためには，ナラティブリーズニングは必要である．

3）実際的リーズニング

臨床行動に影響を及ぼす現実の問題，たとえば，治療環境，社会資源，作業療法士の限界など，クライエント以外の要因を考慮して治療の可能性を考えるリーズニングがある．これを実際的リーズニングという．

このリーズニングには，①この人が身を委ねるのは誰か，②お金を払うのは誰か，③家族の介護資質はいかなるものか，家族はクライエントをサポートできるのか，④どのくらいの時間が使えるのか，⑤治療環境で何が利用できるか，⑥作業療法士である私の臨床能力はどんなものか，といった制約のなかで解決策を見出していくというものである．

したがって，自分の知っていることしか行えない場合もおこりうるため，専門職としての知識を増やす努力が必要となる．

4）倫理的リーズニング

道徳的行動を選ぶ倫理観から下されるリーズニングを，倫理的リーズニングという．これは，①

サービスによるリスクと利益は何か，②制限された時間と資源のなかで何を優先すべきか，差別しない方法は何か，③クライエントの目標が作業療法士と同意見でないとき，どのようにバランスをとるのか，④治療チームの目標と作業療法士との対立に気づいたときどうすべきか，といった疑問の答えを見つけるためのものである．

5）相互交流的リーズニング

クライエントと作業療法士とが，関係を築きながら課題を調整していくリーズニングを相互交流的リーズニングという．作業療法の過程はクライエントとともに行い，クライエントを治療に参加させるというものである．したがって，1人の人間としてお互いを理解することが，信頼を得て，行為や意味を共有できることとなる．

e. 臨床実践におけるリーズニングの統合

臨床の過程のなかで，作業療法士はクライエントの問題解決にあたっている．実践にあたっての作業療法士の関心事は，①何がその人の作業遂行に影響を及ぼしているのか，②その人の作業遂行状態，およびその改善の可能性はどれくらいか，③何が作業遂行を改善させるのか，④治療・指導・援助によってどのくらいの効果が得られるのか，⑤いつ，どのように治療・指導・援助を終わりにするのかなどである．

これらの答えを得るために，いろいろな側面から意味づけをしていくことが必要であり，そのため，前述のリーズニングの諸相が繰り返し出現し，このリーズニングのプロセスによって統合されていくのである．

たとえば，クライエントの個人的文脈やとりまく社会的文脈のなかで，過去・現在・未来の社会的背景とを関連させ，クライエントの人生の再構築に結びつく治療の可能性を考えるプロセスは重要である．あるクライエントの作業療法ゴールを決定したのちにも，クライエントのかつての職業や趣味が将来の生活設計のなかで，どう生かされるか検討していくことによって，ゴールやその手段が変化していくことがある．

2 作業療法リーズニングのスキル向上のために

a. 作業療法リーズニングに必要な知識

作業療法士は，臨床実践を通して作業療法の過程に必要な知識と技術を増やし，発展させていくことになる．作業療法のリーズニングは，これらの知識や技術によって深まるものであり，知識がなければ臨床での十分な判断ができないのである．

1）熟練作業療法士のリーズニング

作業療法の効果判定として，クライエントの変化をとらえるだけでなく，目標や目的，プログラムを修正することができたかどうかが含まれる．よい作業療法を提供できたかは，この点が重要であり，リーズニングの質が問われるのである．

専門職として目指すべき熟練した作業療法士は，臨床のリーズニングと専門技術を身につけている．また，これらはサービスを受けるクライエントの期待することでもある．

熟練者の特徴としては，①臨床において重要なパターンの多くを知覚していること，②迅速に対応できること，③長期記憶が優れていること，④問題点を深いレベルで認識し，検討することができること，⑤問題点の質的な分析に時間を費やすこと，⑥自らを監視し調整する技術をもつことなどがある．

これに対して，学生や初心者はパターン認識ができず，たくさんの仮説を立てるため，大量のデータ収集が必要となる．また，情報収集後に解釈を始めるので，結果的に多くの時間を費やすこととなる．

2）誤ったリーズニング

熟練したスキルとは逆に，リーズニングにおける陥りやすい誤りを知っておくことも重要である．たとえば，次のようなものがある．
①あいまいなリーズニング：評価やプログラムの

目的が明確でないために，意思決定が正しいかどうかを判断できない．
②柔軟性のないリーズニング：クライエント個人の価値を考慮せずに，評価や治療を一定の決められた手順にしてしまう．また，代わりの方法を検討することがほとんどない．
③感受性の鈍さからくるリーズニング：クライエントの個人的価値観，家族の不安や心配を感じることができない．専門家であることを意識するがために，QOLより身体的改善を優先してしまう．
④リーズニングの無駄：評価は広範にわたり行うが，その評価を治療計画に生かすことができない．臨床実習中の学生によくあるもの．
⑤不可解なリーズニング：決定に至った過程が，クライエント，家族，他のスタッフや作業療法士にわかるように説明されない．そのため，他者が協力できず，クライエントが治療に参加できない．

このほかにも，われわれは好きなものを信じやすいし，偏見によって判断が左右されてしまう場合もあることを自覚すべきである．

3）スキルを向上するために

リーズニングのスキルを向上させるためには，知識を常に増やしていくことを心がけておかなければならない．日々の臨床のなかで知識を増やす努力が必要である．知識は，①作業療法の理論に注目すること，②同僚や先輩から学ぶものを大切にすること，③臨床でのクライエントからの学びを大切にすること，④自分自身の経験や価値観を振り返ること，などから生まれてくる．これらによりリーズニングのスキルは向上し，また，クライエントや他のスタッフとの人間関係をサポートするためにも役立つものとなる．

b. わが国におけるリーズニング研究

わが国の作業療法におけるリーズニングに焦点を当てた研究としては，吉川ら[16]の臨床のなかでの作業分析の利用と作業選択についてのリーズニングに関するものがある．郵送調査による23人の臨床実習指導者の作業選択におけるリーズニングであるが，ほとんどの作業療法士が日常の臨床において頭のなかで作業分析を行っていることが示されていた．この分析を説明，記述する機会があれば，その妥当性を吟味することができるであろうと考察している．

教育においては上村らの研究[17]がある．これは臨床の多面性を考慮した授業方法を検討するために，郵送調査により作業療法士養成校14校の身体障害領域担当教員の調査を報告している．教育のなかでは，診断的（科学的）リーズニングを教示するものが多く，学内での授業で，対象者の個別の状況を多角的に検討して，治療計画を進める技能を育成するための方法が検討されている．

また，山田[18]は第28回日本作業療法学会会長講演のなかで，作業療法の理論と臨床の論理（クリニカルリーズニング）を，1人の統合失調症の男性クライエントに対する作業療法の事例を通して検討している．作業療法の理論がリーズニングの過程のなかで説明されており，この過程を繰り返すことにより作業療法という専門職の発展に寄与することが可能であると主張している．

c. 今後の発展

リーズニングのスキルの向上がエキスパートへの道へとつながるものといえる．したがって，リーズニングの研究が進むことは，作業療法の治療・指導・援助の理論や技術の発展を助けるものとなる．また，臨床実践と密接に関連した教育の改良にもつながり，作業療法の発展に寄与する可能性が大きくなる．

B. エビデンスに基づく実践と作業療法

1 はじめに

1990年代後半から2000年代初頭にかけて，世界の作業療法士が注目していた"エビデンスに基づく実践(evidence-based practice; EBP)"と研究は，その後も進化を続けている．作業療法の効果や意義を第三者に対して提示することは今や作業療法士の必須事項であり，本項ではその基本的事項についてふれることとする．

2 EBPとは

EBPとは，サケット(Sackett)ら[19]が提唱したエビデンスに基づく医療(evidence-based medicine; EBM)の概念を保健・医療の各領域で適用するために一般化した用語である．サケットらによると，EBMは「個々の患者の診療方針に関する意思決定の際に，その時点で最良のエビデンスを良心的かつ明確に，そして慎重に適用すること」である．一方，福井[20]はEBMを「入手可能で最良の科学的根拠を把握したうえで，個々の患者に特有の臨床状況と価値観に配慮した医療を行うための一連の行動指針」と定義づけている．

いずれにしても，作業療法におけるEBPとは，「個々の対象者の治療・援助の方針に関する意思決定の際に，その時点で入手可能な最良のエビデンスを把握したうえで，実際の作業療法を行うこと」と定義できる．

3 EBPを理解するためには——基礎的な知識の必要性

エビデンスに関与する立場には，エビデンスをつくる，エビデンスを伝える，エビデンスを使う，があり[21]，これら3つの立場に共通して必要な知識が，基礎的な疫学・生物統計学的知識，臨床経済学的知識である．

臨床家である作業療法士は，主として「エビデンスを使う」立場でエビデンスに関与することになるが，個々のエビデンスを評価し，各研究のデザインや解析方法を吟味したり，得られた結果を解釈したりするために，前記の基礎的知識が必要となる．ここでは，EBPを理解するために必要だと思われる内容に限って説明を加えるが，内容を詳細に理解したいと望む場合は，成書にあたっていただきたい．

a. 疫学・生物統計学とは

疫学(epidemiology)とは，ヒトの社会生活における疾患の頻度および分布を決定するさまざまな要因の諸関係に関する研究である[22]．また，生物統計学は，ヒトから得られた生物学的データを分析するために使用される統計学と定義づける．疫学も生物統計学も強く結びついた学問領域である．

EBPは臨床疫学(clinical epidemiology)と密接な関係をもっている．福井[20]は臨床疫学を，「(生物統計学，決断科学，コンピュータ科学，心理社会学などを含む，いわゆる)疫学的手法を応用して，医師の診療行為や検査法，治療法などの有効性と効率性を評価する学問である」としている．つまり，生物統計学を含めた疫学が土台になって臨床疫学が存在し，その知見をもとにEBPが成立しているということになる．

b. 各種研究デザイン

ここでは，特にEBPに関係が深い研究デザインについて概観する．

1) ランダム化比較試験

従来，無作為化比較試験，無作為化対照試験などと呼ばれてきたが，近年はランダム化比較試験(randomized controlled trial; RCT)で統一されてきている．

これは，作業療法のような治療・援助の効果を検証するために，対象者を特定の治療・援助を行う群と行わない群とに無作為に割り付けて〔ランダ

ム割り付け(random allocation)]，その治療・援助の効果を評価するデザインである．後者の群のバリエーションとしては，「治療・援助をしない」のほかに「プラセボ」「従来行われている標準的な治療・援助」などがある．

疫学的観点からは治療・援助効果を評価する際に最も優れたデザインであるといえるが，一方で人的・物的コストが大きい，治療・援助を行わない群に割り付ける際に重大な倫理的問題が生じうる，などの問題点が従来から指摘されている．

また，各群への割り付けの際にランダム化を伴わないデザインや準ランダム化デザインは"比較臨床試験(controlled clinical trial; CCT)"と呼ばれることが多い．CCTはランダム化の手続きを経ていないために，エビデンスの質はRCTより低いとされているが，臨床においては比較的利用しやすいデザインである．

2) ケースコントロール研究

本デザインは"症例対照研究"ともいい，臨床の場で比較的多く用いられるデザインである．

まず，特定の疾患・障害が存在している症例群(ケース)を選択する．次に，その症例群と性別や年齢といった個人属性が似た群を対照群(コントロール)として選択する．そして症例群と対照群とでさまざまな要因，たとえば疾患・障害の原因と考えられる要因や，それらを改善させたと考えられる要因などを過去にさかのぼって比較するのがこのデザインである．その際，直接症例群への面接を実施したり，カルテなどの医学的記録を利用したりして情報を収集することになる．なお，本デザインは過去にさかのぼるという意味で，後向き研究(retrospective study)の一種である．

本デザインはRCTと比較するとコストは低いが，過去にさかのぼって比較するというデザインのために，次のような"バイアス"(☞173ページ)にふれやすいという問題がある．

- 症例群に対して面接する際に，過去のことなので調査内容を忘れてしまうことがある．したがって，収集すべき内容が過大・過小に申告される可能性がある(想起バイアス)．
- 症例群および対照群の選択の際に，よい結果が出そうな対象者を選択してしまう可能性がある(選択バイアス)．

ケースコントロール研究は実験介入研究ではなく，観察的・記述的研究であり，バイアスにふれやすいため，エビデンスの質が低いと考えられている．

3) コホート研究

コホート研究は，ある特定の集団(コホート，cohort)を，調査したい要因に関係がある集団と関係がない集団とに分けて一定期間追跡を行い，追跡期間が終了したのちに両方の集団の状態を比較するデザインである．

たとえば，喫煙の健康への影響を確認するために，調査開始時点において全員健康者で構成される集団を，喫煙者群と非喫煙者群に分けて20年間追跡し，20年後に両群の肺癌の罹患率や癌による死亡率などの指標を比較するような研究である．

コホート研究は"前向きコホート研究(prospective cohort study)"と"後向きコホート研究(retrospective cohort study)"に大別される．

前者は単に"前向き研究(prospective study)"とも呼ばれる．これは，前述したような健康者のある要因(喫煙や食生活など)を前向きに追跡していくデザインである．

後者は後向き研究の一種であり，すでにある要因と関係があることがわかっている集団に対して，後向きにそれらの状況を調査し，さらにその集団を追跡するデザインである．たとえば，放射能を取り扱う業務に従事している労働者集団に対して，放射能への関与状況を後向きに調査したうえで，癌や白血病といった疾患の罹患状況を追跡するようなデザインを指す．

一般に，コホート研究は比較的大規模な集団を追跡しなければならず，その追跡期間も通常数年から数十年にわたるため，高コストであるという

問題がある．しかし，エビデンスの質は比較的高く，特に前向きコホート研究は，要因と結果との因果関係を同定するデザインであり，RCTに次ぐエビデンスを備えたデザインである．

4）症例研究とその蓄積

症例研究は，作業療法士によく知られているデザインである．この研究は，特定の治療・援助を1人の対象者に適用した経験を記述するものである．近年では，本デザインに実験介入的要素を含んだ"シングルシステムデザイン（single system design）"〔第2章Ⅵ「事例研究：シングルシステムデザイン」（☞118ページ）参照〕も重要視されている．

どちらのデザインも比較する群（コントロール群，対照群）が設定されていない点でエビデンスの質は低い．臨床家も取り組みやすいデザインではあるが，作業療法士自らが関与する対象者について，その治療・援助に関する日々の臨床的データを時系列的に収集することが前提となる．

5）システマティックレビュー

従来のレビュー（review，総説）は一般に，特定のテーマについて過去の研究を概観し，論評を加え，将来的展望を加える目的で書かれるものであり，当該テーマに関して造詣の深い研究者によって執筆されるべき"叙述的レビュー（narrative review）"であった．しかし，EBPの浸透に従って，"システマティックレビュー（systematic review，系統的文献レビュー）"の重要性が理解されるようになってきた．システマティックレビューとは，ある特定のテーマについて個別に行われた臨床研究から一定の基準を満たした研究を収集し，各研究から得られたデータを統合して，総合的な結果を導き出すものである．

たとえば，Zという疾患に対する作業療法の効果を知りたい場合，われわれは各種の文献に当たることになるが，各研究の結果が多少異なることがある．その場合には，研究デザインやサンプル数といった観点から各研究の結果を評価し，最終的な判断を下すことになるが，容易なことではな

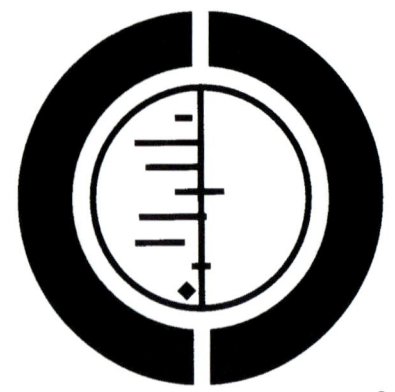

THE COCHRANE COLLABORATION®

図1　コクラン共同計画のロゴ

い．しかし，Zという疾患に対する作業療法の効果についてのシステマティックレビューが行われていれば，それを参照して，各研究の結果を統合した，総合的な結果を知ることができる．

一般に前述した研究を収集する際に問題となるのは，一次資料と二次資料である．前者はいわゆる原著論文（original article）を指すが，臨床家は後者の一次資料を統合・要約したシステマティックレビューを活用する傾向がある．この二次資料が収集されていることで有名なのがコクランライブラリー（Cochrane Library）である．これは英国の国民保健サービス（National Health Service；NHS）の一環として1992年に始まったコクラン共同計画（The Cochrane Collaboration；CC）の根幹をなすものであり，世界中の研究者が参画する，EBMにおける情報インフラストラクチャー（主要な構造体）である．コクランライブラリーは現在は有料でCD-ROMおよびオンライン[23]で提供されているが，一部の抄録は無料で閲覧できる．

コクランの名前の由来は，1970年代に「すべての医学的介入はRCTの結果に基づくべきである」と主張した内科医のコクラン（Cochran）にちなんでおり，CCのロゴ（図1）は，7つのRCTで作成されたシステマティックレビューを図式化したものであるといわれている．

わが国では，CC に賛同する研究者たちが，The Japanese informal Network for the Cochrane Collaboration(JANCOC)を 1994 年に設立し，活動を継続している．JANCOC ではインターネットサイト[24]を設置しているので，参照されたい．

c. エンドポイント

エンドポイント(endpoint)は，治療・援助の効果や意義を判定するための指標のことである．

EBP では，奏効率，生存率，生存期間などがよく用いられるが，最近では対象者の主観的幸福感，満足度のような生活の質(quality of life; QOL)にかかわる指標が盛んに取り上げられるようになってきている．

エンドポイントは，"真のエンドポイント"と"代理エンドポイント"に大別され，前者は対象者の利益を直接的に反映する指標，後者は真のエンドポイントを間接的に反映する指標と考えられている．たとえば，日常生活活動の改善度・自立度のような指標は真のエンドポイントであるが，関節可動域や筋力のような指標は代理エンドポイントである．一般に，EBP において検討すべきエンドポイントは代理エンドポイントではなく，真のエンドポイントであると考えられている．

d. バイアス

バイアス(bias)とは偏りという意味であるが，EBP の観点からは，得られた結論に誤差を与える要因やプロセスを指す．バイアスの存在は真の結果を歪めることになるため，実施される研究では可能なかぎり取り除く努力がなされるべきであるが，一方ですべてのバイアスをなくすことは事実上不可能とされている．

バイアスの代表例を**表1**に示す．バイアスのコントロール方法としてよく知られているものは，各群へ割り当てる際のランダム化(randomization)，群間の種々の条件を合致させるマッチング(matching)，各群の解析を種々のカテゴリーごとに行う層

表1 バイアスの例

バイアス名	内容
①選択バイアス (selection bias)	検討する集団がその母集団を正しく代表していないときに，結果に対しておこる歪みのこと
②出版バイアス (publication bias)	一般に，有意差が出た研究のみが出版物として公表され，有意差が出ない研究は出版されない傾向があること
③情報バイアス (information bias)	検討する集団に関する種々の情報が正確に得られないためにおこる歪みのこと．想起バイアス(recall bias)はこの一種である
④無回答者バイアス (non-respondent bias)	調査に応じなかった者が存在することによって回答の比率が偏り，その結果歪みが生じること

化(stratification)などがある．

e. エビデンスのレベル

b で述べたように，研究デザインには特徴(長所と短所，限界など)がある．EBP ではそれらの特徴によってエビデンスのレベルが異なると考えられており，実施された各研究を適切に評価する必要が出てくる．

エビデンスのレベルを示したものはいくつか存在するが，なかでも有名なのは，米国健康政策研究局〔Agency for Health Care Policy and Research; AHCPR（現 Agency for Healthcare Research and Quality; AHRQ)〕の分類[25]である(**表2**)．ここで注意すべきは，本分類はあくまでも研究デザインの特徴からとらえられたエビデンスの質であり，個々の研究の質の高低を直接示すものではないということである．たとえば，どのような RCT であっても無条件にエビデンスの質が高いわけではなく，よく計画された他の研究デザインのほうがより信頼できるということはおこりうる．

また，ある医療行為に関して，「行うよう強くすすめる」から「行わないよう強くすすめる」までの 5 段階に分類したうえで，その医療行為をどの程

表2 エビデンスの質の分類（AHCPR，現AHRQによる）

Ia	複数のランダム化比較試験のメタ分析による結果によるもの
Ib	少なくとも1つのランダム化比較試験による結果によるもの
IIa	少なくとも1つのよくデザインされた非ランダム化比較試験による結果によるもの
IIb	少なくとも1つのよくデザインされた準実験的研究による結果によるもの
III	よくデザインされた非実験的記述的研究による結果によるもの
IV	専門家委員会の報告や意見，権威者の臨床経験などによるもの

〔Grimshaw JM, et al: Clinical practice guidelines—Do they enhance value for money in health care? *Brit Med Bull* 51:927–940, 1995 より〕

表3 推奨度

グレードA	強いエビデンスがあり，行うよう強くすすめられる
グレードB	エビデンスがあり，行うようすすめられる
グレードC_1	エビデンスはないが，行うようすすめられる
グレードC_2	エビデンスがなく，行わないようすすめられる
グレードD	無効性あるいは害を示すエビデンスがあり，行わないようすすめられる

〔Minds診療ガイドライン選定部会（監修），福井次矢，吉田雅博，他（編）：Minds診療ガイドライン作成の手引き 2007. 医学書院, 2007 より〕

度すすめるか（すすめないか）を提示する"推奨度"も使用されている[26]（表3）．

f．メタアナリシス

1) メタアナリシスとは

　一般に，同様のテーマの研究は複数存在することが多い．複数の研究結果が同一であれば，われわれは結果の判断を悩むことがない．しかし現実には，研究結果が同一になることはほとんどない．このような場合には，われわれは，主観的・叙述的なレビューによって総合的な結果を判断してきた．

　各研究の結果を統合する際に，各種の統計学的手法を適用させて得られたデータを数量的に統合する方法がある．これは一般にメタアナリシス（meta-analysis）と呼ばれており，現在では医学領域を超えて，種々の学術領域で利用されている．

　前述したシステマティックレビューではメタアナリシスを使用しない場合もあり，メタアナリシスはシステマティックレビューを進める方法の一種と考えることができる．しかし，数量的データの統合が必要になる場合も多く，特に介入効果の検証の際にはメタアナリシスが適用されるケースがほとんどであると考えてよい．

　メタアナリシスの種類には，①有意性検定の統合，②平均値差，相関係数，オッズ比といった記述的指標の統合，③分散分析や回帰分析の応用，④その他がある[27]．それぞれに計算方法が異なるが，最近では計算フォームや解析パッケージなども開発されている．

2) メタアナリシスの利点と問題点

　メタアナリシスは，①複数の研究の結果が異なっている，②サンプル数が少なく"第2種の過誤（type II error）[*1]"がおこっている，③大規模なRCTが実施できない，といった場合に威力を発揮する手法であるが，一方で，①出版バイアス（publication bias）[*2]による撹乱，②対象となる研究の重複報告，③選定および除外基準の不統一性，④原著者によるデータ開示の不統一性，といった限界や問題点も存在している．

[*1]統計学的仮説検定を行う際は2つの誤り，つまり帰無仮説が真であるにもかかわらずこれを棄却してしまう誤りと，帰無仮説が偽であるにもかかわらずこれを採択してしまう誤りに注意する必要がある．前者を第1種の過誤 type I error，後者を第2種の過誤 type II error という．第1種の過誤とは「本当は統計学的有意差が認められないのにそれが認められるという結論」を導く誤りのことであり，第2種の過誤とは「本当は統計学的有意差が認められるのにそれが認められないという結論」を導く誤りのことである．第1種の過誤と第2種の過誤は理論的に表裏一体のものであり，第1種の過誤がおこる確率（有意水準や危険率と呼ばれる）を小さくしすぎると第2種の過誤がおこる確率が高まってしまうという関係にあることが知られている．

4 臨床経済学的視点の必要性

わが国では，長期化する経済全体の停滞の一方で，高騰し続ける医療費の問題があり，早急な改善が多方面で叫ばれている．したがって，限られた資源のもとで最大の利益が得られるような形で作業療法を提供しなければならない．

その際に臨床経済学(clinical economics)の視点は，作業療法士にとって重要な示唆をもたらすものと思われる．ここでは久繁[28]が述べる臨床経済学を参考にして，その輪郭をとらえてみる．

a. 臨床経済学とは

保健・医療システムの経済的評価を研究する学問領域を一般に"医療経済学(health economics)"と呼ぶ．なかでも検査や治療，薬剤といった個別の臨床行為を対象として評価を行う領域を，"臨床経済学"という．その定義は，費用(cost)と結果(health outcome)の両面からみた，医療の比較代替案の比較分析である．

1970年代以降，臨床経済学研究は急速に発展し，研究成果は臨床家，医療政策担当者や消費者といった広い範囲で利用されている．最近では保健・医療システム全体の評価を実施する際にも，個別の臨床行為の評価が重要な位置を占めることが明らかになってきており，臨床経済学への関心はますます高まっている．

---

*[2] (174ページ) 出版バイアスとは，すでに行われた研究を公表する際におこりうるバイアスの1つである．一般に研究者や学術誌の編集者は有意義な結果(ポジティブデータ)が示された場合にその研究を公表・出版し，有意義とはいえない結果(ネガティブデータ)が示された場合には公表・出版したがらない傾向がある．結果として，公表・出版されている研究はポジティブデータが示されているものばかりとなるが，実際にはネガティブデータが示された研究は"お蔵入り"してしまうことが多い．この出版バイアスを軽減するために，ネガティブデータであっても研究としての内的妥当性が高いものは積極的に投稿・掲載することが推奨されており，ランダム化比較試験では研究実施前に登録することが義務づけられている．

表4　経済的評価の手順

①評価対象となる新たな医療は何か
②比較すべき既存の医療(比較代替案)は何か
③どんな人がどの程度の医療を受けるのか
④追加される費用には何があり，誰の負担となるのか
⑤新しい，あるいは追加される健康結果は何か
⑥患者と社会にとって，この健康結果はどの程度有用か
⑦同じ量の限られた資源の使い道にどのような代替案があるか
⑧以上のすべての点を考慮して，この医療は価値があるか

〔久繁哲徳：最新・医療経済学入門―医療システムの抜本的改革に向けて．医学通信社，1998より〕

b. 経済的評価の進め方と主な方法

1) 評価の手順

経済的評価を実施する手順を**表4**に示す．この手順の目的は，評価したい臨床行為と比較する臨床行為との間で，費用と健康改善の比較を行うことにある．

ここで重要なことは，経済的評価は最終的な意思決定を行うための補助的判断材料であり，経済的評価のみですべての判断を行うわけではないという点を理解していただきたい．

2) 評価の主な方法

個々の臨床行為に関する経済的評価の際に用いられる主な方法を以下に示す．それらの具体的な適用方法について知りたい場合は，成書を参考にしていただきたい．

①費用-効果分析

費用-効果分析(cost-effectiveness analysis; CEA)では，医療の結果を臨床上の身体的単位である効果(effectiveness)で判断する．効果には生存年の延長や救命率の向上などが該当し，それは対象者や受益者に対して価値があることが暗黙の前提となっている．生存年や救命率が改善することは，対象者や家族，地域社会や国に対して価値をもたらすことになる．

注意すべき点は，比較する医療間では基本的に効果の指標を同一にする必要があるため，CEAの適用範囲は理論的には非常に制限される．

②費用−効用分析

費用−効用分析（cost-utility analysis；CUA）はCEAの特殊なタイプであり，結果を効用（utility）の重みづけで調整した単位で測定する．

一般的には，延長された生存年が単なる自然の年数ではなく，QOLで調整された年数で評価することなどがあげられる．このQOLで調整した生存年をクオリー（quality adjusted life years；QALYs）という．

CUAでは，比較する医療間で効果の指標が異なっていても，効用によって0–1（0は死亡，1は完全な健康）の単位で統合化し，共通の健康結果を用いることができるので，その適用範囲は広い．そのため，CUAに対する関心が急速に高まっている．

問題点としては，効用の評価が限られた健康状態しか測定しないこと，効用の測定方法のうちどれが一番望ましい方法か合意をみていないことなどがあげられる．

③費用−便益分析

費用−便益分析（cost-benefit analysis；CBA）では，個々の臨床行為の結果をすべて便益（benefit，金銭）に換算して評価する．これは生命の値段を決定するように求められる方法である．生命の値段を決定する方法は数種類存在しているが，それぞれ利点と欠点がある．代表的方法として，「人的資本法（human capital method）」「支払意志法（willingness to pay method）」がある[29–31]．

また本法の問題点として，便益をすべて金銭に換算するのが困難であること，QOLに対する健康問題の影響（たとえば，痛み，不安，自尊心の低下など）が分析の際に勘案できないことなどがあげられる．

④その他の方法

その他の方法として，複数の医療の費用のみを比較する"費用分析（cost analysis）"や，医療の結果に差がないことがすでにわかっている場合（あるいは差がないと仮定して）に費用の差が認められるか否かを検討したうえでそれが最小となる案を探す"費用最小化分析（cost minimization analysis）"などがあるが，実施の際には，その適用状況や範囲を十分に考慮する必要がある．

3）臨床経済学的評価と作業療法の関係

「a．臨床経済学とは」の定義でみたように，費用と結果の両面から代替案を比較するのが臨床経済学であるならば，作業療法においてはどのように考えるべきなのであろうか．

たとえば，同一の疾患に対して，Aという治療・援助とBという治療・援助を行ったと仮定してみる．さらに，Aは費用＝人的・物的コストがBと比較すると高いが，効果や意義という点ではほぼ同様であると考えてみる．

このような場合，臨床経済学の立場からすれば，作業療法士が第一に選択すべきはBの治療・援助ということになる．効果や意義がほぼ同様であるのに，Aの費用がBの費用を上回っているからである．

このように，作業療法士は対象者に対して確実に効果や意義があり，かつ費用も安い治療・援助を常に開発・提供する必要と義務があることを臨床経済学は教えてくれるのである．

5 おわりに

今後の作業療法におけるEBPを推進するための基本的事項について概観した．

作業療法士は，作業療法のエビデンスを示し，伝え，使うことに習熟すべきである．

EBPは，対象者を単にモノや数値で眺めるためのものではなく，対象者やその家族，そして他職種からの信頼を得るものであると再度確認したい．

前提とすべきは，あくまで対象者へのよりよい治療・援助なのである．

C. 量的研究と質的研究

1 量的研究

第2章「研究にはどのようなものがあるのか」で説明したように，操作的に定義された従属変数や独立変数で得た数字をもとに，統計学(statistics)の知識を用いて結果を処理する種類の研究は量的研究(quantitative research)と呼ばれる．研究の分類でいうと，主に実験的デザインで用いられるが，記述的デザインでも用いられる．

これらの研究を実施するためには，効果研究のデザインと標本の特徴(統計量)から母集団の特徴(母数)を推しはかる，"統計的推定(statistical estimation)" に関する知識と技術が必要になる．

a. 研究デザインに関する知識
1) 基礎的内容

作業療法の効果に関する研究では実験的デザインを用いるが，65ページで説明したように，"真の実験デザイン" "前実験的デザイン" "準実験的デザイン" の3種類に分類される．それぞれのデザインはさらに2種類に分類される[32]．

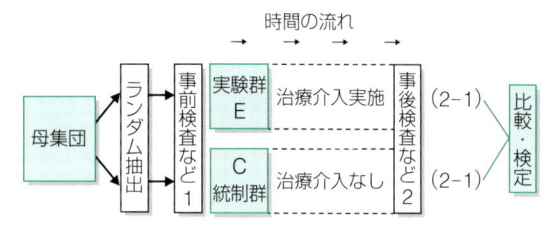

真の実験デザインは，標的とする要因(治療)の効果を検証するために，定義された対象者を，治療を実施する "実験群" と実施しない "統制群(または対照群)" の2群にランダムサンプリングするものである．これはさらに，治療前後での資料収集という点で，①ランダム化前後比較デザインと，②ランダム化事後比較デザインに分かれる．前者は治療の前後にデータを収集し，前後の差〔利得(gain)と呼ばれる〕を求めて，両群の利得の差を統計学的に検定する(図2)．後者は，ランダム配置により対象者が均質な状態にあると仮定し，データ収集を事前には行わず，事後のみに行い，両群の差を統計学的に検定するものである(図3)．わが国でも，第3章I-C「論文作成の実際」(☞147ページ)であげた2つの例や，第1章II-B-⑤-c-4)「RCT

図2 真の実験デザインの模式図①
ランダム化実験群−統制群前後比較デザイン
E群とC群の(2-1)はそれぞれ利得である．

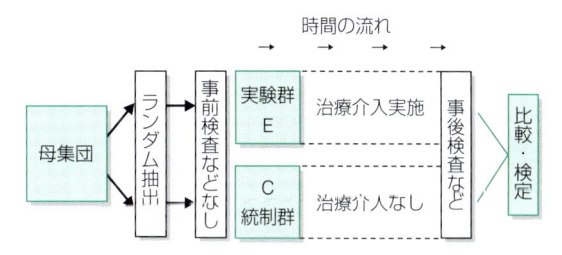

図3 真の実験デザインの模式図②
ランダム化実験群−統制群事後比較デザイン

の研究」(☞31ページ)で示した2つの論文など，最近，①のランダム化前後比較デザインがみられるようになっている．

前実験的デザインは，ランダム配置を実施しない．これには，③1群前後比較デザインと，④内部グループ比較デザインがある．前者は，実験群の1群のみに，治療前後に資料を収集し，利得の有意性を検定する(図4)．これは治療なしの統制群を設けることに対する倫理的配慮として考えられたデザインであるが，治療以外の要因の影響を排除できないという欠点がある．後者は，2施設の同じような対象者を用い，施設Aには治療を実施し，施設Bには治療を実施せず，事後のデータのみを比較するものである．施設の特徴などの固有の差が両群にあるかどうかは検討されない(図5)．

準実験的デザインは，前実験的デザインよりも良好なデザインである．このデザインも，⑤時間的連続性デザインと，⑥非均一的統制群比較デザインに区分される．前者は事前と事後に何度も情

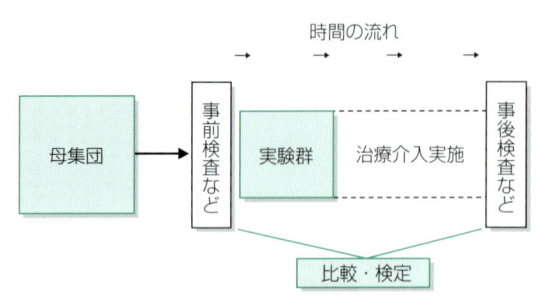

図4　前実験的デザインの模式図③
1群前後比較デザイン

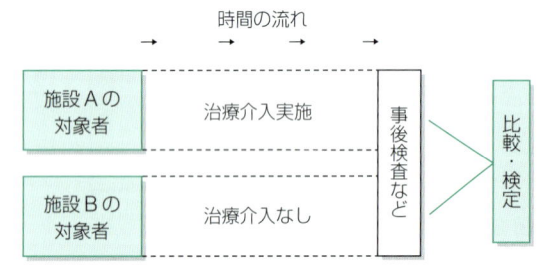

図5　前実験的デザインの模式図④
内部グループ比較デザイン

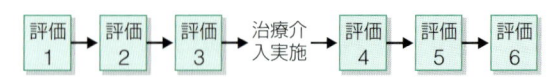

図6　準実験的デザインの模式図⑤
時間的連続性デザイン

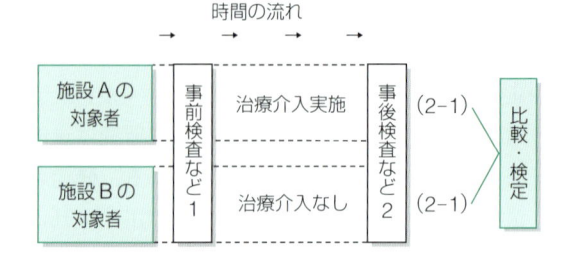

図7　準実験的デザインの模式図⑥
非均一的統制群比較デザイン

報収集を反復するもので，シングルシステムデザイン（SSD）はこれに含まれる（図6）．後者は前実験的デザインを改良したもので，両群に事前の情報収集を実施して，治療による変化を検討する（図7）．

2）発展的内容

実験的デザインのこれら3つの類型は，データの安定度である"信頼性"に影響を及ぼす要因のコントロールの程度に基づいている[33]．それらの要因には，①検査得点の変動に寄与する要因，②用いた方法の要因，③集団の異質性の要因がある．①はさらに，時期の違いによる変動，検査の違いによる変動，個人差による変動，評定者による変動を考慮する必要がある．

真の実験デザインは，これらの要因を十分にコントロールしていると考えられる．それぞれの要因についてのコントロールを以下に示す．

- 治療の間に治療以外に影響を及ぼす出来事があったとしても，両群の対象者はランダム配置されているので，平均的にみれば等しいと考えられる．
- 時期の変化や個人差による変動も，両群の参加者を平均すれば等しいと考えられる．
- 観察や検査の実施法は，評価者の慣れなどによる得点の見かけ上の変動が考えられるが，これも両群を平均的にみれば等しいと考えられる．

このように，サンプル数が大きく，ランダムに配置され，統制群をもつことは，実験条件を左右するさまざまな問題の多くを論理的に解決していると考えられる．

真の実験デザインの限界を以下に示す．

- 異なる方法では類似する結果が得られない．
- 他の要因が含まれたもののほうが意味がある可能性が残る．
- 結果は要因の統制に基づいている．
- 因果関係が明確でない可能性がある．
- 時間の要素は，社会科学では実験結果に混乱をもたらす可能性がある．
- 実験という形態が，他の形の研究に対して必ずしも論理的優位性をもたない．
- システムの大きさ，つまり事例数が問題となる可能性がある．
- システムの複雑性や内部関連性によって実験が制限される．

b. 統計に関する知識
1) 基礎的内容

統計に関する知識は，統計学などの講義や演習で習得する必要がある．しかし，統計学の講義では数式などに追われてしまいがちであるので，ここでは知っておく必要がある事柄を示しておく．

検定とは，正式には"統計的仮説検定(statistical hypothesis testing)"と呼ばれ，標本を基準に，母集団の特徴や状態に関する仮説の妥当性を確率論的に検証する方法である．したがって，まずサンプリング(標本抽出法)に関する知識と技術が必要である．

サンプリングとは，母集団から標本を選び出す際に，研究者の意図が働いていないことを保証するために重要となる．統計学の教科書の付表に"乱数表"と呼ばれる2桁の意味のない数字が並んだ表がある．99人までを選び出す場合にはこの2桁の数字を用い，100人を超えて9,999人までを選び出す場合は隣の2桁の数字を結びつけて4桁の数字を用いる．最初に，対象となる母集団を構成する人々(対象者)に仮の番号をあてがう．次に，乱数表の最初の数字を選び出すために，2個のサイコロの合計の数字で行や列を決め，そこに示されている数字に該当する仮番号の対象者を実験群に入れる．次の数字に該当する対象者を統制群に入れる．仮番号が該当しない場合は次の数字に進む．乱数表の最後まできたら表の最初の数字に戻る．こうして，実験群と統制群に対象者を割り振る手続きを"ランダムサンプリング"という．最近ではコンピュータを用いて乱数を発生させる方法も用いられている(☞99ページ)．

次に必要な知識と技術は，検定に関するものである．記述統計量(標本の特徴を要約した数値)と，母数の検定・推定のための知識である．

統計的検定は次の手続きをとる．
① 「差がある」とか「aよりもbのほうがよい」といった仮説〔もともとの仮説のことで，統計学上は"対立仮説(alternative hypothesis)"と呼ばれ，H_1

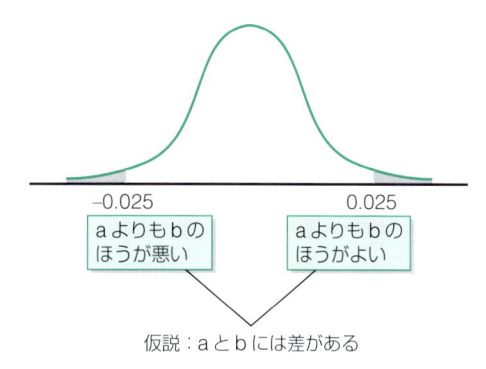

図8 両側検定

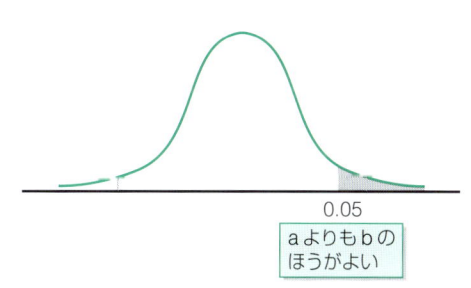

図9 片側検定

と表現される〕を立てる．仮説検定では，"反証法(背理法)"と呼ばれる論理を用いる．対立仮説とは逆の「差がない」という"帰無仮説(null hypothesis)"(H_0と表現される)に矛盾が見つかれば，「差がある」という対立仮説が正しいと判断でき，矛盾が見つからなければ対立仮説が正しいとする判定は保留される．「差がない」という仮説の検定には"両側検定"(図8)を，「aよりもbのほうがよい」といった仮説の検定には"片側検定"(図9)を用いる．aとbには「差がない」とか「差がある」という場合，aとbの比較ということになり，a＞bまたはa＜bとなる．両側検定は，この2つとも検定しなければならないことから名づけられた．一方，aよりもbのほうがよい(a＜b)というのは，1つだけを検定すればよいため，片側検定と名づけられた．

② 統計量の計算をする．検定法の違いは統計量の違いによる．

③確率を求める．統計量の偏りの程度を確率pで表す．

④得られたpが，一般に有意差の基準とされている0.05よりも小さいかどうかで判定する．

②～④については，最近はコンピュータの表計算ソフトを用いると簡単に計算できる．その場合，こちらが計算法を決めて指令を出す必要があるので，どのような計算法を用いるのかを知っておく必要がある．

2）発展的内容

統計を行ううえで問題になるのは，どのような検定法を用いるのかという点である．検定は測定に用いた数の特性によって，"パラメトリック検定"と"ノンパラメトリック検定"に分けられる．パラ(para)とはパー(par)と同義で(続く単語の最初の音が母音の場合にはparaとなる)，「平均，正常」などを意味する．メトリック(metric)とは，「計算の，メートルの」という意味である．パラメトリック検定とは，「平均値を比較して計算する」ことを意味する．したがって，ノンパラメトリック法とは，「平均値を比較できない計算法」ということになる．

数の特性は"尺度"と呼ばれる．つまり，その数字がどのような目盛りをもつのかということである．尺度は，"名義(名目)尺度""順序(順位)尺度""間隔尺度""比率(比)尺度"の4つに分類できる(☞ 88, 89ページ参照)．

順位をつけているだけで，その順位を数字に置き換えている数値を順序尺度という．作業療法で用いる数値はこの尺度が多い．特に心理的特性を数字に置き換えた場合，ほとんどが順序尺度であると考えてよい．一方，どの数字の間隔を比べても等しい場合は間隔尺度という．たとえば，関節可動域を測定するゴニオメーターでは，0°から10°までの10°と，90°から100°までの10°は等しい．CGS単位や時間は間隔尺度である．

名義尺度や順序尺度の場合には平均値が意味をもたないため，平均値を比較して計算することも意味がなくなる．これらの尺度ではノンパラメトリック検定を用いる．χ^2(カイ2乗)検定，ウィルコクソン(Wilcoxon)順位和検定，マン-ホイットニー(Mann-Whitney)検定，スピアマン(Spearman)の順位相関係数などはノンパラメトリック検定の方法である．一方，間隔尺度や比率尺度の場合には平均値が意味をもつため，パラメトリック検定を用いる．よく知られているt検定はパラメトリック検定である．

間隔尺度の場合でも，分布とばらつきによってはノンパラメトリック検定を実施するほうがよい．つまり，比較する2群のサンプルの数字の分布が正規分布型であり，かつ，ばらつき(分散)が等しい場合には，平均値が意味をもつためにパラメトリック検定を用いるが，そうした条件にない場合にはノンパラメトリック検定を用いる．

表5にさまざまな検定法を示したが，こうした知識については統計学の文献[34]を参照していただきたい．

また，研究によって検査の信頼性や妥当性などが明らかにされることがある．信頼性(reliability)とは，ある評価法が，その評価法の通常の利用のなかで生じる実施バリエーションによって，過度の影響を受けないという一貫したやり方で，情報収集ができることを保証することである．たとえば，状況が異なっても，時間が異なっても，実施する作業療法士が異なっても，そして同じような他のクライエントであっても，検査結果は大きくは変わらないということを保証することである．具体的には，短期間の間隔をおいて同じ検査を2回実施したり(再検査信頼性)，2人の作業療法士が1人のクライエントを同時に評価したとき(検者間信頼性)の2つの検査結果の相関係数(これを信頼性係数という)を求め，相関係数の有意性を検討することである．妥当性(validity)とは，ある評価を実施する場合，正確にどのような種類の情報が収集されているのかについて，作業療法士に保証を与えるがゆえに，重要な特徴の1つである．たと

表 5 統計学的仮説検定の方法

I. 順序尺度の場合は，無条件で該当項目のノンパラメトリック検定を行う

II. 対応のある 2 群(関連 2 群)の差の検定
同一個体の 2 つの条件下で収集した資料の平均値を比較(縦断的研究，継時的研究など)
差 d を求めることから，結局は 1 標本となる
① 1 標本 t 検定(パラメトリック)　　正規分布 ＋
② 符号検定(ノンパラメトリック)　　正規分布 －
③ ウィルコクソン検定(ノンパラメトリック) 正規分布 －
  ● 小標本($n ≤ 25$)
  ● 大標本($n > 25$)

III. 独立 2 群の差の検定
異なる個体の 2 条件を比較(横断的研究)
① 2 標本 t 検定(パラメトリック)　正規分布 ＋，等分散 ＋
  ● 正規検定(パラメトリック)──┐
  ● 等分散検定(F 検定)(パラメトリック)──┘
② t 検定(ウェルチの方法)(パラメトリック)
　　　　　　　　　　　　正規分布 ＋，等分散 －
③ マン-ホイットニー検定(ノンパラメトリック)
　　　　　　　　　　　　正規分布 －，等分散 －
  ● 小標本($n_1 ≤ 20$ かつ $n_2 ≤ 20$)
  ● 大標本

IV. 独立多群の差の検定(1 要因)
① 1 元配置分散分析法(パラメトリック)
　　　　　　　　　　　　等分散 ＋，正規分布 ＋
  ● バートレット検定────┘
② クラスカル-ウォリス検定(ノンパラメトリック)
　　　　　　　　　　　　等分散 －，正規分布 －
  ● 小標本($k = 3, N ≤ 18$)
  ● 大標本

V. 関連多群の差の検定
① 2 元配置分散分析(パラメトリック)
　　　　　等分散 ＋，正規分布 ＋，繰り返しなし ＋
② フリードマン検定(ノンパラメトリック)
　　　　　　　　　　　　等分散 －，正規分布 －
③ 繰り返しのある 2 元配置分散分析
　　　　　等分散 ＋，正規分布 ＋，繰り返しなし －
④ 3 元配置分散分析　3 要因
⑤ ラテン方格分散分析　3 要因

VI. 計数値(度数，百分率)の検定
① χ^2 検定

VII. 相関係数(参考)
① ピアソン(ポアソン)の相関係数(パラメトリック)
② スピアマンの順位相関係数(ノンパラメトリック)

えば，規準となる別の検査とその検査を実施して，両者の相関係数を求めること(併存的妥当性の規準関連妥当性)のほかに，内容妥当性，収束的妥当性，差異的妥当性，予測的妥当性などがある．

最近では，小林，山田らが，ラッシュ分析(Rasch analysis)モデルによって，健常高齢者が答えてくれた作業に関する自己評価・改訂版(OSA-II)の信頼性を検討している[35]．ラッシュモデル(☞ 96 ページ)については字数の制限で詳しくは述べないが，今後，作業療法でも用いられる統計手法であると思われる．

2 質的研究

a. 基礎的内容

量的研究に対して，質的研究(qualitative research)と呼ばれる研究がある．特性を測定して数字に置き換えるという手法をとらないもので，自然主義的研究(naturalistic inquiry)，解釈的研究(interpretative research)などとも呼ばれる．研究の分類でいうと，探索的デザインと記述的デザインであり，野外(フィールド)科学である．

質的研究は既存の概念や理論にとらわれずに，物事を新たな目で見つめようという場合に効果を発揮する．質的研究の具体的な手法は，文化人類学，哲学，社会学で用いられており，以下のような方法がある[36,37]．

1) 民族誌学(エスノグラフィー；ethnography)

文化人類学の方法論で，研究対象とする文脈(物理的・社会的環境および時間の流れ)を，その文化のなかにいる人々〔情報提供者(インフォーマント)〕の文化的視点からみて，現象の意味を理解し説明することである[33,38,39]．

2) 現象学(phenomenology)

哲学から発生した方法で，生活している人間の生の体験を表現し，その本質的特徴を理解しようとすることで，暗黙の事柄を明らかにすることである[40,41]．

3) グラウンデッドセオリー(grounded theory)

社会学の分野で発生した方法で，象徴的相互作用論という理論的枠組み(社会を構成している存在であり，社会的世界のなかで絶えず象徴を共有し，内面化している個人間の社会相互作用のプロセス

に焦点を当てる）を用いるものである[42-44].

グラウンデッドセオリーの"グラウンデッド"とは，"データに根ざしている"という意味であり，データの分析と解釈から，抽象のレベルが高くなるにつれて理論が開発され，精巧になる．

4）KJ法

社会人類学の分野で発生した方法で，発想法の一方法として用いられた．グラウンデッドセオリーと類似した方法をとる．観察や面接だけでなく，文献や観念（アイデア）などにも用いられる[45,46].

これらの質的研究では，データは対象者の語りの記録や行動の観察記録となる．そのデータの組織的な収集と分析から，なんらかの概念や理論や仮説を導くことになる．

たとえば，家族の介護者への質問として，民族誌学では「あなたの1日はどんな1日なのかを話してください」といったように，家族の一員であり介護者でもあるというその人の見方からの1日の解釈的記述，つまり，その人のその日の見方を引き出そうとしたり，これらの経験のパターンを明らかにしようとしたり，これらの経験の意味を明らかにしようとする．現象学では「あなたの介護経験のうち，特に満足した1つについて話してください」といったように，生活を通しての経験自体の細部を引き出そうとする．また，グラウンデッドセオリーでは公式的理論に焦点を当て，語られた内容に1つずつコードをあてがって，類似するコードを集めて類型化する方法を用いる．

b. 発展的内容

1）ナラティブの重要性

質的研究は，特に複雑な現象を研究する際に用いられる．最近では，人間の作業や人間にとっての作業の意味を知ることが，作業療法を提供する際に不可欠であると認識されている．しかし，人間にとっての作業やその意味は文化や地域によって異なるものであり，複雑な事柄である．したがって，それらを理解するにはナラティブ（語り）が重要に

なり，作業療法リーズニングでもナラティブリーズニングが重要とされるようになってきた．こうした背景を受けて，作業療法の領域においても質的研究が頻繁に用いられるようになっている[47,48].

フランク（Frank）[47]は，「作業療法士は，臨床実践のなかで，患者の個別的理解，患者にとっての障害の意味，治療の体験，そして患者の作業，自分自身および生活の再構築の可能性などの作業療法臨床上の目標を達成するために，質的方法を用いている」と述べている．質的研究の具体的な目的は，①組織的に観察する，②患者の物語を聴く，③患者の生活について行った解釈を妥当なものとする，④新たな世界，新たな意味，そして新たな人生の物語をつくり出すために患者と交流し協業することなどである．

これらの方法はすべてナラティブアプローチ，つまり物語を語ることと関係している．物語を語るのは，時には作業療法士であり，時には患者であるが，通常，時間の流れの時々に応じてさまざまな方法がある．これは"ナラティブリーズニング"と呼ばれるセラピーの理由づけと関連したものである．

2）用語の違い

質的研究では，信頼性や妥当性に関する基準が量的研究とは異なるため，用語も異なる．量的研究の基準では，妥当性（validity），信頼性（reliability），客観性（objectivity）などと呼ばれるが，質的研究の基準では，trustworthiness（信頼性），credibility（信憑性），transferability（譲受性），dependability（従属性），confirmability（確実性）などと呼ばれる．

たとえば民族誌学的研究では，長期にわたる関係（prolonged engagement），トライアンギュレーション（triangulation）（☞138ページ），メンバーチェック（member checking），否定ケース例（negative case）などによって，量的研究の信頼性や妥当性に相当する事柄を担保しようとしている．

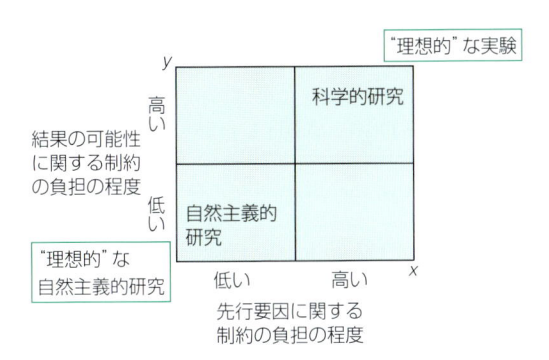

図10 研究の領域の表現
〔Guba EG, Lincoln YS: Effective Evaluation: Improving the Usefulness of Evaluation Results Through Responsive and Naturalistic Approaches (A joint publication in the Jossey-Bass higher education and social and behavioral sciences series). John Wiley & Sons, New York, 1981 より〕

3 量的研究と質的研究の複合的研究

a. 2つの制約による違い

ハッセルカス(Hasselkus)[36]は，現存するすべての研究形態が，"先行要因に関する制約"（x軸）と"結果の可能性に関する制約"（y軸）という2つの制約の連続性のどこかに位置するとして，量的研究と質的研究は対立するものではなく，連続するものであるとしている[49]（図10）．

先行要因の制約とは，研究者が研究に最初から課した影響や操作である．たとえば，ランダム配置，独立変数，インタビュー質問の事前設定などである．結果の制約とは，研究者が研究している行動に与えた単位の結果で，たとえば，従属変数，リカート(Likert)法，調査研究での強制選択法などである．この両者のそれぞれの連続性に従えば，図10のように表現される．

量的研究は，先行要因の制約も結果の制約もきわめて高いものである．つまり，条件を厳密にコントロールすればするほど，目指す実験的研究に近づいていく．条件を厳密にコントロールするためには，さまざまな条件に関する事前の研究の積み重ねが必要になる．よく知られていない事柄を解明することや，すでに知られていることに新たな視点を構築しようとする研究の場合，先行要因と結果のどちらも制約は少ないほうがよい．そうして得られた結果から，次の研究に進んでいく．このように考えると，事前の研究は質的研究から始めるべきであると考えることができる．

b. 事例研究としてのSSDの重要性

事例研究が重要なのは，たとえば，改善した事例と改善しなかった事例では，どのような違いがあるのだろうかということが検討できるためである．そうした意味では，事例研究は質的研究であると考えることができる．

事例研究はまた，試みに1事例や数事例に実施したアプローチがどのような結果をもたらしたのかを知るためにも行われる．そこでは条件を制約する必要があり，量的研究と考えることもできる．

量的研究と質的研究の利点を合わせた方法が，時間的連続性デザインでもあるSSDである．作業療法でSSDが注目されているのは，こうした理由による．

c. さまざまな問題を解決するために

作業療法士は仕事，遊び・余暇・レクリエーション，日常生活などのさまざまな生活上の課題に困難(作業の機能障害)をもつクライエントに対して，そうした困難を軽減するための支援を提供する専門職である．「生活上の困難さとは何を指すのか」ということから，「その困難さはどのような事柄と関連しており，また，クライエントや周囲の人々がそれをどのように考えているのか」「どのような支援が有効なのか」など，解決すべきことは限りなくある．

そうした問題を解決するためには，ある特定の方法だけではなく，さまざまな方法を用いる必要があると考えられる．そのためにも，研究に関する幅広い知識と技術を身につける必要がある．

●引用文献

1) Kielhofner G (著), 山田　孝, 他 (訳)：作業療法の理論. 三輪書店, 1993.
2) Miller RJ (著), 岩﨑テル子 (監訳)：作業療法実践のための 6 つの理論—理論の形成と発展. 協同医書出版社, 1995
3) Rogers JC: Clinical reasoning: The ethics, science, and art. Eleanor Clarke Slagle Lectureship—1983, *Am J Occup Ther* 37:601–616, 1983
4) Parham D: Nationally speaking—Toward professionalism: The reflective therapist. *Am J Occup Ther* 41:555–561, 1987
5) Walker KF: Theory Analysis. In: Miller RJ, et al (eds): Perspectives on Theory for the Practice of Occupational Therapy, pp247–287, Aspen Pub, New York, 1993
6) Rogers JC, et al: Clinical reasoning of occupational therapists during the initial assessment of physically disabled patients. *Occup Ther J Res* 2:195–219, 1982
7) Fleming MH: The therapist with the three-track mind. *Am J Occup Ther* 45:1007–1014, 1991
8) Mattingly C: What is clinical reasoning? *Am J Occup Ther* 45:979–986, 1991
9) Schell BA, et al: Clinical reasoning in occupational therapy: An integrative review. *Am J Occup Ther* 47:605–610, 1993
10) Glaser G, et al (著), 後藤　隆, 他 (訳)：データ対話型理論の発見—調査からいかに理論をうみだすか. 新曜社, 1996
11) Fleming MH: Clinical reasoning in medicine compared with clinical reasoning in occupational therapy. *Am J Occup Ther* 45:988–996, 1991
12) Barris R: Clinical reasoning in psychosocial occupational therapy: The evaluation process. *Occup Ther J Res* 7:147–162, 1987
13) Neuhaus BE: Ethical considerations in clinical reasoning: The impact of technology and cost containment. *Am J Occup Ther* 42:288–294, 1988
14) Tornebohm H: What is worth knowing in occupational therapy? *Am J Occup Ther* 45:451–454, 1991
15) Schell BB: Professional Reasoning in Prectice. In: Crepeau EB, et al (eds): Willard and Spackman's Occupational Therapy, 11th ed, pp314–327, Lippincott Williams & Wilkins, Philadelphia, 2008
16) 吉川ひろみ, 他：作業療法の臨床における作業分析の利用と意義. 作業療法 14:241–247, 1995
17) 上村智子, 他：学内授業で対象者の個別状況を多面的に考慮した作業療法技能を育てるために. 作業療法 18:279–286, 1999
18) 山田　孝：作業療法の理論と臨床の論理—ある症例を通して. 作業療法 13:292–300, 1994
19) Sackett DL, et al: Evidence based medicine: What it is and what it isn't. *BMJ* 312:71–72, 1996
20) 福井次矢：EBM 実践ガイド. 医学書院, 1999
21) 中嶋　宏 (監), 津谷喜一郎, 他 (編)：EBM のための情報戦略—エビデンスをつくる, つたえる, つかう. 中外医学社, 2000
22) ドーランド医学大辞典編集委員会 (編)：ドーランド図説医学大辞典. 第 28 版, 廣川書店, 1998
23) The Cochrane Collaboration—Working together to provide the best evidence for health care. The Cochrane Collaboration. http://www.cochrane.org/
24) JANCOC HomePage. The Japanese informal Network for the Cochrane Collaboration. http://cochrane.umin.ac.jp/
25) Grimshaw JM, et al: Clinical practice guidelines—Do they enhance value for money in health care? *Brit Med Bull* 51:927–940, 1995
26) Minds 診療ガイドライン選定部会 (監修), 福井次矢, 他 (編)：Minds 診療ガイドライン作成の手引き 2007. 医学書院, 2007
27) 鈴木久義：作業療法におけるシステマティックレビューとメタアナリシス. 作業療法 24:218–223, 2005
28) 久繁哲徳：最新・医療経済学入門—医療システムの抜本的改革に向けて. 医学通信社, 1998
29) Drummond MF, et al (著), 久繁哲徳, 西村周三 (監訳)：臨床経済学. 篠原出版, 1990
30) Luce BR, Elixhauser A: Standards for Socioeconomic Evaluation of Health Care Products and Services. Springer-Verlag, Berlin, 1990
31) Eisenberg JM: Clinical economics: a guide to the economic analysis of clinical practices. *JAMA* 262:2879–2886, 1989
32) Deitz JC: Quantitative Research. In: Neistadt ME, et al (eds): Willard and Spackman's Occupational Therapy, 9th ed, pp829–841, Lippincott Williams & Wilkins, Philadelphia, 1998

33) 箕浦康子：フィールドワークの技法と実際―マイクロ・エスノグラフィー入門．ミネルヴァ書房，1999
34) 市原清志：バイオサイエンスの統計学―正しく活用するための実践理論．南江堂，1990
35) 小林法一, 他：予防的作業療法プログラム参加者における「作業に関する自己評価・改訂版」の内部妥当性―ラッシュ分析による検討. 作業行動研 14:33-40, 2010
36) Hasselkus BR: Beyond ethnography: Expanding our understanding and criteria for qualitative research. *OTJR* 15:75-84, 1995
37) Crepeau EB, Deitz JC: Qualitative Research. In: Neistadt ME, et al (eds): Willard and Spackman's Occupational Therapy, 9th ed, pp841-847, Lippincott Williams & Wilkins, Philadelphia, 1998
38) 佐藤郁哉：フィールドワーク―書を持って街へ出よう. ワードマップ, 新曜社, 1992
39) Emerson R, et al（著），佐藤郁哉, 他（訳）：方法としてのフィールドノート―現地取材から物語作成まで. 新曜社, 1998
40) Merleau-Ponty M（著），滝浦静雄, 木田 元（訳）：行動の構造. みすず書房, 1964
41) 中村雄二郎：臨床の知とは何か. 岩波書店, 1992
42) Glaser BG, Strauss AL（著），木下康仁（訳）：死のアウェアネス理論と看護―死の認識と終末期ケア. 医学書院, 1988
43) Strauss AL（著），南 裕子（監訳）：慢性疾患を生きる―ケアとクオリティ・ライフの接点. 医学書院, 1987
44) 木下康仁：グラウンデッド・セオリー・アプローチ―質的実証研究の再生. 弘文堂, 1999
45) 川喜田二郎：発想法―創造性開発のために. 中央公論社, 1967
46) 川喜田二郎：続・発想法―KJ法の展開と応用. 中央公論社, 1970
47) Frank G: Life histories in occupational therapy clinical practice. *Am J Occup Ther* 50:251-264, 1996
48) 山田 孝：人間作業モデル―2人の独身女性障害者の生活物語. 作業療法 21:528-538, 2002
49) Guba EG, Lincoln YS: Effective Evaluation: Improving the Usefulness of Evaluation Results Through Responsive and Naturalistic Approaches (A joint publication in the Jossey-Bass higher education and social and behavioral sciences series). John Wiley & Sons, New York, 1981

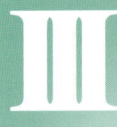

III 統計解析（量的研究）にかかわる基礎知識

A. 作業療法研究における統計解析

　作業療法の実践とその研究においても，パソコン上の"統計ソフト"を使用することが一般的になっている．たとえば，作業遂行に必要となる運動技能と処理技能の評価法である AMPS（assessment of motor and process skills）は，項目応答理論に基づくラッシュ測定法（Rasch measurement）とそのソフトウェアを利用し，項目や評定者の難易度を調整して，その結果の一般化を行っている．現在，AMPS は，いくつもの国と地域で生活関連活動（instrumental ADL; IADL）の評価法として利用されるようになっているが，一般的な AMPS の使用に際しては，ラッシュ測定法に関する専門的知識は特に必要とはされていない．

　この AMPS におけるラッシュ測定法のように，"統計ソフト"はパソコンによって簡単な操作で複雑な統計解析を可能にし，作業療法の実践においても重要な役割を果たすものになっている．豊富な機能をもった統計解析ツールが数多く発表されており，これらを活用すれば，より深化した作業療法研究が可能となる．

　本節では，さまざまな統計解析法を概観し，作業療法実践を研究する際に必要となる統計解析の基本的知識とその適切な使用法の理解を目的として，仮想データによる例題を通じて，データの処理手順をなじみ深い表計算ソフトを用いて紹介する．より専門的な統計学・推計学の概念や知識については，それぞれの教科書などを参照しながら読み進めていただきたい．

　なお，今回の統計処理は，執筆時点において最新版である Excel 2010〔Microsoft 社〕を使用している．一部の関数の書式などで以前の版との違いがあるが，それぞれのマニュアルやヘルプファイルを参照していただきたい．

1 確率と統計解析

　統計解析は研究のさまざまな場面で必要である．「有意差が認められた」「有意な相関が認められた」などといった文章は，研究論文で頻繁に出現するが，この"有意"という語が，確率によって定められていることはあまり意識されていない．

　コインを投げて，裏あるいは表を当てるゲームを考えてみる．最初の試行で裏が出る．この段階では，1/2 の確率でどちらかが出るということがわかっているので，特に驚くこともない．次も裏が出たとする．2回続けて裏が出るという確率は，$1/2 \times 1/2 = 1/4$ となり，まだ，「そんなこともある」と考えられる範囲である．しかし，その後も裏が出続けるとする．4回続けて裏が出るのは 1/2 を 4 回かけて得られる 1/16 の確率，すなわち 6.25％の割合である．4回あるいは5回続けて裏が出ると，「偶然にしては少しおかしい」などと疑い出す人が増えてくるという．

　研究論文においては，「5％（あるいは 1％）の有意水準で平均値の差を認める」という表現がなされる．一般に 5％あるいは 1％といった確率で生じる

現象は非常に珍しいので，2つの平均値が等しくなるのはきわめてまれなことである．したがって，この2つの平均値には差があるとみなすことができるという意味である（☞179ページ）．

2 統計学的検定法

次のような例を考えてみる．現在，わが国の60歳代後半の健康男性の利き手の握力は平均39.0kgである〔「平成21年度体力・運動能力調査」文部科学省〕．もし，65歳の左片麻痺（右利き）の男性Aさんの健側の握力が35kgだったとすると，Aさんの握力は低下しているといっていいのだろうか？

同じ年代の男性の平均値と比較することによって，この回答を求めてみる．わが国の60歳代後半の健康男性の利き手の握力の平均とともに示された標準偏差は6.0kgだった．標準偏差の定義から，39.0（平均値）±6.0（標準偏差）kgの区間に約70％が分布していることになる．Aさんの握力値はこの範囲内にあり，平均値とそのばらつき（標準偏差）から考えると健常者でもありうる値なので，握力の低下はないと判断できる．

では，別の左片麻痺の60歳代後半の男性Bさんの握力が25kgだったとする．この場合はどうだろうか？ 定義から，39.0（平均値）±12.0（標準偏差の2倍）kgの区間に約95％は分布することが知られているが，その範囲からもこの握力値ははずれている．つまり，Bさんの握力値は同年代の男性のなかで5％以下の出現確率をとることになり，同年代の男性平均値と比べると"有意差"を認めることになる．

握力値のように，正規分布（平均値で最大の出現頻度をとり，平均値から離れるに従って出現頻度が低下していく，左右対称の分布）に従うと考えられるものでは，このようにして統計解析が行われていく．

2つのグループ間の検査成績の平均値を比べるときも，その検査成績が正規分布すると考えられる場合には，このような正規分布の特性を利用す

表1 データと尺度

	具体例	統計処理のもとになる統計値
名義尺度	障害に符号をつける	事例数
順序尺度	ADLの段階，筋力検査の段階	順序，中央値，最頻値，順位相関係数
間隔尺度	握力，時間	平均値，標準偏差，相関係数

る．両群の成績が等しいという事象が成立する確率を計算し，その確率が5％ないし1％以下であれば，その事象の成立はきわめてまれであると判断できる．このような判断が下せる場合に，2群間に"有意差"が存在すると表現することができる．これが代表的な統計解析方法の1つである，"平均値の差"の検定の基本的原理である．

3 データと尺度

作業療法の実践に関するデータにはいろいろな性質のものがある．状態を記述した質的なものや，状態の程度を量的に表したものなどである．量的なデータのなかでも，段階的にその状態の順序を記述したものや，連続的にその状態の変動を表現できるものなどがある（表1）．

たとえば，片麻痺を「1」，四肢麻痺を「2」というように，それぞれの状態に対して数字を割り当てたときには（名義尺度），「1.5」というような中間値は意味をもたない．同じように，ブルンストローム（Brunnstrom）stageでは（順序尺度），段階「3」と段階「4」の中間だからといって，段階「3.5」あるいは「3.6」と表現したとしても，中間段階を定義しない限り，これらの比較は意味をもたない．一方，握力は連続的な力量を示すので（間隔尺度），「3.5」kgと「3.6」kgでは後者の力量が大きいというように，その値自身が意味をもつ．

データの処理にあたっては，そのデータの特質が大きく影響を及ぼす．データが正規分布に従うと考えられ，サンプル数も比較的大きい場合には，"t

表2 検定方法とデータ

	パラメトリック	ノンパラメトリック
対象は1群である		
1種類の測定値の比較を行う		
前後比較	t検定（対応あり）	ウィルコクソン順位和検定
例：作業療法前後の検査成績の比較を行う		
3回以上の比較	1元配置分散分析	フリードマン検定
例：2か月後，3か月後の成績を比較する		
2種類の測定値の関係を知る	相関係数（ピアソン）	順位相関係数
例：退院後の自立度と退院前の院内ADLの関係を知る		
3種類以上の測定値の関係を知る	偏相関係数	
例：退院後の自立度と運動機能，認知機能の関係を知る		
対象は2群である		
群間比較	ウェルチの方法によるt検定	マン-ホイットニー検定
例：左片麻痺と右片麻痺のADLの成績を比較する		
対象は3群以上である		
群間比較	1元配置分散分析	クラスカル-ウォリス検定
例：3種類の作業療法プログラムの効果の違いを比較する		
対象は2群以上である：2要因の検討	2元配置分散分析	
対象は2群以上である：出現度数についての比較		χ^2検定

検定"や"分散分析"などのパラメトリック検定方法が採用される．データが順位尺度である，データの分布は正規分布に従うとは考えられない，サンプル数が小さいといった場合には，"ウィルコクソン（Wilcoxon）符号付き順位検定"，"フリードマン（Friedmann）検定"，"マン-ホイットニー（Mann-Whitney）検定"，"クラスカル-ウォリス（Kruskal-Wallis）検定"といったノンパラメトリック検定方法が採用される（表2）．

B. さまざまな検定法

1 度数についての検定（χ^2検定）

χ^2（カイ2乗）検定は，A群の改善ありと改善なしの人数，同様にB群で改善ありと改善なしの人数といった，人数やある事象が発生した回数などの度数をもとにして，複数の群の間で発生した度数に違いがあるかを検定する方法である．

■例題1：χ^2検定（活動の好み）（図1）

ある施設で作業療法を実施している対象者50名（80歳以上25名，80歳未満25名）に，ある活動の好み（好き・好きではない）を尋ねた．この結果から，活動の好みは年齢層によって異なる傾向を示すかどうかを検討する．

●結果

80歳以上と80歳未満では，その活動について，「好き・好きではない」という回答傾向が同じである確率は「$p = 0.02354$」と，基準とされるp値0.05よりも小さいので，両群の回答傾向が同じであるということ（帰無仮説 ☞ 179ページ）は否定される．したがって，この活動は，80歳という年齢を境に好みが分かれる可能性が示されたことになる．

χ^2検定は，この例題のように，調査研究などにおける特性ごとに分類した回答者群の間で，その回答傾向の違いを検定する際によく用いられる方法である．

図1 χ² 検定

（Excelシート例: 例題1 カイ2乗検定(2×2)）

活動の好み

	好き	好きでない	計
80才以上	9	16	25
80才未満	17	8	25
計	26	24	50

この範囲 B4:C5 が実測値

期待値

	好き	好きでない
80才以上	13	12
80才未満	13	12

この範囲 B10:C11 が期待値

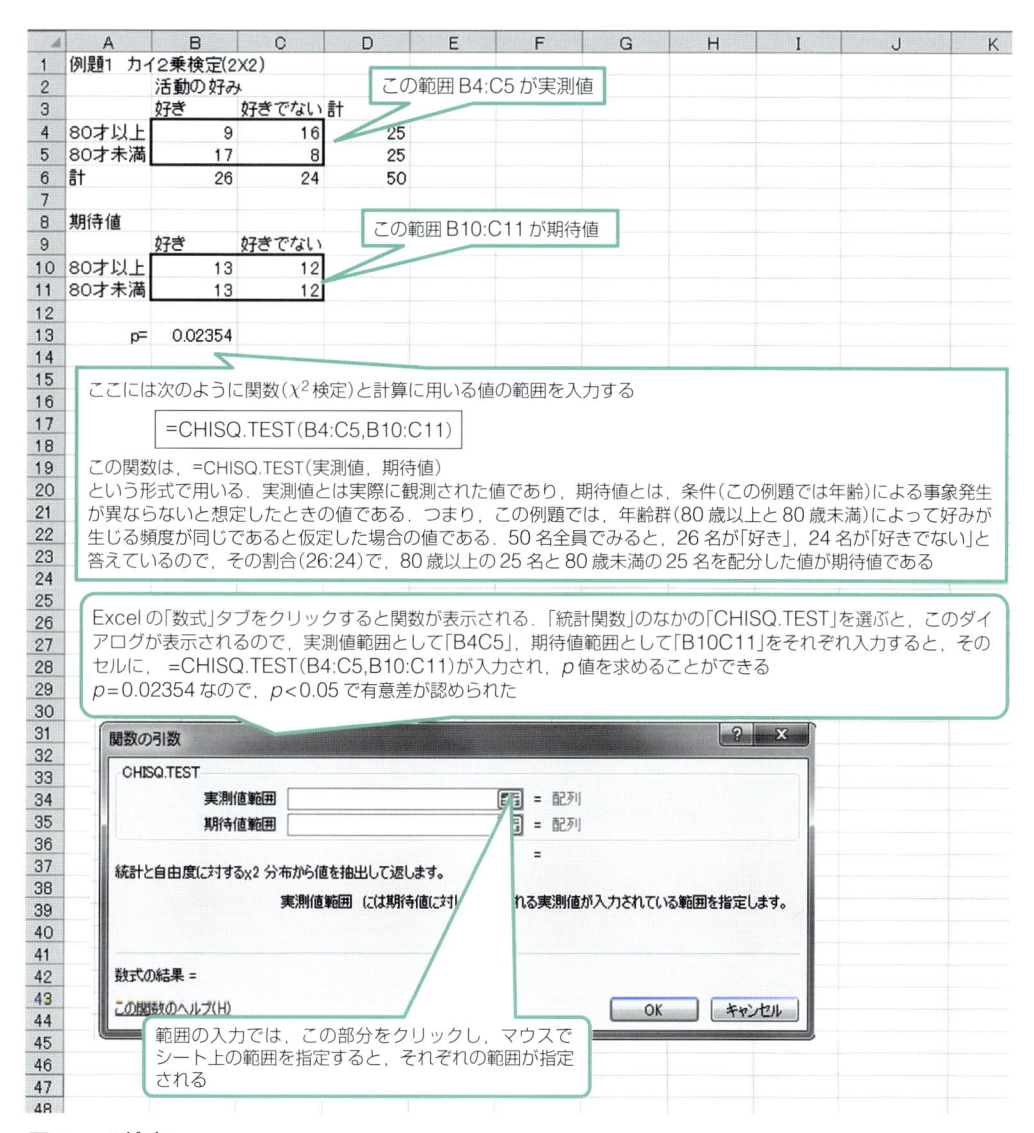

p= 0.02354

ここには次のように関数（χ^2検定）と計算に用いる値の範囲を入力する

=CHISQ.TEST(B4:C5,B10:C11)

この関数は，=CHISQ.TEST(実測値，期待値)という形式で用いる．実測値とは実際に観測された値であり，期待値とは，条件（この例題では年齢）による事象発生が異ならないと想定したときの値である．つまり，この例題では，年齢群（80歳以上と80歳未満）によって好みが生じる頻度が同じであると仮定した場合の値である．50名全員でみると，26名が「好き」，24名が「好きでない」と答えているので，その割合(26:24)で，80歳以上の25名と80歳未満の25名を配分した値が期待値である

Excelの「数式」タブをクリックすると関数が表示される．「統計関数」のなかの「CHISQ.TEST」を選ぶと，このダイアログが表示されるので，実測値範囲として「B4C5」，期待値範囲として「B10C11」をそれぞれ入力すると，そのセルに，=CHISQ.TEST(B4:C5,B10:C11)が入力され，p値を求めることができる
p=0.02354なので，p<0.05で有意差が認められた

（関数の引数ダイアログ: CHISQ.TEST 実測値範囲／期待値範囲）

範囲の入力では，この部分をクリックし，マウスでシート上の範囲を指定すると，それぞれの範囲が指定される

2 相関係数とその検定

a. 相関係数とは

相関係数は変数間の関連性の程度を表す値である．相関係数が1に近いほど，2つの変数の間には，一方が増加すればもう1つの変数も増加する傾向が強く存在することを示し，逆に−1に近いほど，2つの変数間には，一方が増加すればもう1つの変数は減少する傾向が強く存在することを示す．

相関を求めようとしている2つの変数のそれぞれに関係をもつ第3の変数が存在するとき，本来はその2つの関数間に相関がなくても，この第3の変数の存在によって見かけ上の相関が出現してしまうことがある．このような影響を回避するために，3つ以上の変数間の関連性を検討する際には，偏相関係数が用いられる．

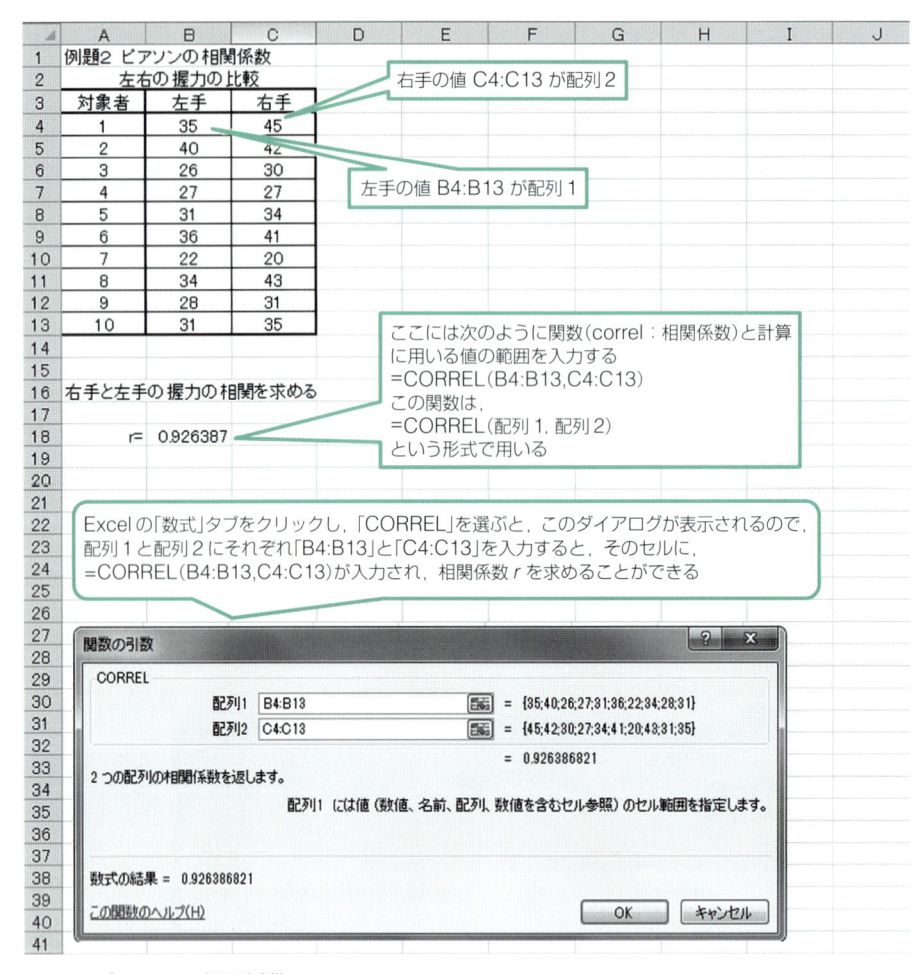

図2 ピアソンの相関係数

■例題2：ピアソン（Pearson）の相関係数
（左右の握力の関係）（図2）

身体機能に異常の認められない学生に対して，左手，右手の握力をそれぞれ計測した．左右それぞれで3回ずつ試行をし，その最大値を計測値とした．この結果から，左手と右手の握力の間の関係を検討する．

●結果

左手の握力値と右手の握力値の間の相関係数を求めたところ，$r = 0.9264$ という値が得られた．したがって，左手と右手の握力の間には強い正の相関が認められた．つまり，左手の握力が大きな値を示す例では，右手の握力も大きな値を示す傾向にあることが認められた．

b. 順位相関係数

前述の例では，握力値が間隔尺度であり，分布は正規分布に従うものと考えて，相関係数（ピアソンの相関係数）を求めた．計測値が順序尺度であったり，あるいは正規分布に従うとは考えられない場合は，順位相関係数〔スピアマン（Spearman）やケンドール（Kendall）の順位相関係数〕が用いられる．

c. 相関係数の解釈についての注意点

相関係数に関する統計学的検定では，「〔相関係数〕＝〔0〕」という仮説が棄却できる場合に，相関が

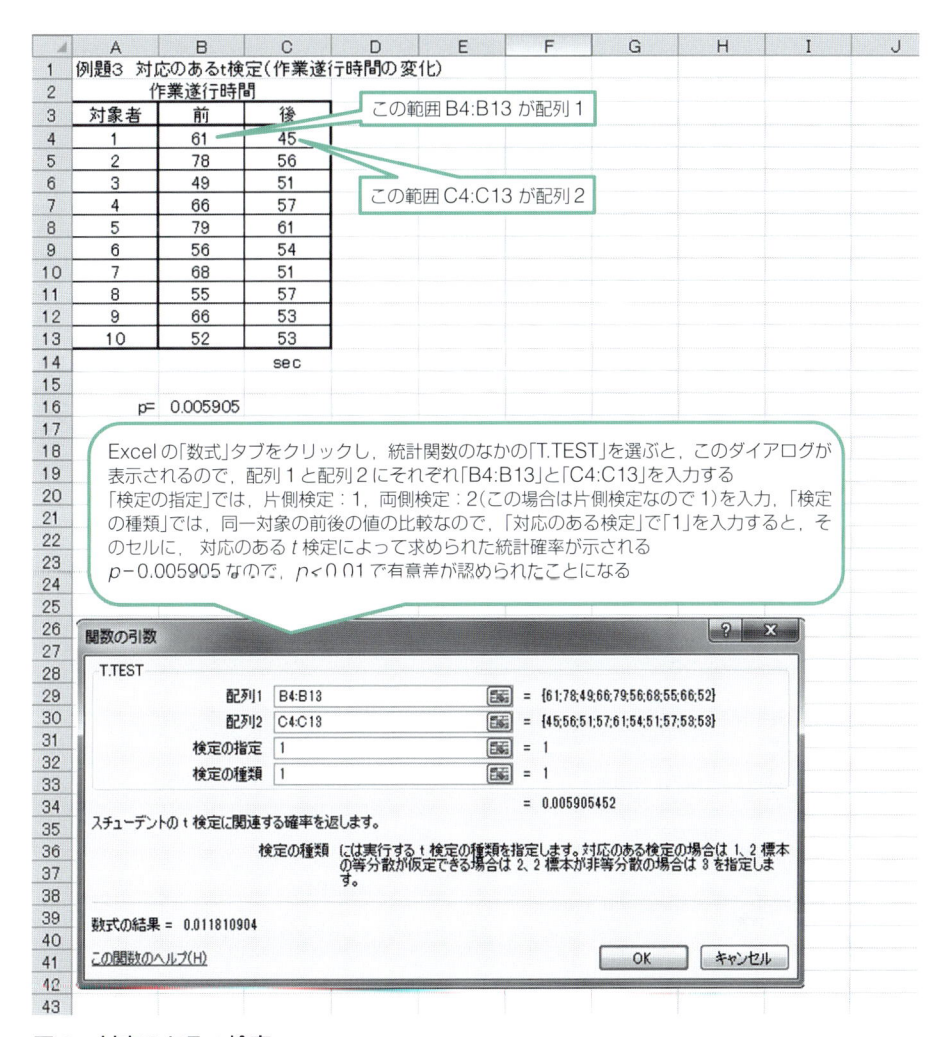

III 統計解析（量的研究）にかかわる基礎知識

図3 対応のある t 検定

例題3 対応のあるt検定（作業遂行時間の変化）

作業遂行時間

対象者	前	後
1	61	45
2	78	56
3	49	51
4	66	57
5	79	61
6	56	54
7	68	51
8	55	57
9	66	53
10	52	53

sec

p= 0.005905

この範囲 B4:B13 が配列 1
この範囲 C4:C13 が配列 2

Excelの「数式」タブをクリックし，統計関数のなかの「T.TEST」を選ぶと，このダイアログが表示されるので，配列1と配列2にそれぞれ「B4:B13」と「C4:C13」を入力する
「検定の指定」では，片側検定：1，両側検定：2（この場合は片側検定なので1）を入力，「検定の種類」では，同一対象の前後の値の比較なので，「対応のある検定」で「1」を入力すると，そのセルに，対応のある t 検定によって求められた統計確率が示される
$p=0.005905$なので，$p<0.01$で有意差が認められたことになる

関数の引数
T.TEST
配列1 B4:B13 = {61;78;49;66;79;56;68;55;66;52}
配列2 C4:C13 = {45;56;51;57;61;54;51;57;53;53}
検定の指定 1 = 1
検定の種類 1 = 1
= 0.005905452

スチューデントの t 検定に関連する確率を返します．
検定の種類 には実行する t 検定の種類を指定します．対応のある検定の場合は 1，2 標本の等分散が仮定できる場合は 2，2 標本が非等分散の場合は 3 を指定します．

数式の結果 = 0.011810904
この関数のヘルプ(H)   OK   キャンセル

ある（つまり有意な相関を認めた）という結果が導かれることになる．この検定結果からいえることは，相関係数が「0」ではないということであり，特にサンプル数が多い場合は，"低い相関"であっても有意な相関係数である場合もあるので，結果の解釈には注意を要する．

また，相関係数は2変数間の関連性の程度を表すものであって，因果関係を示すものではないということにも注意が必要である．例題2についていえば，両側の握力値は相互の関連性が高いと考えることは可能である．しかし，右手の握力が強くなると反対側の筋力も増加するなどのように，因果関係まで存在するという考察は，少なくとも相関係数だけでは導くことはできない．

3 平均値の検定

対象となるひとまとまりのデータを平均値で代表させ，別の対象やその対象の別の条件下での平均値と比較することによって，その対象の特性を検討することは，最も一般的に用いられる検討方法である．統計学的検定方法には，t 検定とばらつき（分散）に注目した分散分析（☞ 198ページ）と呼ばれる方法がある．t 検定には，治療前後の検査成績の比較などのように，対象群の条件による変化を

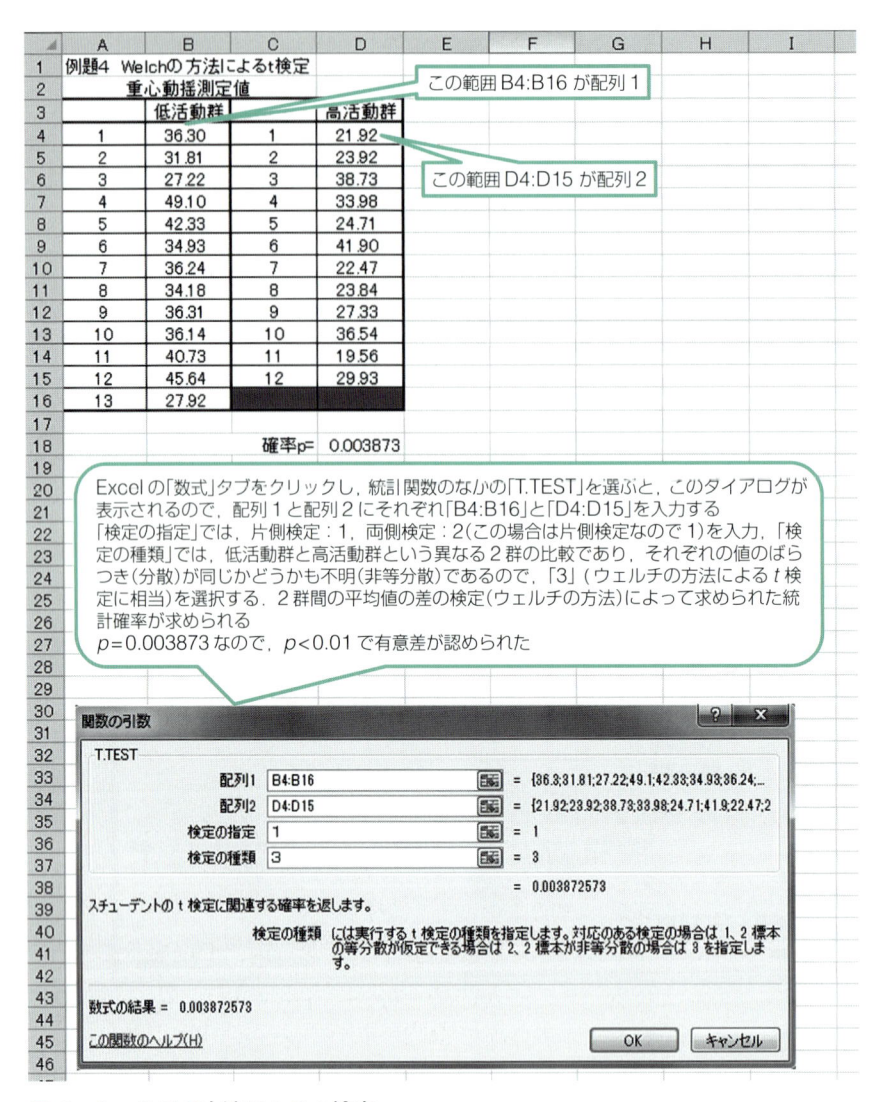

図4 ウェルチの方法による t 検定

検討する"対応のある t 検定"と，異なる 2 つの群の間のデータを比較する" t 検定"がある．それに加えて，両群データのばらつき（分散）が等しい（等分散性）と考えられる場合の" t 検定"と，分散が等しいとはみなせない（非等分散性）場合に対応する方法として考案された"ウェルチ（Welch）の方法による t 検定"に分かれている．ここではよく用いられる"対応のある t 検定"と"ウェルチの方法による t 検定"について例題を示して解説する．

■ 例題3：対応のある t 検定（作業遂行時間の変化）（図3 ☞ 191 ページ）

10 名の対象者に，ある治療的訓練を一定期間実施した．効果判定を目的として，検査課題遂行時間を治療的訓練実施の前後に測定し，その間の変化を検討した．課題遂行時間は間隔尺度であり，同一群の前後比較なので，対応のある t 検定を用

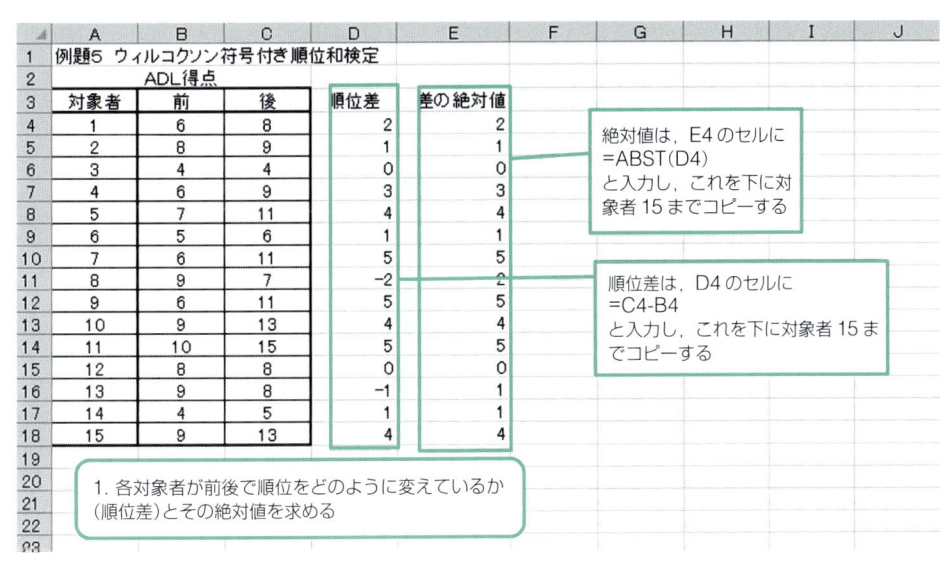

図5 ウィルコクソン符合付き順位検定(1)

いる．

●結果

　訓練実施前の平均値は 63 ± 10.3 秒，訓練実施後の平均値は 53.8 ± 5.4 秒で，平均値間に約10秒の減少が得られている．対応のある t 検定によって有意確率 $p = 0.0059$ が得られた．訓練実施後の検査課題遂行時間は，訓練実施前に比べて有意に減少している（$p < 0.01$）といえる．

■例題4：ウェルチの方法による t 検定（在宅高齢障害者のバランス能力と日常の活動性）

（図4 ☞ 192ページ）

　歩行可能な在宅の高齢障害者の立位姿勢における単位時間あたりの重心動揺（重心点の総移動距離）を測定し，平均外出回数が週3回以上の活動性の高い群（12名）と，平均外出回数が週1回以下の活動性の低い群（13名）のバランス能力を比較する．

　重心動揺は，重心点の総移動距離を指標として用いているので間隔尺度である．2つの群の間の比較であるが，それぞれの群のバランス能力に差があり，そのばらつきにも違いがあることが予想されるので，この2群の"分散"が等しいとはみなせない．よって，ウェルチの方法による t 検定が使用される．

●結果

　高活動群の重心動揺の平均は 28.7 ± 7.4，それに対して低活動群の重心動揺の平均は 36.8 ± 6.3 である．ウェルチの方法による t 検定の結果，確率 $p = 0.0039$ が得られた．すなわち，高活動群12名の重心動揺の平均は，低活動群13名の重心動揺の平均に比べて，有意に小さい（$p < 0.01$）．外出の多い在宅高齢者のバランス能力が高いことが示唆された．

4 ノンパラメトリック検定

　これまで説明してきた統計学的検定法で用いたデータは間隔尺度であり，正規分布に従って分布するものだった．

　たとえば，ADLの評価得点は，「自立している・介助を要する・全介助」のように，介助から自立までを何段階かで表しているので，順序尺度とみなされる．また，合図が出たらできるだけ早くスイッチを押すといった単純反応時間の成績を考え

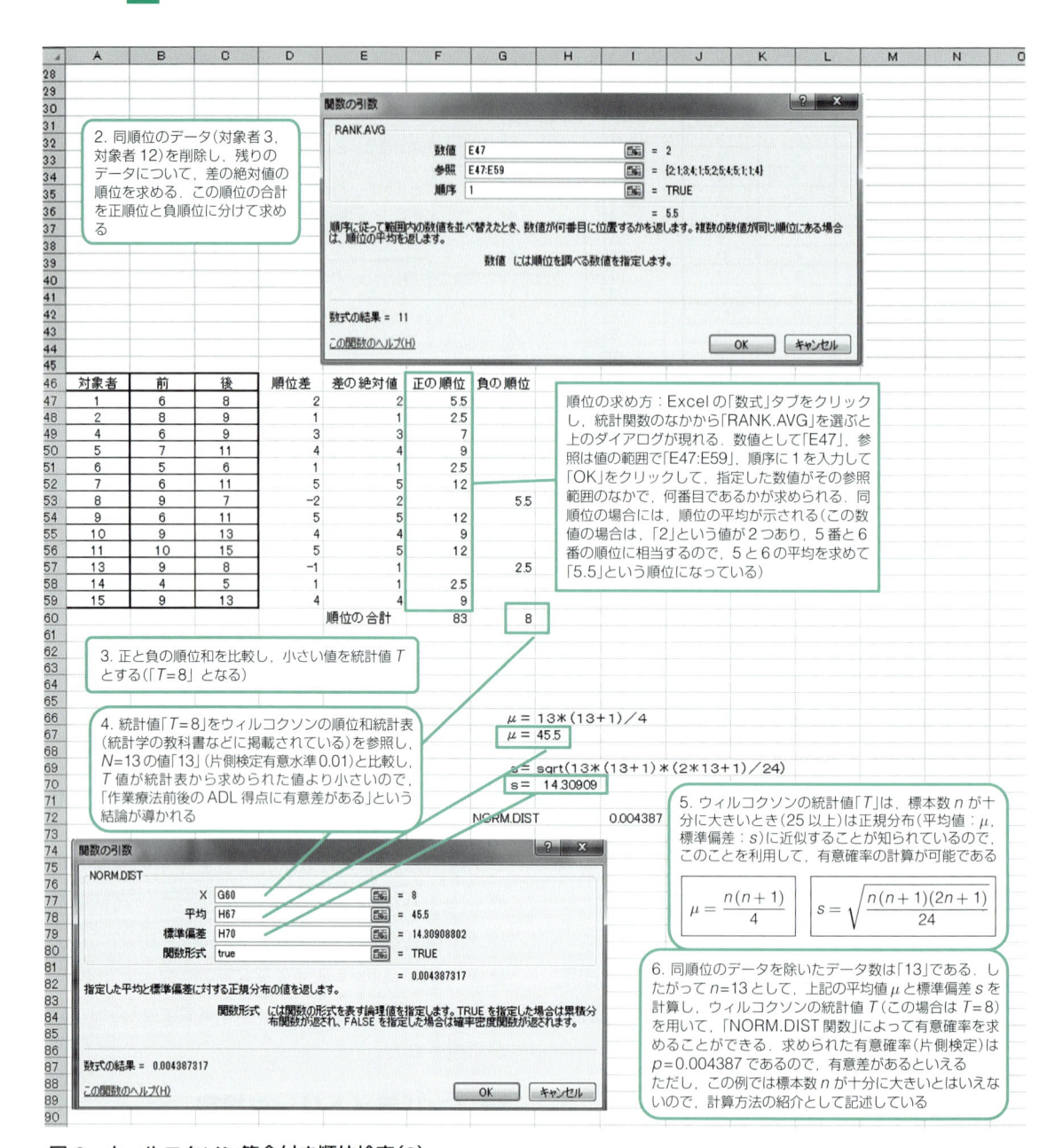

図6 ウィルコクソン符合付き順位検定(2)

2. 同順位のデータ(対象者3,対象者12)を削除し,残りのデータについて,差の絶対値の順位を求める.この順位の合計を正順位と負順位に分けて求める

順位の求め方:Excelの「数式」タブをクリックし,統計関数のなかから「RANK.AVG」を選ぶと上のダイアログが現れる.数値として「E47」,参照は値の範囲で「E47:E59」,順序に1を入力して「OK」をクリックして,指定した数値がその参照範囲のなかで,何番目であるかが求められる.同順位の場合には,順位の平均が示される(この数値の場合は,「2」という値が2つあり,5番と6番の順位に相当するので,5と6の平均を求めて「5.5」という順位になっている)

対象者	前	後	順位差	差の絶対値	正の順位	負の順位
1	6	8	2	2	5.5	
2	8	9	1	1	2.5	
4	6	9	3	3	7	
5	7	11	4	4	9	
6	5	6	1	1	2.5	
7	6	11	5	5	12	
8	9	7	-2	2		5.5
9	6	11	5	5	12	
10	9	13	4	4	9	
11	10	15	5	5	12	
13	9	8	-1	1		2.5
14	4	5	1	1	2.5	
15	9	13	4	4	9	
			順位の合計		83	8

3. 正と負の順位和を比較し,小さい値を統計値 T とする(「$T=8$」となる)

4. 統計値「$T=8$」をウィルコクソンの順位和統計表(統計学の教科書などに掲載されている)を参照し,$N=13$の値「13」(片側検定有意水準0.01)と比較し,T 値が統計表から求められた値より小さいので,「作業療法前後のADL得点に有意差がある」という結論が導かれる

$\mu = 13*(13+1)/4$
$\mu = 45.5$

$s = \mathrm{sqrt}(13*(13+1)*(2*13+1)/24)$
$s = 14.30909$

NORM.DIST   0.004387

5. ウィルコクソンの統計値「T」は,標本数 n が十分に大きいとき(25以上)は正規分布(平均値:μ,標準偏差:s)に近似することが知られているので,このことを利用して,有意確率の計算が可能である

$$\mu = \frac{n(n+1)}{4} \qquad s = \sqrt{\frac{n(n+1)(2n+1)}{24}}$$

6. 同順位のデータを除いたデータ数は「13」である.したがって $n=13$ として,上記の平均値 μ と標準偏差 s を計算し,ウィルコクソンの統計値 T(この場合は $T=8$)を用いて,「NORM.DIST関数」によって有意確率を求めることができる.求められた有意確率(片側検定)は $p=0.004387$ であるので,有意差があるといえる
ただし,この例では標本数 n が十分に大きいとはいえないので,計算方法の紹介として記述している

てみれば,何回も測定を反復するうちに,これ以上は短くならないという"限界値"がみえてくる.データは"限界値"に近いところに集中し,そこから離れるに従って少なくなる.そして当然,"限界値"よりも短い時間での反応は観察されない.これらは,明らかに正規分布のような平均値を中心とする左右対称な分布とは異なる分布をとるに違いない.

このように,間隔尺度ではなかったり,正規分布でもないデータの処理のために考案されてきた方法を総称して,"ノンパラメトリック検定"(☞180ページ)という.前述した t 検定は,標本データの

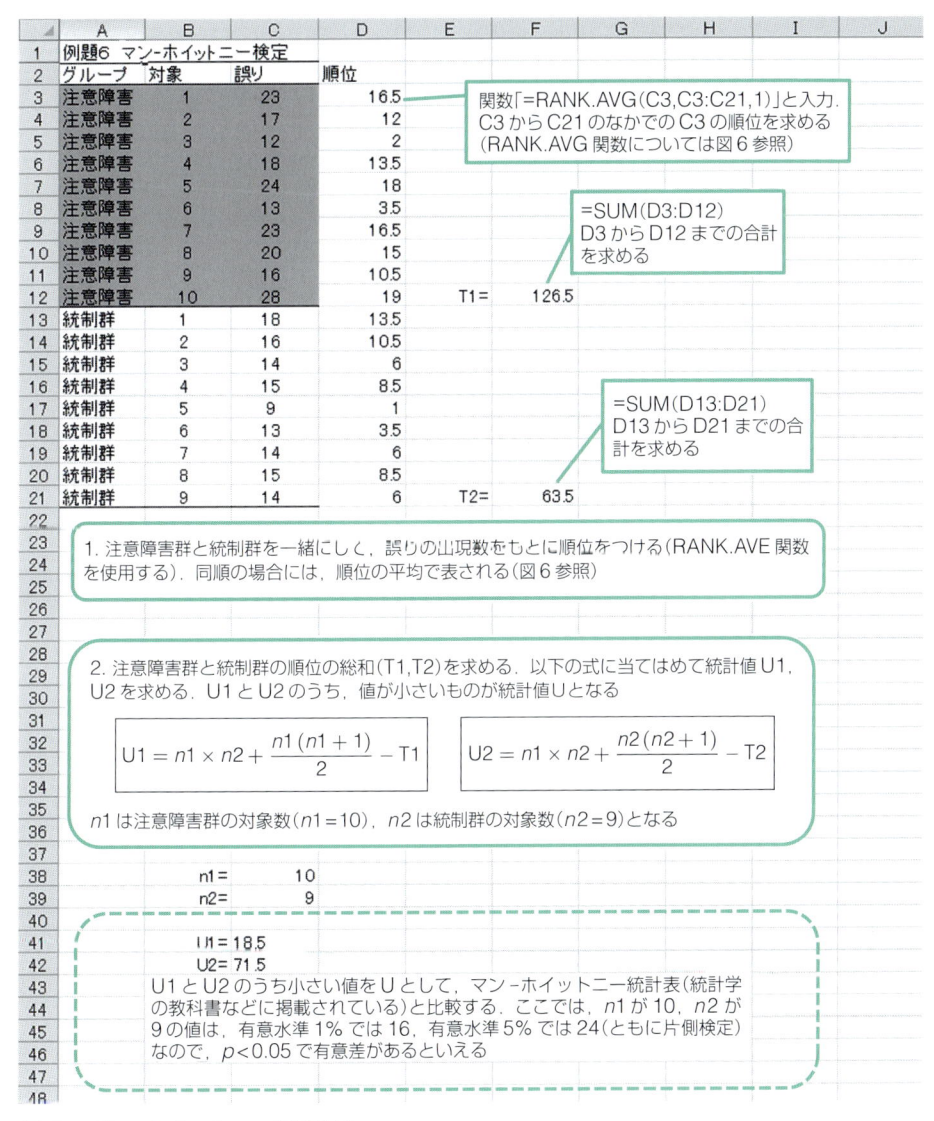

図7 マン-ホイットニー検定(1)

分布と平均値に着目した検定といえるのに対して，このノンパラメトリック検定は，各標本データの順位に着目した方法といえる．t検定と同様に，治療前後の検査成績の比較などのように対象群の条件による変化を検討する場合は，"ウィルコクソン符合付き順位検定"(2条件の場合)，"フリードマン検定"(3条件以上の場合)が用いられる．異なる複数群の中央値(間隔尺度とみなせない場合では，平均値ではなく中央値を代表値として用いる)の比較には，"マン-ホイットニー検定"(2群の場合)，"クラスカル-ウォリス検定"(3群以上の場合)が用いられる．ここでは，ウィルコクソン符合付き順位検定とマン-ホイットニー検定の例を示し，順位に注目した検定方法の原理を紹介する．

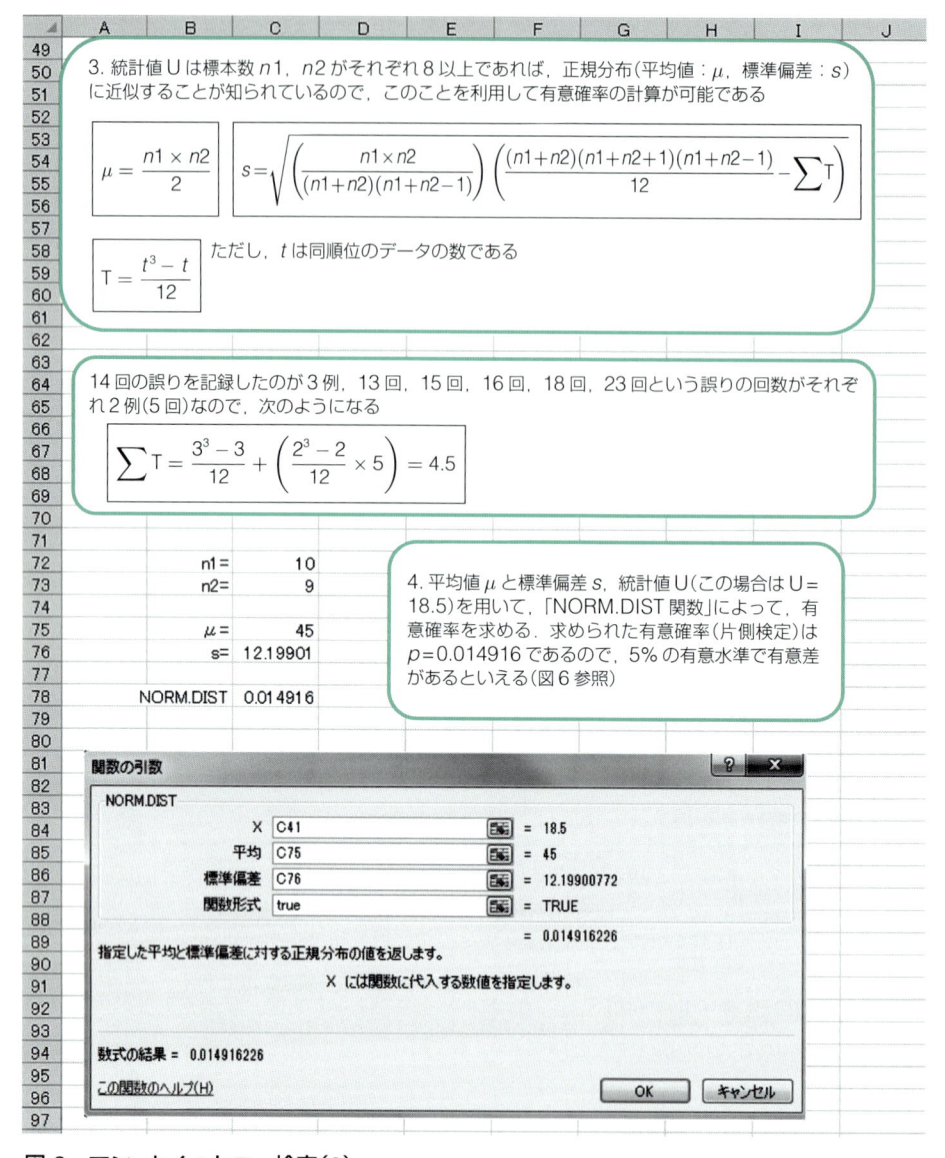

3. 統計値Uは標本数$n1$, $n2$がそれぞれ8以上であれば，正規分布(平均値：μ，標準偏差：s)に近似することが知られているので，このことを利用して有意確率の計算が可能である

$$\mu = \frac{n1 \times n2}{2} \qquad s = \sqrt{\left(\frac{n1 \times n2}{(n1+n2)(n1+n2-1)}\right)\left(\frac{(n1+n2)(n1+n2+1)(n1+n2-1)}{12} - \sum T\right)}$$

$$T = \frac{t^3 - t}{12}$$ ただし，tは同順位のデータの数である

14回の誤りを記録したのが3例，13回，15回，16回，18回，23回という誤りの回数がそれぞれ2例(5回)なので，次のようになる

$$\sum T = \frac{3^3 - 3}{12} + \left(\frac{2^3 - 2}{12} \times 5\right) = 4.5$$

n1 =	10	
n2 =	9	
μ =	45	
s =	12.19901	
NORM.DIST	0.014916	

4. 平均値μと標準偏差s，統計値U(この場合はU=18.5)を用いて，「NORM.DIST関数」によって，有意確率を求める．求められた有意確率(片側検定)は$p=0.014916$であるので，5%の有意水準で有意差があるといえる(図6参照)

図8 マン-ホイットニー検定(2)

■例題5：ウィルコクソン符合付き順位検定（作業療法によるADL得点の変化）

(図5, 6 ☞ 193, 194ページ)

15名の対象者の作業療法前後のADLを評価した．このADL得点の変化をもとにプログラムの影響があったかどうかを検定する(ADL得点は最少得点3点，最多得点15点)．ADL得点は間隔尺度とみなすことができず，同一群の前後という2条件での比較なので，ウィルコクソン符合付き順位検定が使用される．

●結果

得られたT値($=8$)が統計表から求められた値(13)より小さいので，「作業療法前後のADL得点に有意差がある($p<0.01$)」という結論が導かれる[例題のなかで紹介している「標本数が十分に大きい場合の有意確率の求め方」によって求められた有

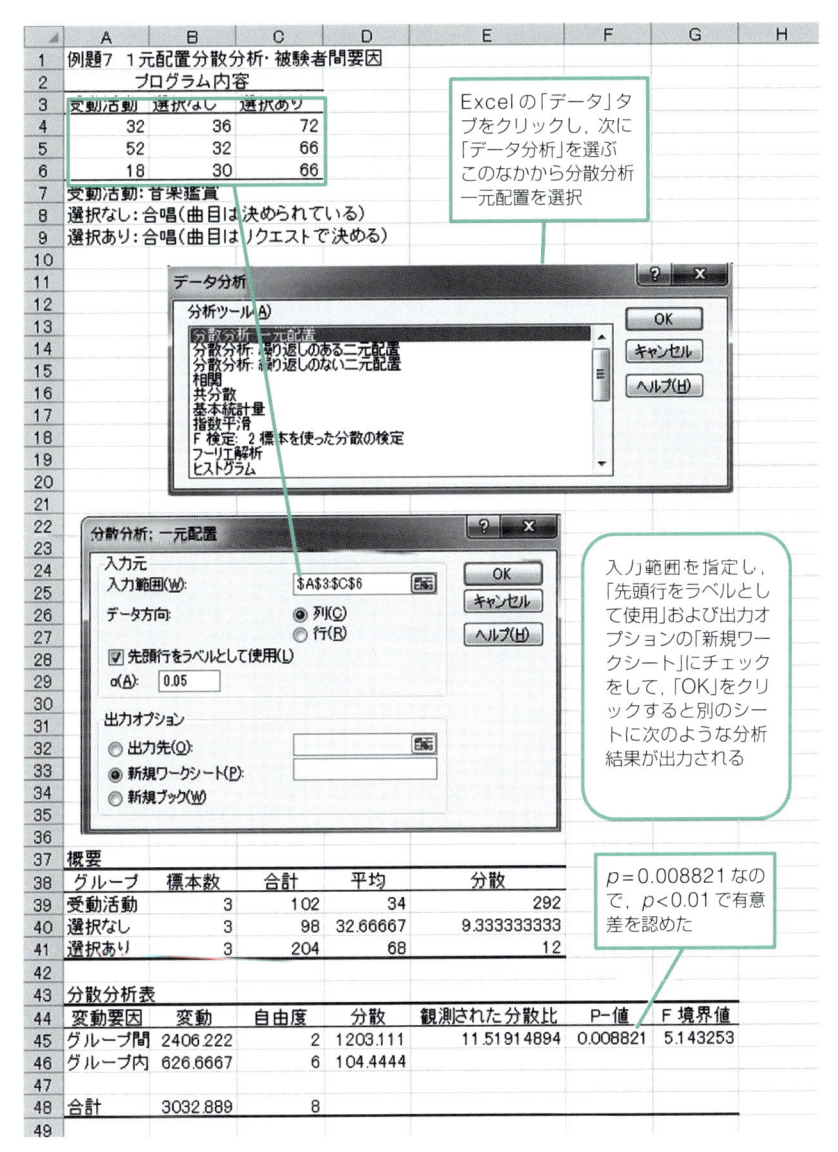

図9 1元配置分散分析・被験者間要因分析

意確率からも有意差がある($p < 0.01$)といえる〕．

■例題6：マン-ホイットニー検定（2群間の誤りの出現回数）

軽度の注意障害の認められる対象者10名の作業活動中の誤り出現回数を，9名の同等の作業能力をもつ統制群と比較した（図7，8 ☞ 195，196ページ）．この2群間で，作業活動中の誤り出現回数に違いがあるかどうかを検定する．

作業中の誤り出現回数の分布が正規分布に従うという確証が得られないし，異なる2群の比較なのでノンパラメトリック検定法のなかのマン-ホイットニー検定を用いる．

●結果

有意確率 $p = 0.015$ が得られたので，「注意障害群の誤り出現回数は統制群に比べて有意に多い

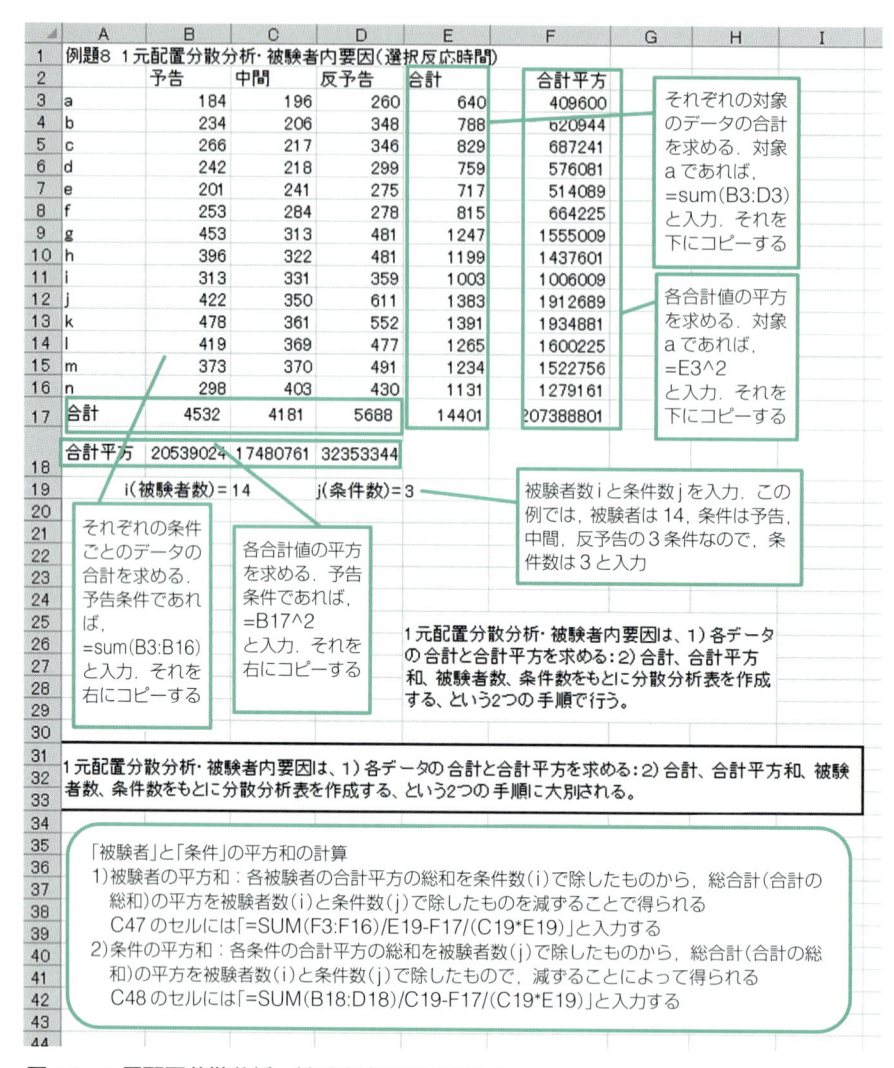

図10 1元配置分散分析・被験者内要因分析(1)

	A	B	C	D	E	F
1	例題8 1元配置分散分析・被験者内要因(選択反応時間)					
2		予告	中間	反予告	合計	合計平方
3	a	184	196	260	640	409600
4	b	234	206	348	788	620944
5	c	266	217	346	829	687241
6	d	242	218	299	759	576081
7	e	201	241	275	717	514089
8	f	253	284	278	815	664225
9	g	453	313	481	1247	1555009
10	h	396	322	481	1199	1437601
11	i	313	331	359	1003	1006009
12	j	422	350	611	1383	1912689
13	k	478	361	552	1391	1934881
14	l	419	369	477	1265	1600225
15	m	373	370	491	1234	1522756
16	n	298	403	430	1131	1279161
17	合計	4532	4181	5688	14401	207388801
18	合計平方	20539024	17480761	32353344		
19	i(被験者数)=14		j(条件数)=3			

- それぞれの対象のデータの合計を求める．対象aであれば，=sum(B3:D3)と入力．それを下にコピーする
- 各合計値の平方を求める．対象aであれば，=E3^2と入力．それを下にコピーする
- それぞれの条件ごとのデータの合計を求める．予告条件であれば，=sum(B3:B16)と入力．それを右にコピーする
- 各合計値の平方を求める．予告条件であれば，=B17^2と入力．それを右にコピーする
- 被験者数iと条件数jを入力．この例では，被験者は14，条件は予告，中間，反予告の3条件なので，条件数は3と入力

1元配置分散分析・被験者内要因は、1)各データの合計と合計平方を求める；2)合計、合計平方和、被験者数、条件数をもとに分散分析表を作成する、という2つの手順で行う．

1元配置分散分析・被験者内要因は、1)各データの合計と合計平方を求める；2)合計、合計平方和、被験者数、条件数をもとに分散分析表を作成する、という2つの手順に大別される．

「被験者」と「条件」の平方和の計算
1) 被験者の平方和：各被験者の合計平方の総和を条件数(i)で除したものから，総合計(合計の総和)の平方を被験者数(i)と条件数(j)で除したものを減ずることで得られる
   C47のセルには「=SUM(F3:F16)/E19-F17/(C19*E19)」と入力する
2) 条件の平方和：各条件の合計平方の総和を被験者数(j)で除したものから，総合計(合計の総和)の平方を被験者数(i)と条件数(j)で除したもので，減ずることによって得られる
   C48のセルには「=SUM(B18:D18)/C19-F17/(C19*E19)」と入力する

図10 1元配置分散分析・被験者内要因分析(1)

($p<0.05$)」といえる．

5 分散分析

分散分析(analysis of variance; ANOVA)は，要因研究計画法と組み合わせて使用すると効率的にデータ解析が可能になる特性をもち，多くの研究で活用されている方法である．"平均値の差の検定"では平均値に着目してデータの解析が行われるのに対し，分散分析では分散(個々の測定値 Xi の平均値からの偏差を2乗し，その総和を測定数 n で割ったもの)に注目して解析を行う方法であり，異なる被験者群の間の要因(被験者群間要因)や同じ被験者群の異なる条件での要因(被験者内要因)の分析(1元配置)が可能である．さらに，これらの要因数が複数になった場合や被験者内要因と被験者間要因が組み合わさった場合などの分析(多要因分析)も可能である．

その原理を単純化して説明する．たとえば，対象者の機能変化に対する影響には，疾患そのものの回復や毎日の変化などの要因があり，対象者の

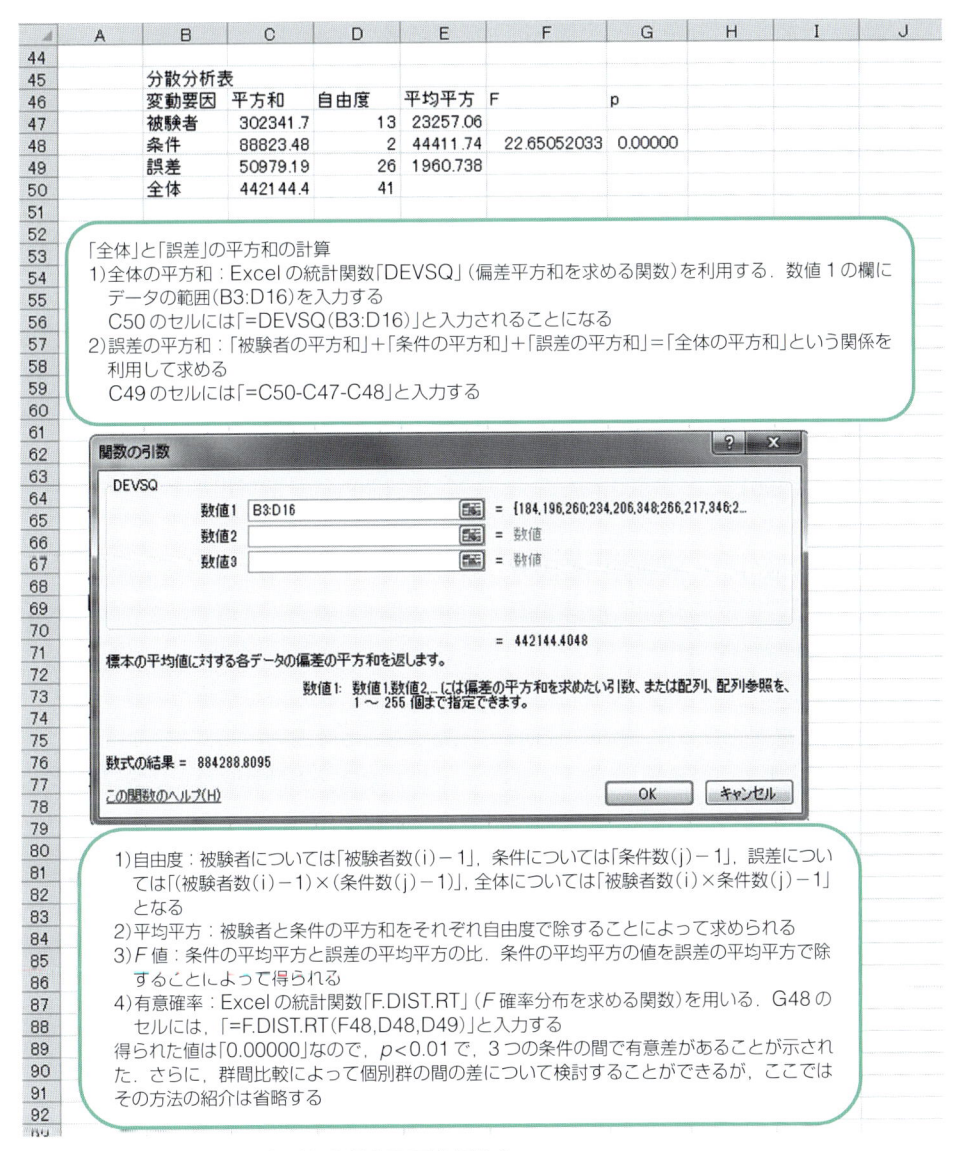

	A	B	C	D	E	F	G	H	I	J
44										
45		分散分析表								
46		変動要因	平方和	自由度	平均平方	F	p			
47		被験者	302341.7	13	23257.06					
48		条件	88823.48	2	44411.74	22.65052033	0.00000			
49		誤差	50979.19	26	1960.738					
50		全体	442144.4	41						

「全体」と「誤差」の平方和の計算
1) 全体の平方和：Excel の統計関数「DEVSQ」（偏差平方和を求める関数）を利用する．数値１の欄にデータの範囲(B3:D16)を入力する
　　C50 のセルには「=DEVSQ(B3:D16)」と入力されることになる
2) 誤差の平方和：「被験者の平方和」+「条件の平方和」+「誤差の平方和」=「全体の平方和」という関係を利用して求める
　　C49 のセルには「=C50-C47-C48」と入力する

関数の引数

DEVSQ
　数値1　B3:D16　= {184,196,260;234,206,348;266,217,346;2…
　数値2　　　　　= 数値
　数値3　　　　　= 数値

　　　　　　　　　= 442144.4048
標本の平均値に対する各データの偏差の平方和を返します．
　　　数値1: 数値1,数値2,…には偏差の平方和を求めたい引数，または配列，配列参照を，
　　　　　　1〜255 個まで指定できます．

数式の結果 = 884288.8095

この関数のヘルプ(H)　　　　　　　　　　　　　　　　　OK　　キャンセル

1) 自由度：被験者については「被験者数(i)−1」，条件については「条件数(j)−1」，誤差については「(被験者数(i)−1)×(条件数(j)−1)」，全体については「被験者数(i)×条件数(j)−1」となる
2) 平均平方：被験者と条件の平方和をそれぞれ自由度で除することによって求められる
3) F 値：条件の平均平方と誤差の平均平方の比．条件の平均平方の値を誤差の平均平方で除することによって得られる
4) 有意確率：Excel の統計関数「F.DIST.RT」（F 確率分布を求める関数）を用いる．G48 のセルには，「=F.DIST.RT(F48,D48,D49)」と入力する
　　得られた値は「0.00000」なので，$p<0.01$ で，3つの条件の間で有意差があることが示された．さらに，群間比較によって個別群の間の差について検討することができるが，ここではその方法の紹介は省略する

図11　1元配置分散分析・被験者内要因分析(2)

機能変化を表すデータは，これらの要因による変動の影響を受けている．一方，なんらかの特別な働きかけを行った場合にも，対象者の機能変化を表すデータに別の変動が生じるはずである．なんらかの働きかけによる変動とそれ以外の変動を比較して，働きかけによる変動がそれ以外の変動よりも大きくなっていることが示されれば，この働きかけによる"効果"を示したことになる．つまり分散分析は，働きかけによる変動とそれ以外の要因による変動，そして全体変動を"分散"を用いて分析して，効果を検定する．

■ 例題7：1元配置分散分析・被験者間要因分析（プログラム内容と活動の楽しさ）

（図9 ☞ 197 ページ）
ランダムに割り当てられた9名の対象者が，3種

類の活動に参加し，その活動の「楽しさ」を視覚的アナログスケール(visual analogue scale)を用いて評価した．この結果から，活動の種類による「楽しさ」に違いがあるかどうかを検討する．

3種類の活動にそれぞれ3名の被験者が参加しているので，1元配置分散分析・被験者間要因分析を用いて検討する．

●結果

有意確率 $p = 0.0088$ が得られたので，活動の種類，すなわち「受動活動」「選択なし」「選択あり」という活動内容によって，対象者の「楽しさ」の程度が有意に異なる($p < 0.01$)ことが示された．

■例題8：1元配置分散分析・被験者内要因分析（予告信号条件が選択反応時間に及ぼす影響）(図10，11 ☞ 198，199ページ)

14名の被験者に対して，指示に応じて左右のスイッチを押す選択反応課題を行った．指示の提示の500ミリ秒前に異なる3つの条件（選択するスイッチの位置を正しく予告する予告条件，左右の中間を示す中間条件，選択するスイッチの位置とは逆の位置を予告する反予告条件）の予告を提示し，それぞれの条件での選択反応時間を比較し，予告信号に対する注意の影響を検討する．

同一被験者群の3つの異なる条件での測定値の比較なので，1元配置分散分析・被験者内要因分析を用いて検討する．この測定値は反応時間であり，前述したように，それ以上短くはならない限界があるという特性をもつため，ノンパラメトリック法のフリードマン検定の利用も考えられるが，頑健性を根拠として反応時間に分散分析を用いた報告も多数存在するので，分散分析の例題として取り上げる．

●結果

有意確率 $p = 0.0000$ が得られたので，予告条件によって選択反応時間が有意に異なる($p < 0.01$)ことが示された．実際の研究では，次にそれぞれの予告条件間の選択反応時間を比較する多重比較が行われ，これらの3つの予告条件の組み合わせの間に有意な差があるかどうかが検討されることになる．

C. おわりに

高機能の統計解析用のソフトも一般的になり，自由に使用できる"フリーソフト"やきわめて安価な"シェアウェア"の統計解析用ソフトにも，十分な機能を備え，信頼できるものが登場してきている[*1]．これらの有用な"道具"を使いこなすことが，これからの作業療法の研究においては不可欠であると考える．

ここでは，表計算ソフトに数学的処理のほとんどを委ねて，統計学的検定を行う方法を説明した．パソコン上でExcelを立ち上げ，例題のデータを入力しながら読み進むと理解しやすいと考える．

[*1] 代表的な統計解析用のソフトウェアとしては，「SPSS (statistical package for social sciences)」(http://www.spss.co.jp/)がある．操作も比較的わかりやすく，多くの大学や研究機関で採用されている．この「SPSS」に匹敵する機能をもつ統計解析の"フリーソフト"としては「R言語」(http://www.r-project.org/)がある．日本語のインストールファイルも開発され，最近では解説書も多く出版されており，かなり使いやすくなってきた．また，多要因分散分析にも対応した分散分析プログラムとして，「ANOVA4 on the web」(http://www.hju.ac.jp/~kiriki/anova4/)や「JavaScript-STAR」(http://www.kisnet.or.jp/nappa/software/star/)なども公開されており，これらのソフトウェアを正しく利用することで，複雑なデータ構造の解析が手軽に行うことができるようになっている．

●参考文献

1) 肥田野 直, 他：心理教育統計学. 培風館, 1961
2) 松田文子, 他：心理統計法入門. 北大路書房, 2007
3) 石村貞夫：分散分析のはなし. 東京図書, 1992

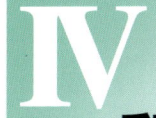

IV 質的研究にかかわる基礎知識

A. 量的な研究と質的な研究

1 量の比較

　仮説や因果関係を明らかにしようとする場合，その事柄は真実で正しいという認識を客観的に示す必要がある．精密な測定による数値や段階によって客観的な確証が得られれば，それは一般に正しい事柄であると認識され，その確証を得る過程は研究といわれる．このような考え方は実証主義(positivism)と呼ばれる科学の考え方である．これは，一般的には，科学的な命題・仮説・理論は経験的事実に基づいてつくられており，示された命題・仮説・理論は事実と比較され，その真偽が検証されるという立場である．

　検証のためには最も客観性の高い数値が用いられ，科学的な検証方法として確からしさを突き詰めていくとき，量の比較に帰結する．自然科学における研究は基本的にこの立場をとり，因果関係を示し，技術開発を進めてきた．すでに証明された一般的命題は"定理"と呼ばれ，普遍性をもち，例外をもたず，主観に左右されないものである．

2 質の比較

　一方，人間は日常生活場面で，厳密な法則に従って行動するわけではない．社会のなかでは，普遍性や客観性は言葉を発する人の恣意的姿勢によって大きく揺らぐことになる．普段使われる「ここにある新聞」と「そこにある新聞」という表現には，両者に厳密な距離の違いを求めない感覚があり，「なんとなく遠くにありそう」という語感を利用している様子が受け取れる．「やあ，しばらくだね．お茶を飲む時間はある？」と言った人が想定する時間の長さは，その人の性別や年齢によって異なるだろう．個人が認識する現実の感覚は人によって微妙に異なる．作業療法士が生活場面に治療的援助する場合，対象者が認識している感覚を理解する必要がある．

　従来，社会科学は人間と人間社会を対象とした研究を行ってきた．社会科学の研究は生活場面における個人の意味，秩序，行動を抜き出し，集団や文化の傾向や背景を示そうとするもので，方法論は，現地調査や面接，聞き取りなどが用いられた．

　社会科学の研究では，実証主義が重視した普遍性という概念は維持できない．関心は異文化間の価値観の差であり，質の差である．研究方法は，サンプルや環境の調節を前提としてはいない．現実を操作するよりも，面接や議論によって現実を知ることができると考えている．ギューバ(Guba)とリンカーン(Lincoln)は，この理解の姿勢を自然主義的探究と述べている[1]．

　自然科学的研究と社会科学的研究の姿勢を比較すると，前者は個人の価値観とは切り離されていて，客観的方法論のもつ真理性や道徳性によって担保されている．一方，後者は個人の価値観とは切り離されないものであり，その探究方法は価値観の影響を受ける場合がある．そのために，後者は社会や文化・集団による支持で担保されている

が，研究者の価値観や研究で選択された理論の価値観，対象とする事柄に伴う文脈的価値観の影響を受ける[1]．

3 どちらの研究法をとるか

作業療法士が疑問に答えようとするときに研究が始まる．研究に従事する者はまず，どのような方法論を用いるかを選択しなければならない．方法論には上記の2つの流れがある．自然科学的研究による普遍化・客観化・首尾一貫化を求め，データから統計的根拠を示す研究は，客観性の高い数値を扱うことから，量的研究とされる．一方，社会科学的研究の見方をとり，経験の共通性や人間の世界観，行動の意味を，現地調査によって得られた語りのデータから記述する研究は，概念の抽出，抽象的な概念の説明，個人の価値観の叙述や判断の過程などの文章化された内容を扱うことから，叙述内容の性質という意味で質的研究である．

2つの研究方法は基本的認識に差があるが，相互に対立するものでも，どちらかが正しいというものでもない．対象と研究疑問によって用いる研究方法が異なると考えることができる．量的研究と質的研究を組み合わせて，多面的な方法論で確からしさの精度を向上させたいとするアプローチも可能である．これは"トライアンギュレーション(triangulation；三角測量)"(☞138ページ)と呼ばれ，研究疑問に答えるために異なる種類の方法論を積極的に併用して，異なる視点から物事を明らかにしようとする態度が，左右に離れた位置からの距離を正確に測定する測量に例えられたものである[2]．

4 量的研究とは

量的研究は，主観を排して客観的であろうする．公共的な真実や普遍的な法則という，絶対的な真実を求めるもので，それが存在するという前提で研究は進められる．近代科学はこの研究方法によって発展してきた．特に，物理学，化学，医学はこの方法論によって発展し，人類に多大な恩恵をもたらした．

量的研究の目的は事実の確定であり，変数間の因果関係の説明である．量的研究の貢献例として，天候の変化を予測したり，感染症の原因を特定して治療方法を一般化したことなどがあげられる．また，量的研究によって，治療的援助の効果や治療仮説が検証できるようになった．

一般的に量的研究は研究のデザインが決まっており，構造化され，データ収集までの手順や流れは確定されている．研究で利用されるデータは決められた方法に従って測定され，数量化された値である．データは収集後に統計的に処理され，確からしさが検証され，研究疑問に対する答えが出される．重要なことは対象となる事象や人物に偏見が入り込む危険を避けることであり，客観性を保つことであるとされる．

5 質的研究とは

質的研究は人々が経験する事柄相互の共通性は少なく，個人の文脈は特有なものであるという前提をもつ．文脈の違いを含んでいる社会や人間関係のあり方を研究によって明らかにするには，研究そのものが柔軟な枠組みをもち，方法は多様でなければならない．社会や人間関係における真理は人々の認識であり，文化が異なれば変化する．

質的研究の目的は，多元的な現実を描写し，解釈し，理論化することである．研究例には，霊長類の道具操作の起源に関する研究や，異文化間の価値観を理解し合える方法の提言などがある．

質的研究のデザインも決まっているが(☞181ページ)，研究が進むにつれて，収集されたデータは次々に分析・比較され，データから何を抽出するかの検討が繰り返される．扱われるデータは，面接の記録，様子，個人的記録，写真，映像，具体的な物などである．データの収集に際して，研究者はデータ収集の協力者・対象者と長時間にわたってかかわり，対等な関係と共感を築くことが重視される．

B. 作業療法における質的研究

　作業療法のサービスを受ける者(対象者)は，環境のなかで生活し，他人と交流し，それぞれ大きく影響し合いながら人生を歩んでいる．人間の作業遂行は環境との交流によって成立し，作業療法を求める対象者にとって，作業療法は環境として位置づけられる[3]．

　作業療法の臨床場面で重視されることは，どうすれば障害をもつ対象者と一緒に作業的な変化を共有できるかということである．作業療法を学んだ霊長類学者フォッシー(Fossey)は，参与観察(参加観察)による対象との密接な関係から新たな知見を導いた．彼女は発達障害領域の作業療法士として勤務したのち，1960年代後半からフィールド研究に参与観察を用いて，ゴリラの研究で成果を上げた．彼女はゴリラと作業を共有する方法を用いた参与観察を行ったが，それは作業療法の治療場面に類似していた[4]．

　対象者と環境の交流は，広い空間で長時間にわたって行われる．対象者の周囲には，物や刺激，コミュニケーションをする人々が多数存在し，対象者は多様な活動を行っている．このような状況下で，単独の刺激や特定の要素によって作業遂行の選択や因果関係を導き出すことは困難である．

　さらに，機能障害が改善されても，対象者は活動への参加に制限が続いたり，自分の作業遂行に自信をもてなかったりする．こうした対象者の状況を理解する過程で，作業療法士は，障害とともに生きる対象者自身が語る物語が重要であると考えるようになった．対象者は作業的存在であり，自らの物語に含まれる事実は複雑に入り組んでいる．作業療法士は，作業とその遂行について，研究の必要性に直面している．

　医学の主な研究法であった実験や調査研究では，対象者の作業活動の概念や概念相互の関係を反映できないという疑問が生じ，作業療法士の科学的真実に対する見方は変化してきた[5]．作業療法は，自然科学的な認識と，社会の様相や現象を重層的に理解する社会科学的な認識の両方をもつようになった．

　1982年にキールホフナー(Kielhofner)は，作業療法における質的研究の可能性を述べた．彼は，ブルーマー(Blumer)のシンボリック相互作用論やグレイザー(Glaser)とストラウス(Strauss)のグラウンデッドセオリー(grounded theory)を引用しながら，量的研究と質的研究の比較を行い，質的研究の妥当性や信頼性，そして作業療法への適応を述べた[6,7]．

　1980年代後半に米国で始まったクリニカルリーズニング(clinical reasoning)研究〔第3章II-A「作業療法リーズニング」(☞163ページ)参照〕は，作業療法士の実践の適切性や熟練した作業療法士の思考過程を理解するために行われたもので，臨床実践における問題点の理解と治療的判断の過程を概念化した研究であった．この研究では，作業療法士の判断の正確さや手順に関する情報が収集され，分析され，概念化された結果，よい作業療法は対象者に意味があるよい物語をつくり出すとされた[8]．1994年に作業療法実践に関する質的研究の成果として，クリニカルリーズニングに関するエスノグラフィー研究〔マッティングリー(Mattingly)とフレミング(Fleming)〕が発表された[9]．

　1990年代は国際障害分類(International Classification of Impairments, Disabilities and Handicaps; ICIDH)の見直しや障害者の社会参加の拡大が求められた時期で，当事者の語りや実際の場面を反映できる研究が求められた．障害者の生活や社会への参加が重視された国際生活機能分類(International Classification of Functioning, Disability and Health; ICF)の導入は，文脈や語りから障害者支援や成果の根拠を明らかにしている．ICIDHからICFに移行したことによる医療・福祉の価値観の変化と，作業療法における質的研究の増加には関連があると思われる．世界作業療法士連盟(World Federation of Occupational Therapists; WFOT）の定義によれば，作業療法の効果は「対象者が自発的に作業療法場面に参加し，作業療法の成果は対象者が表し，参加や参加から導かれた満足という言葉で測定されるものである」とされている[10]．この定義から，作業療法の成否の良し悪しは，作業療法が科学的な妥当性をもちながらも，対象者にとって意味がある作業の選択をするように条件づけられた．作業療法士は，物事の様相はさまざまであり，どのように理解するかが重要であると考え，対象者の物事の理解は多面的であると認識するとともに，質的研究に関心をもつようになった．

C. 作業療法における質的研究の基本的認識

　医療で扱われる検査結果や測定結果などの量的データは，実証主義による客観性を重視した数値化された測定値である．客観的な測定値が示すバイアスを排除した「地質の硬い高地のような」硬い基盤[11]に立脚したものである．

　一方，語りのデータは対象者の主観に影響され，個別性を反映したもので，対象者の意味づけという点では適切であるが，データの内容を一般化して普遍的な意味づけをするには説得力に欠ける．「ぬかるんだ湿地のような」軟らかい基盤[11]に立脚したものである．しかし，軟らかい基盤ではあるものの，対象者の満足度や達成による測定値は，作業療法の効果を示すものとして利用されるようになっている[10]．対象者は個人に特有な人生の文脈，人間性，家族関係，環境などの要素から理解できる人間的な存在であり，多様な生活様式や経験をもつ存在であると認識される[12]．

　作業療法士は臨床場面で「動作が安定し，しっかりしてきた」「滑らかに動作ができた」などの語りの表現を用いて，作業療法上の変化を語る．時には，記録用紙の備考欄に文章として残される語りの記録である．対象者も，「落ち着いてできるようになりました」「張り合いが出てきて，自信がもてました」など，なんらかの変化を伝えようとする．

　このような叙述（語り）の背後にある作業遂行に伴う自己肯定感尺度の上昇や，能力の自己認識の改善が量的に測定できれば，量的データが入手できる．しかし，作業療法の臨床場面で語られる内容すべてを網羅した評価を実施するのは非常に困難である．また，優先順位を考えても，不要な可能性がある評価を行うことはできない．

　対象者の主観的変化を叙述した内容は，前後の文章の流れのなかで意味が与えられる．回復の経過という文脈をもっており，切り取って扱うと本来の意味が明白でなくなる．

　障害者の物語に現れる変化や満足感，疾患との新たな共生などの概念を，異なる文化や習俗をもつ健常者や未知の対象者に当てはめ，一般化することは難しい．科学的に真実であり，数値で証明できる事実であれば，万人に当てはめ，統計的に一般化することができる．また，直線的な因果関係による場合であれば一般化を証明することは意味をもつが，事実が複数あり，多面的であるという認識に立つと，その事実の集合体の基盤となる人間の価値観や満足感，興味が構成される過程を掘り下げて認識することが必要となる[13]．

D. 質的研究の留意点

1 事前準備における留意点

　観察や面接を用いた量的調査を行う場合と同じように，質的研究を行う前に，何を調査するかを既存の調査結果や統計資料を用いてあらかじめ調べておくことは基本である．また，臨床場面で得られる当事者の発言，個人史，出来事の感想，手紙などは文献研究に表れてこないものでも，質的研究を展開する資料として重要である．質的研究に進んでいく研究者の動機は，臨床で経験して興味をもった出来事がある．臨床場面の出来事をて

いねいに記述し記録しておくことは，質的研究を行う際の重要な準備である．

障害とともに生きる対象者の視点や経験から，従来の量的研究では見過ごされがちな感情や価値観を抽出することができる．これらは，作業療法臨床の場面で判断を下す際に貴重な情報として利用できるものである．

2 質的研究の限界

質的研究には，ある現象の意味を多元的に知り，そのなかの変化の過程を把握するという目標があるが，対象に選んだ人や現象が，ある現象を正しく代表しているか否かの検証はできない．さらに，調査者の偏見（バイアス）が入ることもある．また，事実を再現して研究を行うことが難しいという再現性の問題がある．だからといって，質的研究が事実を反映しないと判断するのは拙速である．

対象者の疾患や環境，文化的特性，そして価値観などの条件は研究の限界として考慮しなければならない．研究の時期や地域，生きた経験から導かれた概念の過剰な適応は危険である．研究者は自らの研究に対して，その限界をしっかり認識する必要がある．質的研究の論文には研究の限界が記述されていなければならない．

3 妥当性と信頼性の検証

量的研究では，測定の確からしさは測定の再現や安定した結果といった信頼性，尺度が適切かどうかといった妥当性により検討される．質的研究においても，研究が事実を反映しているか，知りえたことはどの程度適用できるのかという視点に立つと，妥当性と信頼性に疑問が生じる．

レイニンガー(Leininger)は民族看護学の立場から，量的研究における妥当性や信頼性は量的検証を受けるものであり，質的研究における妥当性と信頼性は質的検証によるもので，両者の比較や優劣の議論は意味がなく，違いを認識しなければならないとした[14]．また，木下は質的研究を認識論としてとらえ，理論の柔軟性から応用的検証の不可欠さを示している[15]．

質的研究の測定結果に対する信頼性や妥当性の検討は，観察や面接が対人交流の関係性に左右されるものであり，測定の誤差の概念に当てはめることは適切ではない．ポープ(Pope)とメイズ(Maze)[16]はギューバとリンカーンを引用しながら，量的研究の厳密性という概念を質的研究に当てはめることに疑問を呈しながらも，データには信憑性が必要であり，質的研究が研究の対象を正確に表現し，問題解決に役立っているのかに焦点を当てている．妥当性の担保には，トライアンギュレーションを利用する可能性を示している．さらに，研究者間の妥当性検討による信頼性の確保，データ収集の方法と解析法の開示，データ分析時にバイアスを考慮することなどの留意点を示している．

ポーリット(Polit)とベック(Beck)[17]もギューバとリンカーンの意見に肯定的な立場であり，質的データの信憑性を確立する要素を信用性，明解性，確認可能性，転用可能性であるとしている．信用性を担保するためには，研究への長期的な関与と持続的観察が必要であり，複数の質的方法論を併用したトライアンギュレーションが求められる．明解性はデータの安定性と均等性に関与するもので，研究グループを分割して異なるデータ源に関与させ，データを比較する方法が示されている．確認可能性はデータの正確さについて外部監査が可能となる状況を提供することであり，生データやフィールドノート，データ整理と議論の記録などを提示できることである．転用可能性は分析結果が他の環境や集団に応用できることである．

バーンズ(Burns)とグローブ(Grove)[18]は，看護研究に対する批判的分析（クリティーク）が発展的な知識の生成と実践への貢献を進めていくという観点から，質的研究は批判的分析に耐える一定の基準が必要であると述べている．その基準は，①記述の鮮明さ，②方法論的調和，③分析の精緻さ，④理論的つながり，⑤発見的適切性である．

4 研究者に求められるもの

質的研究では，量的研究で用いられる概念との区別や比較を行える知識が求められる．量的研究で用いられる概念を不十分に把握して，質的研究を行うと，それぞれの用語の矛盾で混乱をきたす．また，単純に方法論のみを質的研究に用いると，理論の一貫性に大きな矛盾が生じることがある．

留意すべき事柄を以下に示す．

- 質的研究者には，量的研究で用いられる基本的な用語や定義に関する知識が必要である．
- 質的研究者には，質的研究の分類と，個々の領域で用いられる基本的な用語や定義に関する知識が必要である．
- 質的研究者は，量と質の両者の研究では科学的厳密性に対する認識が異なるという認識をもち，双方の研究成果は臨床的検証を行う必要がある．
- 質的研究者は，研究結果一般の検討を行い，質的研究の成果を社会に還元する．

E. 質的研究の分類

医療関連職種のなかで，質的研究は1960年代に始まった．それ以後，さまざまな研究が行われており，その研究はいくつかのタイプに分類される．代表的なものを以下に事例を示しながら解説する．

1 民族誌学を基盤とした質的研究

民族誌学（エスノグラフィー）は民族学や文化人類学で用いられてきた用語で，現地調査によって，特定の部族や集団を詳しく記述した資料にまとめ，報告書を作成する学問である．そこから，現地調査（フィールドワーク）や調査自体をエスノグラフィーと呼ぶこともある．

民族誌学的研究は，情報提供者の文化的見方から現象の意味を理解しようとする．民族誌学的手法とは，人々の生活様式とそれに伴う思考，感情，行為の本質と理由と方法について真相に近づくことである．そのため，情報提供者が生活している場面を共有（生活に参加）して，集中的に観察するとともに，詳しいインタビューを行う．

作業療法における民族誌学的研究の例としてマガシ（Magasi）とハンメル（Hammel）の例[19]を示す．彼らは障害により老人ホームで長期的ケアを受けた女性の社会的公正に関する研究を行った．研究の目的は，障害のある高齢者の老人ホームでの生活経験を調査することであった．16か月にわたる民族誌学的研究として，参与観察，テーマごとの面接，フォーカスグループを実施した．観察・面接・フォーカスグループと3種類の研究によって研究疑問に答えようとしている点は，複数の手法によるトライアンギュレーションの利用による研究の信頼性の向上に貢献している．研究協力者は，老人ホームから地域生活に戻った障害のある女性6名と対照群16名であった．データは，マイルズ（Miles）とフーバーマン（Huberman）による民族誌学的手法を応用して分析された[20]．その結果，老人ホームは障害のある女性にとっての最後の居住地であり，老人ホームの生活では，選択の欠如，統制，作業従事，社会的孤立，社会統制，能動的抵抗が特徴であった．社会的公正の視点から，作業療法士は対象者の目標に対する制限の少ない環境を実現する責任があり，長期的ケア実践に貢献するものとして，権利擁護を基盤とする支援や障害者と地域社会とのパートナーシップの考察が加えられた．

民族誌学的研究では，文化人類学や人類学の方法論が具体的に示されている．作業療法における独自な民族誌学的方法論の必要性の判断は難しい．例示したマガシとハンメルの研究では，マイルズとフーバーマンの方法論を参考にして，叙述データからコードを取り出し，概念的に組み合わせている．マイルズとフーバーマンの文献から示された先行研究は，保健・医療・福祉だけでなく，経営や企業のマーケットリサーチの例が示されてい

る．企業や経営的な視点で行われる民族誌学的研究と医療場面で行われる民族誌学的研究には違いがある．文化人類学のフィールドと医療のフィールドには，対象者の人権や感染の危険，疾病や障害による否定的な感情などの条件が研究場面に加わることになる．民族誌学の手法については，作業療法以外の領域の手引書が利用できるので，参考にしていただきたい[21-26]．わが国では，民族誌学が利用された作業療法研究は少なく[27-29]，今後の拡大が期待される．

2 現象学的アプローチ

現象学は，人間の意識がその人の世界を構成するという立場をとる．客観的な事実把握を目的とする量的研究とは異なり，対象とした事象が人々の意識のなかでどのようにとらえられるのかを研究することになる．「人間の意識に現れたことを記述する」という手段を用いて，人間を全体的に理解する姿勢が現象学的アプローチとなる．ハッセルカス(Hasselkus)は，「現象学とは，生きている人間の本質的特徴を理解しようとする学問である」と述べ，対象者の経験の本質を叙述から引き出そうとしている[30]．

同じ長さの直線であっても，両端に付けられた矢印の向きによって長さが違って見える錯覚(ミラー・リヤーの錯視)をするように，客観的な長さと知覚される長さには差がある．現象学では，主観的に知覚する長さの差の意味は物理的に測定できないという立場をとる．われわれは，精緻な概念や法則を知覚できるわけではなく，錯覚や不明瞭な知覚を含んだ世界に生きている．人が世界を認識する際には，必ずしも客観的事実に基づいて認識するわけではなく，意識体験トの現象をもとに認識している．

科学の示す客観的事柄は，意識体験を伴う生活現実を隠してしまうという欠点をもつ．そのため，現象学の姿勢は，意識体験としてもっているあるがままの具体的な事象をとらえようとすることとなる[31]．対象者が経験した生きた経験，実際に行って感じた意識体験をありのままに知ることで，対象者の経験している世界の意味を明らかにしようとする研究姿勢である．

作業療法における現象学的研究の例は，オサリバン(O'Sullivan)とチャード(Chard)の例[32]を示す．彼らは脳血管障害後にリハビリテーションを受けた5名の高齢者の余暇参加について，現象学的手法を用いて研究している．研究の目的は，脳血管障害後の高齢者が余暇活動へ復帰する経緯を明らかにすることである．現象学的研究手法を用いて，脳血管障害後の余暇作業への再従事の経験を調査した．研究協力者は地域で生活している5名(男性3名，女性2名，年齢は68 - 74歳)で，過去に脳血管障害を経験した人々であった．研究協力者に対して「深い面接」が行われた．収集されたデータの内容はテーマ別に分けられて分析された．知見として，4つのテーマ(①余暇活動への再従事，②脳血管障害後の身体制限の受容，③援助と支援に対する感謝，④未来への期待)が示された．結果として，脳血管障害後の急性期リハビリテーションから余暇活動への復帰と，作業に焦点を当てたアプローチの必要性が明示された．

一方で，人間は，物事に対する自分なりの意味づけをして生活世界を形成しているから，対象者が語ったテキスト(文字化された語りの内容)の意味を読み取ること(解釈)が重要であるという解釈学的現象学の立場で分析することがある．

この解釈学的現象学の影響を受けて行われたものが，ピーターセン(Pettersson)らの研究である[33]．彼らは「自助具に向けた生活世界の視点─脳卒中の人々による自助具とともに生きた経験」という研究を行った．この研究の目的は，脳血管障害後に障害をもった研究協力者が，自助具を使用して生きた経験と個人的な意味づけをどのように語るのかを明らかにするものであった．研究の背景には，現象学が生活世界を研究する際には，研究協力者が個人的に意味づけた経験が重要であるという認

識がある．この研究では，解釈学的現象学の手法が用いられた．

　研究協力者は脳血管障害後に自助具を日常利用した経験がある22名であり，各協力者との会話面接が行われた．結果から，自助具を使用することは，複雑で矛盾した二重の意味のある経験であることが導き出された．自助具は快適で自立した生活には必要不可欠なものであるが，同時に，自助具なしでは活動はできないという否定的な感覚を高めてしまった．二重の経験は，「生きた身体」「生きた空間」「他者との関係」「生きた時間」という概念との関係で分析された．この研究の作業療法への貢献は，作業療法士が自助具を利用する対象者の個人的経験を理解することで，対象者が自助具を利用する経過を支援していく必要性を理解するようになったことだと考えられている．

　わが国の作業療法の領域では，現象学的手法を厳密に用いた研究は行われていないが，その他の保健・医療・福祉の領域では，現象学的手法の検討や現象学を利用した先行研究が行われている．

3 シンボリック相互作用論の影響を受けたグラウンデッドセオリー

　グラウンデッドセオリーはグレイザー（Glaser）とストラウス（Strauss）[34]により提唱された研究方法論で，データに密着した理論という意味がある．この研究方法は，病院で終末期の患者を対象とした大がかりな社会学的研究の結果として発表された『死のアウェアネス理論と看護』[35]で用いられ，病棟で切迫した死に向かう患者と医療関係者が認識する死をめぐる文脈を分析したものである．その後に出版された『データ対話型理論の発見』[34]がグラウンデッドセオリーの方法論と理論生成を明らかにした．グラウンデッドセオリーは看護を中心とする医療場面で用いられた社会学的方法論であり，さまざまな環境や関与する人々を対象とする場面の理解と概念生成を可能にする方法論である．

　グラウンデッドセオリーは，シンボリック（象徴的）相互作用論の影響を受けている．これはブルーマー（Blumer）[36]によって唱えられ，それまで社会学に用いられていた理論と数値による検証に対峙するものとして位置づけられた．

　シンボリック相互作用論では，「社会における人間は，その人にかかわる事象に対して付与される意味によって行動し，意味は社会（世界）との相互交流によって出現する」とされる．そして，「意味自体が社会との交流によって変化し，それが蓄積され厚みを増し，行為が導かれる」というものである[34]．これは情報提供者への参与観察やインタビュー，物語性を重視した見方である．また，情報提供者が事象に付与した意味こそが，その人を行為へと導く重要な要因であるとする考えであり，事象の意味における文脈をどうとらえるかがポイントである．文化や習俗的な相違を含めて，意味の変容には個人史と環境の相互作用が関係すると考えることは，作業的な存在としての人間を理解するために十分な説得力をもっている．

　作業療法におけるグラウンデッドセオリー研究例としてレクセル（Lexell）らの例[37]を示す．彼らは多発性硬化症の研究協力者10名が語った経験から，作業従事の変化と人生の変容について，グラウンデッドセオリーを用いた研究を行った．研究目的は，研究協力者が自らの作業をどのように経験しているのか，広範な解釈を得ることであった．彼らは，研究協力者10名と半構成的面接を行い，グラウンデッドセオリーによる継続比較手法を用いてデータ分析を行った．生活の変化が進行するとともに，核カテゴリーである「絶えず生活を変化させる重要な特性」が導かれた．研究協力者は作業への参加が減っていくことで，従事したいけれど従事できないという葛藤を感じていた．対象者はこの葛藤により，これまでとは異なった人生を歩むことになった．彼らの研究は，多発性硬化症者のリハビリテーションを行う専門家は，対象者の社会的環境に適応するような支援を行うべき

であるという提言をしている．また，作業療法士は，対象者の作業従事とそれによる対象者らしさの重要性に焦点を当てるべきであるとしている．

この研究ではストラウスとコービン(Corbin)の分析方法が用いられている[38]．レクセルらは，10名の研究協力者(男性4名，女性6名)に行った半構成的面接(38～133分)の逐語録を作成し，注意深く読むことから始め，次に類似した作業従事に関する文章をコード化した．この作業はすべての逐語録がコード化されるまで行われた．次に各コードの比較が行われ，類似したコードは予備カテゴリーとしてまとめられた．全文の予備カテゴリーが生成されてから，類似性と相違性が検討され，主カテゴリー群の類型と主カテゴリーを特徴づける性質が決定された．最後に，主カテゴリー群の相互関係を分析して，核カテゴリーをつくり上げた．

核カテゴリーである「絶えず生活を変化させる重要な特性」は，5つのカテゴリーから構成されている．その1つが「異なる人物であること」というカテゴリーで，このカテゴリーの性質を表す項目に，「能力がないと感じ，事実そうである」「能力のある人間と評価され，評価されることを感じたい」と示されている．研究者がこの項目を抽出する際に，コード化の過程で利用した研究協力者の発言を読むと，現実感のある発言に心を打たれる．

グラウンデッドセオリーは，開発過程を示した文献と研究成果の文献が入手可能であり，容易に先行研究を参考にすることができる．その分析手順に関する文献も多く出されており，全般的に研究方法の手順が明白で，量的研究者が利用しやすい質的研究である．わが国の作業療法においても佐川[39,40]や岸上[41]の研究があり，今後も研究成果の発表が期待される．

4 ソフトシステム方法論を利用したアクションリサーチ

アクションリサーチは，質的研究法の性質を備えた問題解決技法と考えられる．アクションリサーチは，行動と研究が結びついた言葉であり，実践場面に関与する集団とその構成員が，実践に関係する問題とその解決方法を改善しようとする手法である．そのため，アクションリサーチは行動実践を伴う．アクションリサーチは組織や団体によって行われ，問題の当事者自身が行い，またリサーチの提案者そして研究者の役割を担う．そして，実践の問題の改善策を関係者に提案する．

アクションリサーチという言葉を提案したのは，社会心理学者としてグループダイナミックスの研究を行い，ゲシュタルト心理学者の1人であるレビン(Lewin)であった．彼は，アクションリサーチを「さまざまな社会的行動の状況と効果に関する比較研究であり，社会行動を導くもの」で，「アクションリサーチは，企画・行動・行動結果の事実の発見という回路で形成されているらせん的な段階を用いる」と述べた[42]．

1981年にアクションリサーチは，新たな方法論としてシステム工学で注目された．英国の科学者チェックランド(Checkland)は，問題が明白でない事柄に対する解決方法としてソフトシステム方法論を提案した[43]．チェックランドはレビンがグループダイナミックスの領域で研究を行った点を，システム的思考の発想にあったと分析し，従来の工学における問題解決のシステムは入力・処理・出力の過程が明白で，具体的目標を確定したハードシステムであったとした．しかし，ハードシステム方法論が利用できない場面では，現場での問題を把握し，当事者の思いや経験という多様な主観性を同居させながら解決に至る柔軟なシステム的思考が必要であり，新たな問題解決法としてソフトシステム方法論を提唱した．ソフトシステム方法論は内山によってわが国で紹介され，経営学や保健・医療の現場で問題解決の方法論として利用されている[44]．

ソフトシステム方法論は，アクションリサーチの1つで，実践場面の問題点を把握して解決につなげ，因子間の関連性に当事者の主観性を反映し

たものである．この言葉にはシステムの柔軟性を生かした方法論という意味がある．この手法は質的研究で扱おうとする対象者の主観性を，現実性（アクチュアリティー）の背景をもとに，当事者の個人的思いを「もの」としてではなく「こと」として絵画化（リッチピクチャー）して示す．思いを討論しながら，多様な見方が共存できる（アコモデーション）モデルをつくり，問題解決の行動計画を立案するものである．「こと」はわかりにくい概念かもしれないが，「こと」は出来事（events）と訳され，経験を通じて得ることである．一方，「もの」は対象物（objects）と訳され，実際経験しなくても映像や記述から得るものを意味すると考えるとわかりやすい．

本研究の事例として，中西らが行った認知症のケアマネジメントの研究がある[45)]．中西らは，対象から離れて観察し，数値化する従来の認知症患者の生活改善に関する実証的研究の限界と問題点を指摘した．彼らは，臨床場面でケアマネジメントに関与しているスタッフに対してソフトシステム方法論の研修会を行い，その後，実践を経過してアクションリサーチを行った．参加した作業療法士は，「認知症のケアをすることはどういうことか」という「こと」について意見を絵画化して表現し，グループワークで各自の「思い」を語り，多様な思いが共存できる「思いのモデル」を作成してアクションプランにつなげている．ケアスタッフはお互い「思い」を共有し，「対象者の満足した生活をするためには，ケアスタッフが対象者の意を汲み取り，してほしいことを叶えること」によって，「対象者が生きていて楽しいと感じてもらう」という実行可能な具体的な行動計画を立案している．

ケアスタッフは問題を改善するには問題状況にかかわる各スタッフの気づきが必要であると理解し，認知症のケアマネジメントに対して，「異なった世界観の同居」を提案している．実証主義的研究では研究疑問に答える解決法を示せなかったが，アクションリサーチは，各スタッフに固有の問題に対する認識を利用しながら，共有できる認識に広げて問題解決に踏み込んでいる．

アクションリサーチは参加型の研究であり，実践場面での問題解決方法であると理解していても，具体的な方法論を明示しているものは少ない．アクションリサーチのなかで，手順の公開と事例を示していたのがソフトシステム方法論であった．この方法は，名称の由来や用語の抽象的な意味を学ぶという準備が必要であるが，内容は具体的で工学的な視点で統一されている．問題の当事者の叙述を活用するという点で，前述した質的研究と共通点があるが，ソフトシステム方法論は，当事者が自らの経験した「こと」を描いた絵画を利用する．多様な見方をもった同僚たちの視点を共存させる基盤をつくりながら，実践の解決策を探る手法は，現場で問題解決をするよい方法だと思われる．

F. 質的研究の実施

1 論文の構成

質的研究は，量的研究がもつ厳密性や再現性を確保する手順や検証の明白さを考えると，抽象的な印象を受ける．質的研究のもつ厳密さを犠牲にした現実に対する確からしさは，文章の形で発表されることで，作業療法の実践場面で役に立つ知識となる．例示した論文は，それぞれエスノグラフィー，現象学，グラウンデッドセオリー，ソフトシステム方法論によるアクションリサーチの研究方法を用いて書かれた論文である．研究をする過程と研究論文を作成する過程は別物ではあるが，研究論文の構成を考えておくと，研究を実施するうえで参考になることが多い．

例示した研究論文には若干違いがあるものの，緒言，文献研究，方法論，結果，考察，結論，文献で構成されている．量的研究において研究論文の構成が問題になることは少ないが，質的研究では方法論・結果・考察部分に綿密な記述が必要と

されるため，先行研究の構成は参考になる．

a. 緒言

緒言では，研究者が研究テーマを選択した理由，研究の必要性や作業療法に対する貢献の可能性に言及する．作業に対する興味，慢性疾患と生きる人々の価値観，作業療法時に経験した不安や対象者との対立や葛藤，作業療法士の臨床における意思決定の差異など，さまざまなものがある．扱おうとする研究テーマの用語の定義や国際的な分類，概念モデルの存在など，緒言では必要に応じて自らの研究の前提に言及する．前提とは，証明なしに当然のことと考えて議論を進めるもので，ICFの概念やWHOの健康の概念，さらに作業療法の対象者への貢献や倫理観などを述べて，文献研究に先行した概念的整理を行う．読者に研究目的を明らかにし，質的研究を行う必然性を述べるべきである．

b. 文献研究

文献研究では，先行研究を概観して，研究に必要な概念の整理や先行研究の限界，問題点などを示しながら研究の周辺となる知見の整理を行う．研究テーマに関連する先行研究が作業療法の領域で行われていない場合でも，民族学，医療人類学，社会学，障害学などの領域で行われている場合がある．また，対象者の生活に関連した研究を考えた場合には，文献研究の対象領域を広げる必要がある．研究テーマに関連する質的研究がすでに行われている場合には，詳細な文献研究が必要となる．研究協力者の属性の違い，環境の差や公的保険制度の差，政策上の変更点などがあれば研究の条件は異なる．先行研究で使用された分析方法なども検討する必要がある．分析方法の妥当性や信頼性についての再検討が求められる．文献研究の結果から研究疑問が明白になることもある．研究目的は緒言で述べられているので，研究疑問を明白にすることで読者の理解は深まる．

c. 研究方法論

研究方法論の部分には複数の項目立てが必要になる．最初は研究デザインである．量的研究では，方法論で研究デザインについて述べることは少ない．特に帰無仮説や選択仮説を提示する量的研究では，デザインに言及することなく論文は展開される．しかし，質的研究においては研究方法論の項目で，研究が質的研究であること，次に質的研究の類型からどのようなデザインが選択されたのかを明示する．文献研究の結果をふまえて，選択理由については簡略な記述になるが，読者に研究方法とデータ分析の情報を与えることができる．

第2に研究協力者(研究に参加し情報を提供することに同意した対象者のことを指す)について言及する．研究協力者がどのような問題をもち，どのような環境にいるのかなど，研究協力者の属性について明示する．例示した研究では，研究協力者は脳血管障害，多発性硬化症，障害のある高齢者，認知症者を介護する専門職と多様であった．疾患が特異で，一般的に知られていないものであれば，疾患特有の問題点や日常生活参加制限について簡単に述べるべきである．また，疾患が社会的に疎外される対象となっている場合や虐待による外傷などの倫理的問題，法律上の問題など，個人情報について慎重に配慮する必要性があることを明記する．

第3に，研究協力者を募集する過程を述べる．ここで研究倫理やインフォームドコンセントを述べることが多い．質的研究では研究協力者の属性や協力を得るまでの過程は重要であり，研究倫理に言及しながら記述する．質的研究において，研究協力者と研究者の関係は密であり，相互理解が深まることが多い．研究実施に際して，倫理的問題のない協力者募集を行うように心がけてほしい．

d. データ収集

データ収集の項目は，データ収集の信頼性を高めるために詳細に記述されることが多い．担当した研究者は誰で，どの程度の期間行われたのかな

どである．個人面接とグループ討論，質問紙調査など，複数の方法を利用して研究疑問に答えようとトライアンギュレーションを利用した信頼性の向上が企画されていれば，その旨を述べておく．半構成的面接が使用された場合，質問項目とその内容を別表に明示してあれば，読者はデータ分析の部分を読み進めていく際に理解が深まるであろう．

e. データ分析

データ分析は，質的研究の重要な部分である．研究者は先行研究例や分析方法について引用しながら，実際のデータ分析の段階を示す．著者によっては，文献の提示だけで分析の段階が述べられていない場合があるが，研究の信頼性と研究結果の説得力を向上させるためにも，分析の手順を明示したほうがよい．

f. 結果

結果では，研究者が導き出したテーマやカテゴリー，コードなどの関連性を示す．研究者は結果を書く前に，自らが導き出した概念モデルや，核カテゴリー，生きた経験，身体性，思いのモデルなどの結果を，どのように提示すれば読者にわかりやすいのかを考える．研究者は研究を十分理解しており，結果に対する確信もあるが，読者はこれから結果を読むことになる．

結果で最初に書くのは導入である．データを分析して何が得られたか，それをどのように順序立てているのかを簡潔に説明した部分である．必要であれば，カテゴリーやテーマを別表で示してもよい．

次に，テーマ，生きた経験，構成カテゴリーという項目を立てて，導き出された概念について述べる．研究によっては結果に4つのテーマを述べて，各テーマに3つの下位項目が続き，全体で12項目の概念を述べているものもあった．テーマや下位項目について述べる際には，研究協力者の面接時の発言や叙述を引用する．たとえば，生きた身体と自助具との関係について，研究協力者の「自分でできる生活はよいものだけど，この道具を必要としている自分の無能さを使うたびに感じさせられる」という発言から，「自助具の否定的側面」というカテゴリーを導き出した過程を示すには，引用が必要である．研究結果の部分は論文のなかで最も多くの分量が費やされ，導かれた概念と関連する面接の生のデータが示されている．

結果を読むと，特定の研究デザインの内部で使用される専門用語を用い，その概念を利用してカテゴリーを導き出している例がある．研究者にとっては，研究デザインや専門用語は十分よくわかっている事柄だが，特殊な用語や区分については，脚注や欄外を使用してわかりやすく説明する必要がある．

g. 考察

考察で明らかにすべきことは，研究目的から導かれた研究疑問にどのように答えたかである．従来考えられていた，慢性疾患と自助具の関係，就労支援を受けている障害者の職業感，在宅障害者の作業遂行自尊心などの研究で扱った事柄に対する新たな視点や関連性が討論されなければならない．先行研究やこれまで支持されていた考えと今回の研究を対比させ，環境や社会的価値観，研究協力者の発言や介護者の発言などを代表するテーマやカテゴリーを検討していくことになる．

次に必要なのが作業療法への貢献である．作業療法の質的研究は，作業療法臨床場面から生まれてくる．対象者や家族，同僚の専門職との関係，地域生活場面などであり，作業療法士が自らの作業療法に改善，向上，変革，適切化などの必要性があって行われることが多い．質的研究が多くの時間と人々の協力によって成立するので，その結果は，作業療法への具体的貢献を述べる必要がある．

質的研究は，研究協力者の数が少なく，個人の叙述を利用しているために，結果を一般化するには限界がある．質的研究は万能ではない．導き出

された概念の相互関係が適応できる範囲を限定しておくことが，正しい姿勢である．生のデータから概念を導き出し，データを組み上げる作業を通じて，研究者は限定された範囲で適切な関連性や記述を得ようとしている．この行動は重要であり，概念間の関係性をつくり上げる基盤の部分である．この視点は，実際に観察や面接を行った質的研究者の実感や経験知に立脚するものであり，確からしさを担保するために，研究結果が適応できる範囲を制限していることになる．

h．結論

結論では，研究の目的は達成されたのか，研究疑問にどのように答えたのか，質的研究の過程から導き出されたテーマやカテゴリー，生きた身体についての最も重要な部分を簡潔に示す．そして，どのような作業療法への貢献がなされ，どのような成果が予想されるのかを述べる．さらに必要であれば，今後どのような研究が行われるべきなのかについても言及する場合がある．

i．注意点

質的研究論文で生のデータを使用する際に注意すべきことがある．質的研究においては，研究協力者の発言やフォーカスグループの議論の様子，研究者と研究協力者の対話が引用される．しかし，研究者の思いや熱意が過剰に作用すると，論文中に引用される発言や対話の生のデータが増加する傾向にある．このような場合，読者が論文を読み進むなかで，繰り返される発言や対話に対して同意を感じるよりも，違和感をもつことがある．例として「なぜ，この作業療法士は，研究のなかでこのような不適切な質問をするのか？」「この対話で，投薬に対する積極的な態度を知ることができるのか？」「回復に対する積極的な姿勢に影響を与えるのは，対象者か作業療法士か，環境か，医師なのか，不確定要素が多いだろう」などである．また，コード化の過程を読んでいても疑念が出てくる．

たとえば「（研究協力者の）句読点の多い，断片的な会話から，服薬条件化というコードがなぜ生成されたのだろう？」という読者の疑念があれば，コードそのものが信頼できないという印象がもたれてしまう．この段階で，読者の共感が得られなくなる可能性が高い．原因として，質的研究者の先行研究が不十分であったこと，臨床場面でのコミュニケーション技能が不十分であったこと，実際の研究場面で自らの逐語録データをフィードバックできなかったことなどが考えられる．

また質的研究の論文では，前提となる知識を読者に十分に与えなければならない．読者は質的研究を行っていない場合が多い．また量的研究の論文を読み，文献研究やエビデンスに関する知識から根拠や統計学的知識を学んでいる．現象学やエスノグラフィー，グラウンデッドセオリーに関連する専門用語や特殊な用語を使っている文章は，読みにくく関心を失いやすい．したがって，研究で扱う抽象的概念をわかりやすく提示しておく必要がある．

質的研究においては，十分な文献研究の結果を示し，方法論と分析に関する用語をわかりやすく説明する．そして生のデータの会話や，やり取りには十分な補足を加える．断片的な文章は会話内容の不足を補う説明が必要である．

また，重要な事柄は，「質的研究論文は作業療法実践にどのように貢献できるのか」を明示することである．作業療法士が行う質的研究は，作業療法実践が前提であって，研究は実践に関連する研究目的から始まる．質的研究法が前提で，次に作業療法実践があるのではない．質的研究が研究者の興味本位で行われるのであれば，研究に協力した人々の努力が作業療法に生かされないことになってしまう．質的研究論文には作業療法への貢献を必ず記載してほしい．作業療法分野で行われる質的研究は作業療法に資するものであるべきである．そうでなければ，作業療法以外の民族学や医療人類学の領域で公表すべきであろう．

●引用文献

1) Lincoln Y, Guba E: Naturalistic Inquiry. pp36–39, Sage, London, 1985
2) Bailey DM: Research for the Health Professional: A Practical Guide. 2nd ed, FA Davis, Philadelphia, 1997〔朝倉隆司(監訳): 保健・医療のための研究法入門―発想から発表まで. pp154–156, 協同医書出版社, 2001〕
3) Kielhofner G: A Model of Human Occupation: Theory and Application. 3rd ed, Lippincott Williams & Wilkins, Baltimore, 2007〔山田　孝(監訳): 人間作業モデル―理論と応用. 改訂第3版, pp14–22, 協同医書出版社, 2007〕
4) Goodall A: The Wandering Gorillas. William Collins Sons, Glasgow, 1979〔河合雅雄, 藤永安生(訳): ゴリラ―森の穏やかな巨人. pp33–40, 草思社, 1984〕
5) 宮前珠子:「生きているシステム」としての人間への作業の適用. OTジャーナル 34:5–8, 2000
6) Kielhofner G: Qualitative research: Part one: Paradigmatic grounds and issues of reliability and validity. *Occup Ther J Res* 2:67–79, 1982
7) Kielhofner G: Qualitative research: Part two: Methodological approaches and relevance to occupational therapy. *Occup Ther J Res* 2:150–170, 1982
8) Kielhofner G: Conceptual Foundations of Occupational Therapy. FA Davis, Philadelphia, 1992〔山田　孝, 小西紀一(訳): 作業療法の理論. p244, 三輪書店, 1993〕
9) Mattingly C, Fleming MH: Clinical Reasoning: Forms of Inquiry in a Therapeutic Practice. FA Davis, Philadelphia, 1994
10) World Federation of Occupational Therapists: Definitions of Occupational Therapy from Member Organisations updated August 2011 (300811.pdf). http://www.wfot.org/ResourceCentre.aspx (2011.10.10取得)
11) Schön DA: The Reflective Practitioner: How professionals think in Action. Basic Books, New York, 1983〔柳沢昌一, 三輪建二(監訳): 省察的実践とは何か―プロフェッショナルの行為と思考. p42, 鳳書房, 2007〕
12) Leininger M: Qualitative Research Methods in Nursing. WB Saunders, London, 1985〔近藤潤子, 伊藤和弘(監訳): 看護における質的研究. p11, 医学書院, 1997〕
13) Bowers B: 質的研究―科学かそれとも単なる学問か. 看護研究 26:297–307, 1993
14) Leininger M: Qualitative Research Methods in Nursing. WB Saunders, London, 1985〔近藤潤子, 伊藤和弘(監訳): 看護における質的研究. pp90–92, 医学書院, 1997〕
15) 木下康仁: グラウンデッド・セオリーアプローチ―質的実証研究の再生. pp148–159, 弘文堂, 1999
16) Pope C, Mays N: Qualitative Research in Health Care. 2nd ed, BMJ Books, England, 2000〔大滝純司(監訳): 質的研究実践ガイド―保健・医療サービス向上のために. p86, 医学書院, 2001〕
17) Polit DF, Beck CT: Nursing Research: Generating and Assessing Evidence for Nursing Practice. 8th ed, Lippincott Williams & Wilkins, Philadelphia, 2008〔近藤潤子(監訳): 看護研究―原理と方法. 第2版, p444, 医学書院, 2010〕
18) Burns N, Grove SK: The Practice of Nursing Research: Conduct, Critique, & Utilization. 5th ed, Elsevier Saunders, St. Louis, 2005〔黒田裕子, 他(監訳): バーンズ＆グローブ看護研究入門―実施・評価・活用. p680, エルゼビアジャパン, 2007〕
19) Magasi S, Hammel J: Women with disabilities' experiences in long-term care: a case for social justice. *Am J Occup Ther* 63:35–45, 2009
20) Miles MB, Huberman AM: Qualitative Data Analysis: A Sourcebook of New Methods. pp10–15, Sage, Newbury Park, 1984
21) 佐藤郁哉: フィールドワーク―書を持って街へ出よう. 増訂版, 新曜社, 2006
22) 箕浦康子(編著): フィールドワークの技法と実際―マイクロ・エスノグラフィー入門. ミネルヴァ書房, 1999
23) Emerson R, et al (著), 佐藤郁哉, 他(訳): 方法としてのフィールドノート―現地取材から物語作成まで. 新曜社, 1998
24) Roper JM, Shapira J (著), 麻原きよみ, グレッグ美鈴(訳): 看護における質的研究① エスノグラフィー. 日本看護協会出版会, 2003
25) Maanen JV (著), 森川　渉(訳): フィールドワークの物語―エスノグラフィーの文章作法. 現代書館, 1999
26) Geertz C (著), 森泉弘次(訳): 文化の読み方/書き方. 岩波書店, 1996
27) 上条恭子, 他: 日常生活活動の援助に対する高齢障害者の見方―エスノグラフィーによる質的研究. 作業療法 14:92, 1995
28) 伍石紋子:「身体を回復させること」に対する〈消極的態度〉の隠蔽プロセスについての一考察―リハビリテーション病院でのフィールドワークから. 作業療法 25:239–248, 2006
29) 長谷龍太郎, 山田　孝: 脳性マヒ児に対する作業療法におけるクリニカルリーズニング区分の研究. 日保健科会誌 10:101–115, 2007

30) Hasselkus BR: Beyond ethnography: expanding our understanding and criteria for qualitative research. *Occup Ther J Res* 15:75–84, 1995
31) Leininger M: Qualitative Research Methods in Nursing. WB Saunders, London, 1985〔近藤潤子, 伊藤和弘(監訳)：看護における質的研究. pp121–138, 医学書院, 1997〕
32) O'Sullivan C, Chard G: An exploration of participation in leisure activities post-stroke. *Aust Occup Ther J* 57:159–166, 2010
33) Pettersson I, et al: Lifeworld perspectives utilizing assistive devices: individuals, lived experience following a stroke. *Can J Occup Ther* 74:15–26, 2007
34) Glaser BG, Strauss AL: Discovery of Grounded Theory: Strategies for Qualitative Research. pp1–21, Aldine de Gruyter, New York, 1967〔後藤　隆, 他(訳)：データ対話型理論の発見. 新曜社, 1996〕
35) Glaser BG, Strauss AL: Awareness of Dying. Aldine de Gruyter, New York, 1965〔木下康仁(訳)：死のアウェアネス理論と看護. 医学書院, 1988〕
36) Blumer H: Symbolic Interactionism. Prentice-Hall, Englewood, 1969〔後藤将之(訳)：シンボリック相互作用論—パースペクティヴと方法. pp2–27, 勁草書房, 1991〕
37) Lexell EM, et al: Constantly changing lives: experiences of people with multiple sclerosis. *Am J Occup Ther* 63:772–781, 2009
38) Strauss A, Corbin J: Basics of Qualitative Research: Techniques and Procedures for Developing Grounded Theory. 2nd ed, Sage, Thousand Oaks, 1998〔南　裕子(監訳)：質的研究の基礎—グラウンデッド・セオリーの技法と手順. 第2版, 医学書院, 2004〕
39) 佐川佳南枝：分裂病患者の薬に対する主体性獲得に関する研究—グラウンデッド・セオリーを用いた分析. 作業療法 20:344–351, 2001
40) 佐川佳南枝：統合失調症患者の薬に対する主体性獲得に関する研究 第2報—グラウンデッド・セオリー・アプローチを用いて. 作業療法 22:69–78, 2003
41) 岸上博俊：障害を有する男性高齢者が身体機能訓練を継続していくプロセスについて—通所リハビリテーション利用者を対象に. 北海道作業療法 27:14–21, 2010
42) Lewin K: Action research and minority problems. *J Soc Issues* 2:34–46, 1946
43) Checkland P: Systems Thinking, Systems Practice. Wiley, New York, 1981〔高原康彦, 中野文平(監訳)：新しいシステムアプローチ—システム思考とシステム実践. オーム社, 1985〕
44) 内山研一：現場の学としてのアクション・リサーチ—ソフトシステム方法論の日本的再構築. 白桃書房, 2007
45) 中西誠司, 他：認知症のケアマネジメントへのSSMの適用. 横幹連合コンファレンス(CD-ROM, JST資料番号L5851A) 2:ROMBUNNO.30A11, 2007

本章のキーワード

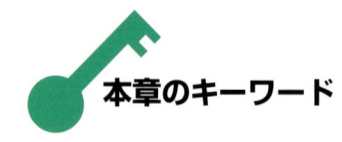

- **査読**

  peer review の訳．終了した研究の報告書（一般には論文と呼ばれる）を同じ領域の研究者でもある仲間が読んで，批評を加えることである．特にある学術雑誌に論文を投稿したときに，論文の編集委員などがその論文を読んで，特に大きな問題点がなければ，その論文を雑誌に掲載するという判定を下す過程を指す．査読がなされて掲載された論文は，そうでない論文よりも品質が保証されることになる．

- **後向き研究**

  retrospective study の訳．すでに収集してしまったデータを，なんらかの目的で分析検討するタイプの研究を指す．研究は本来的には，事前にこれまでの研究を検討し，研究目的や方法を示した研究計画書に基づいて実施するものである〔これは前向き研究（prospective study）と呼ばれる〕が，後向き研究では，第2章で述べた二次資料を用いることになるために，計画通りにデータが収集できないという限界がある．

- **実証主義**

  ポジティビズム（positivism）の訳．世界の現象やその知識を経験的事実に限定し，感覚的経験によって確認できない事柄（たとえば，神や理念など）などの形而上学的な存在に関する思弁を排除する立場である．フランスの哲学者コント（Comte）により，科学（自然科学）の基本的な考え方を取り入れて，社会や人間について考えるために打ち立てられた．すべての人間に共通する行動の法則を解明するとする普遍性（普遍主義），観察可能な行動を正しく測定するための条件のコントロール，現実に関する唯一の法則を打ち立てようとする現実把握，研究対象と距離をおいて見る客観性などを重視する．

- **グラウンデッドセオリー**

  grounded theory．データ密着型の理論のことで，質的研究の方法の1つである．グレイザー（Glaser）とストラウス（Strauss）によって開発された方法で，主に理論の発見や理論の生成を目指し，現場で収集したデータに基づいて理論をつくり上げることである．この立場では，社会はグランドセオリー（grand theory．総合理論や大理論のことで，グラウンデッドセオリーと対比する形で用いられた）を忠実に翻訳しただけではうまく理解したり説明したりできるほど単純ではなく，現場の体験に基づいて新たな理論をつくり上げる必要があると考える．

第4章
研究論文の発表と手続き

　第4章では，研究の実施から発表に至る段階に必要な事項が示してあります．まず，卒業研究の例を参考に，研究の準備から作成までの段階を学び，研究成果をまとめられるようになることを目指します．次に研究成果の発表に関する事柄を学び，口頭あるいはポスターによる発表の準備から実施までできることを目標に学習します．最後に，研究成果を論文の形式にまとめ，国内外の雑誌に投稿する手順を学びます．希望する雑誌の投稿規定に応じた論文を作成し，投稿し，査読を受けて修正し，掲載されるまでに必要な事柄を学習します．

GIO 一般教育目標	SBO 行動目標
1 作業療法に関連する課題から研究テーマを設定し，研究過程を通して研究を実施し，研究の基本について学習する．	1）研究計画を立案できる． 2）研究計画に従って研究を実施できる． 3）研究結果を収集し，適切に処理することができる． 4）研究計画を論文の形式にまとめることができる．
2 実施した研究から得られた研究成果の発表方法とその手続きについて学習する．	1）スライドまたはポスターを使って発表できる． 2）論文を学術雑誌に投稿することができる．

修得チェックリスト

- ①研究計画書を書くことができた．
- ②研究実施マニュアルを作成できた．
- ③研究実施マニュアルに沿って予備的な実験や調査を実施できた．
- ④データを収集できた．
- ⑤収集したデータをまとめて適切に処理できた．
- ⑥研究結果をまとめる論文の構成が説明できた．
- ⑦研究論文に適切な標題やキーワードをつけることができた．
- ⑧指定された文字数で要旨を書くことができた．
- ⑨妥当な論文を引用し，表記の形式に従って文献リストを作成することができた．

- ①指定された文字数で抄録を書くことができた．
- ②指定された発表形式で，わかりやすいスライドやポスターなどの発表媒体を作成できた．
- ③指定された発表形式で，わかりやすいプレゼンテーションを実施できた．
- ④聴衆の質問内容を理解し，適切に応答することができた．
- ⑤論文の投稿規定に従って論文を作成することができた．
- ⑥論文中に他の著作物からの引用・転載を行うための手続きが実行できた．
- ⑦指定された文字数で英文抄録を書くことができた．
- ⑧査読のプロセスを通じて適切に原稿を修正することができた．
- ⑨原稿から作成された校正刷りの校正を行うことができた．

I 作業療法教育における卒業研究論文の作成とその到達レベル

A. 卒業研究の目標

　毎年，作業療法学会では多くの作業療法士によってさまざまなテーマの研究成果が報告されている．作業療法の教育課程では卒業研究として研究論文の作成が課されているが，これは卒業後の作業療法研究の準備段階といえる．

　表1は研究の段階を示したものである．この段階のなかに卒業研究を位置づけるとしたら，第2段階の「研究目的を設定し，そこで提起した問題についてなんらかの結果を出す」に設定されるのが適当と考えられる．この段階では予想どおりの結果が得られることが望ましいが，たとえ予想に反した結果であっても，なぜそのような結果が得られたのかが説明できればよい．「新しい事実の発見がある」という第3段階まで到達できる学生も決して少なくない．むしろ，問題解決への積極的な意欲を育てるためには，第3段階を目指すくらいの意気込みがほしい．

　さらに卒業後は，作業療法士として国内の学術誌への投稿，さらに海外で出版されている学術誌への投稿に挑戦したいものである．自分がいだいた研究疑問（問題）が，その領域で解決する必要のあるものであればあるほど，その報告としての論文は意味をもつ[1]．そしてその研究が十分に価値のあるものとして認められたならば，他の研究者によって学術誌や専門書に論文が引用されることになる．これによって論文を作成する本来の目的を達成したことになり，自分の研究成果が学問的

表1　研究の到達目標
- 第1段階：学生が研究に必要な技術を習得する．文献調査をする
- 第2段階：研究目的を設定し，そこで提起した問題についてなんらかの結果を出す．結果はポジティブデータあるいはネガティブデータの場合がある
- 第3段階：新しい事実の発見がある
- 第4段階：学会で発表できる
- 第5段階：日本語で学術雑誌に投稿することができる
- 第6段階：英語で学術雑誌に投稿することができる
- 第7段階：学術論文などに引用される

に貢献したことの証となる．

B. 卒業研究の目的

　作業療法教育の課程において研究論文を作成することで，学生は具体的に以下について学び，作業療法研究の基本を身につける．

- 研究に直接ふれて，作業療法やその関連領域の最新の知識，技術を学ぶ．
- 研究における一連の過程，研究の進め方，論文の読み方，論文のまとめ方，発表のしかた，発表に対する質問と討論のしかたなどの基本を学ぶ．
- 研究を通して，問題解決への積極的な意欲と探究心を養う．

　卒業研究は，たとえささやかな研究疑問であっても，学生の知的好奇心が満たされるような過程であってほしい．また，その疑問が解けていく過程でのわくわくするような経験が，のちに臨床や研究の場におけるプロフェッショナルとしての知

的探究にも結びつき，卒業研究によって学んだ問題解決の力がそこで生かされるはずである．

また，学生にとっては卒業研究を通して指導教員と触れ合うことで，教員の研究や作業療法に対する姿勢や考え方を学ぶ大切な機会になる．学生は卒業研究を通して知的探究の喜びを味わい，教員は情熱をもってそれらを学生に伝えたいものである．

C. 卒業研究の流れ

4年制の教育課程であれば，卒業研究は授業科目として4年次に組まれているが，その年次には臨床実習も行われるため，実際にはなんらかの準備を3年次から開始しているところが少なくない．ここでは，第2，3章に記されていることをふまえて，卒業研究の流れと概要について述べる．

1 指導教員の決定

卒業研究の進め方は，学生の個人研究のみという場合と複数学生でのグループ研究を認めているところがある．指導教員はそれぞれ1つのテーマに対して，1名の主担当あるいは主担当と副担当の2名が指導にあたる．

学生の研究テーマとその指導教員が決定されるまでの過程は養成校によってさまざまであるが，それに先立って，なんらかの形式で指導教員の専門領域，主な研究活動や業績，過去に担当した学生の研究テーマなどに関する情報は，早い段階で学生に提供される必要がある．

2 卒業研究のテーマ決定

卒業研究は学生が自ら主体的に取り組む過程であり，それはテーマを決定することから始まる．日ごろから教員は，そこに至るまでの教育過程のなかで，さまざまな疑問を投げかけること，問題を提起すること，学生の素朴な疑問を大切にすること，問題解決の方法について学ばせること，批判的な目を養うこと，先行研究者を尊重することなどの指導を心がけたいものである．

卒業研究としては，①症例研究・報告，②文献研究，③調査研究，④実験研究などがある（第2章「研究にはどのようなものがあるのか」参照）．それぞれの教員によって得意とする方法があるので，その研究方法を得意とする教員から指導を受けるのがよい．

テーマを決定するためには数多くの文献を読み，しっかりと先行研究を調べなくてはならないが，文献を検索し，読み，整理する作業は論文が完成するまで続けなくてはならない．

3 先行研究者の尊重

「巨人の肩の上に立つ（If I have seen further, it is by standing on the shoulders of giants）」とはアイザック・ニュートンの有名な言葉（1675年のロバート・フック宛の書簡より）である．学問は，多くの先人が明らかにしてくれた偉業の上に成り立っており，あとから行う者は，その上に立つことでほんの少し先を見ることができる，という意味である．先行研究者の成果の上に立って自分の研究を進めることができたなら，研究論文のなかで引用し，その意義を明記すべきである．卒業論文を指導する教員は，自らもそれを実行し，さらに学生に対しても先行研究者の尊重についてしっかりと指導したいものである．

4 研究計画書の作成

研究計画書を作成することで，研究はより具体的になってくる．学生が考えた研究テーマは得てして壮大なものであったり，漠然としていたりすることが多い．

学生は指導教員の指導を受けながら，研究計画書の作成を通じてテーマを絞り込み，研究の実行性を高めることが必要である．また，研究計画書が完成したら研究テーマ発表会を開催し，担当の指導教員以外の教員からもアドバイスや指摘を受

けることで，研究もより洗練され，現実味を帯びてくる．他の学生にとっても，それらの討議を聞くことは大変参考になる．

5 予備的研究

研究計画が立てられても，これはまだ机上の作業である．本研究に入る前に予備的研究を行うことで，予想しなかった問題が明らかになったり，考えていたより実施が困難であったりなど，さまざまな問題が明らかになる．

そのためには，具体的な研究実施のための手順や被験者への具体的な説明内容，使用機器とその具体的な設定状況，記入用紙などを書いた研究実施マニュアルを作成し，それに基づいて予備的研究を行わなければならない．予備実験あるいは予備調査を何度か繰り返しながら研究の実施方法に検討を加え，研究実施のマニュアルを何度かつくり直さなくてはならない．

2003年以降，文部科学省は発明者の明確化，共同研究の成果の明確化などに資する研究ノートの導入を積極的に進めている．できれば卒業研究においても，指導教員から研究ノートの意義や記載方法，それによる研究の管理方法などについて指導を受けるとよい．

6 倫理的配慮と研究許可

倫理的な配慮と研究許可の手続きについては，第1章V「研究と倫理」（☞40ページ）で詳しく解説されている．卒業研究について倫理審査を受けるか否かは，その所属機関によって判断が異なる．少なくとも作業療法領域の研究は，その多くが人を対象とするため，卒業研究においてもこれらの手続きについて十分理解しておくことが望ましい．

7 中間発表

予備的研究が終わった段階で中間発表会を開催するとよい．最終的な発表会は学会発表の形式で行われることが多いため，中間発表の形式をポスターにすると異なる発表形式を経験することができ，プレゼンテーションの技術を磨くことができる．これらの発表形式については後述する．

中間発表会では，実験研究を行う学生は予備実験の方法と結果，それをふまえた研究の見通しを報告する．調査研究の場合には作成した調査表の提示と説明，予備調査の結果と研究の見通しなどを報告する．これによって，学生は実験や調査計画の詳細な検討を行うことができる．また教員から助言や指導を受けることができ，本実験や本調査へスムーズに入ることができる．

さらに，学生は中間発表会が設定されていることで，研究を進めるための目標ができ，遅れている学生にとっては取り組みを促されるという効果もある．学生はこれらの結果をふまえて，研究計画書の修正を行う．

8 本研究

これまでの段階で十分に研究計画書の推敲を重ねていれば，あとは作成した研究実施マニュアルに従って実験や調査を実施すればよい．データを収集したら，それを整理，分析する．また，さまざまな図表を描きながら，結果の解釈を行う．

9 研究発表

発表会の開催は論文完成の前後，どちらかで行われる．通常は論文を作成したのちに発表会を開催するが，その際の目的は成果報告と成績判定である．論文の提出に先立って発表会を開催する場合の目的は，発表会で得られた指摘や助言を検討することによって，さらに論文の完成度を上げることである．

また，発表会は発表学生にとって，質問に対する応答のしかたを学ぶ重要な場である．聞いている学生にとっては他者の発表に対して関心をもって聞く態度を養い，さらに質疑のしかたを学ぶ機会としたいものである．質問する学生にとって気

表2 卒業研究に対する採点のポイント

- □タイトル：簡潔であるか，研究の内容を的確に表しているか
- □要旨：的確に表現されているか．字数は適当か
- □キーワード：適切であるか．数は適当か
- □はじめに：研究動機が述べられているか．適当な文献のレビューを行っているか
- □研究目的：研究の意義と重要性が作業療法と関連させて述べられているか
- □方法：目的に合っているか．時制は過去形が使われているか
- □結果：事実だけが述べられているか．図表の書き方は適切か．時制は過去形が使われているか
- □考察：研究結果の解釈の妥当性はどうか．時制は適切か
- □結論：目的と対応しているか
- □文献：引用の妥当性，文献の質と量はどうか．記載法はきちんと統一されているか
- □倫理性：研究協力者への説明と同意がなされているか．人権保護が配慮されているか
- □討議：自分の研究内容，研究の限界を理解しているか．相手の質問内容を理解し，的を外さず，節度をもって答えているか

をつけることは，発表者に対して礼儀を尽くすことや，質問内容を明快に，簡潔に発表者と他の参加者に伝えることなどである．

10 論文作成

発表後に論文を提出する場合には，発表時に指摘された事柄についてさらに推敲を重ね，より質の高い論文を目指す．論文は，あらかじめ決められた執筆の規定に沿って書かなければならない．

11 研究の評価

最後に，卒業研究に対する成績評価が行われる．評価は研究のプロセスや研究論文，発表や討議の内容などについて行われる．教員が発表を聞いて採点する場合には，あらかじめ教員にこれらの項目と配点を記した用紙を配布しておけば，教員はそれをもとに採点することができる．また，教員が提出された論文を読んで評価を行う場合がある．

成績判定のポイントを**表2**に示す．学生はこれを参考に論文の最終チェックを行うとよい．

● 引用文献
1) 山田 孝：論文を書くこととは．OTジャーナル 34:865-871, 2000

● 参考文献
2) 朝倉隆司(監訳)：保健・医療のための研究法入門―発想から発表まで．協同医書出版社, 2001〔Bailey DM: Research for the Health Professional: A Practical Guide. 2nd ed, FA Davis, Philadelphia, 1997〕
3) 鎌倉矩子, 他：作業療法士のための研究法入門．三輪書店, 1997
4) 鈴木庄亮, 他：保健・医療・福祉のための論文のまとめ方と書き方．第2版, 南江堂, 2006
5) 内山 靖(編)：標準理学療法学 専門分野 理学療法研究法．第2版, 医学書院, 2006

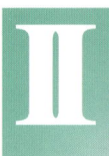

II 研究論文発表に関する知識と手続き

ここでは作業療法の教育課程を終了した，資格を有する作業療法士が研究論文を発表するときに必要となる知識とその手続きについて述べる．研究成果の発表には，学会での発表と学術誌への論文発表などがある．

A. 学会発表

発表者にとって，学会発表の目的は研究に対する批判を受けることである．また，発表後の質疑や討論は学術発表の成果を示すものでもある．発表者は発表の準備だけでなく，想定される質問をあらかじめ予想し，しっかりと準備しておくことが重要である．

学会発表には，国内学会での発表や国際学会での発表がある．発表の形式はスライドなどを使用しながら発表する口述発表，あらかじめポスターを掲示しておき，指定の時間にその前で発表するポスター発表，ビデオ上映によって治療法や機器などを紹介するビデオ発表などがある．

1 口述発表

どのような学会で発表する場合にも，発表に先立って抄録の作成，提出が求められる．これを数名の査読者が読み，発表に値するかどうか審査が行われる．これに採択されなければ発表は許可されない．したがって，発表でまず大切なことは，指定された少ない字数でわかりやすく内容をまとめた抄録を完成させることである．

a. 抄録の作成

学会発表で求められる抄録の書式は学会によってさまざまである．日本作業療法学会では演題応募として1,500字以内で抄録を書き，所定の形式に従ってオンライン登録することが要求されている．抄録は論文の形式に従って書くことにより論旨を明確にする．

1) 研究目的
抄録全体の長さの1割程度で研究の主旨を簡潔に述べる．症例報告であればなぜ報告に値するのか，研究報告であれば研究目的は何かをしっかりと述べる．

2) 対象と方法
研究対象と方法について記述する．

3) 結果
抄録全体の6割を占めるくらいの分量を目安として記載する．最も重要な部分で，事実だけを述べ，予想結果などは記述しない．

4) 考察と結論
結果の部分を補足する程度に考察を加える．

b. スライドの作成

口述発表の形式はパソコンでのプレゼンテーションのため，スライド作成ソフトを使ってできるだけわかりやすくスライドを作成する．

1枚のスライドが供覧されている時間は約30秒程度と考え，短時間で誰もが理解できるようなスライドを作成する．また，縦長のスライドであると，下部が見えにくかったり，切れてしまうこと

がある．スライドはできるだけ横長に作成するほうがよい[1]．

1枚のスライドで強調できるポイントは1点だけである．それが複数以上ある場合にはスライドを分けて作成する．表は理解するのに時間がかかるため，できるだけ図を工夫する．どうしても表を使いたい場合には，行は表のタイトルも含めて7行以内，列は3列以内に収まるようにする．文字のスライドは7行以内にして，スライドに空欄を残さず，なるべく全画面を使うように作成する．

c. 口述発表を行う

USBメモリなどの記録媒体に発表用スライドデータを保存して学会会場に持参し，それを会場のサーバーに保存し，プロジェクターで映写することになる．トラブルに備え，余裕をもって会場の演者受付をすませるように心がける．

発表時間は7～10分以内，質疑応答が3～5分以内に設定されている場合が多い．発表原稿は1分間で280字程度が適当といわれている．したがって，7分間の発表であれば1,960字，400字詰め原稿用紙で5枚程度が望ましい[2]．

最近の口述発表では「です」「ます」調が好ましいとされ，スライドでは「25歳，女性．右肩麻痺」などと"体言"止めになっていても，発表では「25歳の女性，右肩麻痺です」と"用言"にする[2]．

発表に際しては，自分の発表内容に自信をもち，説得力のある話し方をするように心がける．

2 ポスター発表

ポスター発表の形式は口述発表と同様に設定されていて，発表者が順番に自分のポスターの前で発表する形式と，一定時間ポスターの前で待機し，質疑を受ける形式とがある．後者は国際学会などで多くみられる形式である．

a. ポスター発表の特徴

ポスター発表は，限られたスペースにいろいろなデータを貼り出して研究内容を発表する方法である．発表者は自分の研究内容をプレゼンテーションできるだけでなく，興味のある人と1対1でじっくり討論することもできる．また，参加者は時間に拘束されずに，いつでも掲示されたポスターを見て回りながら，興味のある発表をゆっくりと読むことができる．さらに，口述発表ではすぐに消えてしまう発表の内容をじっくりと見ながら，発表者の解説を聞くことができる[1]．

発表者と討論者は大勢の人を意識することなく，形式ばらずにコミュニケーションでき，抄録やポスターに掲載されていない研究上の細かな話が聞ける可能性もある[1]．

発表者は，このようなポスター発表の特徴をふまえたうえで発表形式を選択し，有意義な発表を心がけたい．

b. ポスターの作成

発表者は，まず主催者が発表するポスター作成上の諸注意をよく読んで，掲示板の大きさを確認する．日本作業療法学会では，例年，ポスターのフォームを図1のように定めている．まず最上段に演題名，所属，氏名を大きく記入する．さらに発表内容をB4用紙で10枚程度に簡潔にまとめ，縦2列，横4～5段にレイアウトする．

ポスターの文字は掲示板から約3m離れて読み取れる大きさにし，適度に字間，行間をあけて読みやすく文を配置する．文章は簡潔に書くことを心がけ，「結論」や「まとめ」は箇条書きにする．見出し，字下げ（インデント），下線，統一記号，色などを使ってメリハリをつけ，わかりやすくまとめる．

パソコンのプレゼンテーションソフトを上手に使って，たくさんのポスターが並んでいるなかで，注意を引き，足を止めて読んでもらえるようなポスターを作成したいものである．

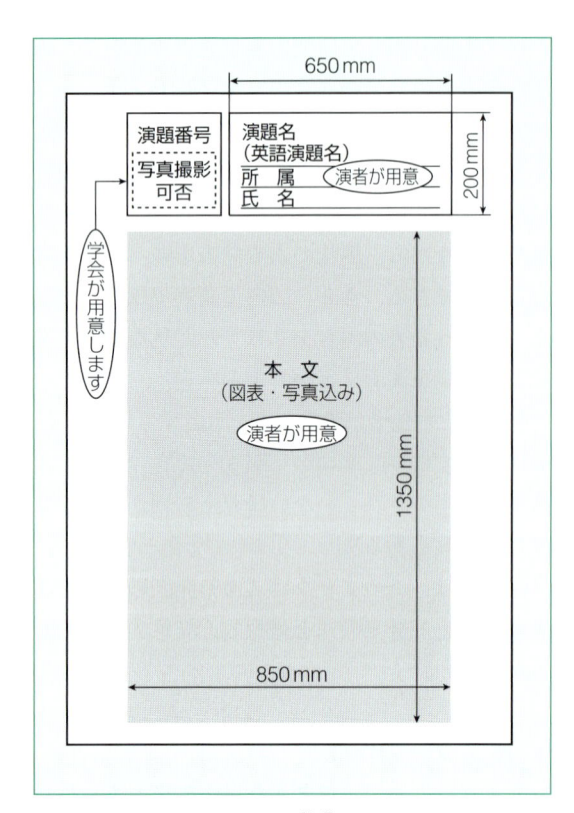

図1　ポスターのフォーム（例）

c. ポスター発表を行う

　ポスター発表は口述発表とは異なる発表技術が要求される．前述したように，発表者が自分のポスターの前で順番に発表する形式と，一定時間ポスターの前で待機し，質疑を受ける形式がある．前者では，原稿を見ずに，目の前の聴衆に向かって語りかけるように説明しなければならず，そのための練習が必要である．後者の場合でも，2～3分程度で簡潔に説明できるように準備しておくとよい．

　ポスターを前にして，聴衆とかなり突っ込んだ議論ができることがポスター発表の利点である．調査や測定のデータなど，研究内容を説明できる資料をできるかぎり持参しておき，活発に討論できるように準備しておくことも必要である．ポスター発表では，指定された時間までに自分でポスターを掲示し，指定された時間にきちんと撤去する．

B. 論文発表

1 論文とは

　論文とは何か？　斉藤はロス（Roth）の記述を引用して，研究論文といえないものとして以下のものをあげている[3]．

① 1冊の書物や，1編の論文を要約したものは研究論文ではない．自分の判断がなくてはいけない．
② 他人の説を無批判に繰り返したものは研究論文ではない．研究の名に値するためには自分なりの意見がなくてはならない．
③ 引用を並べただけでは研究論文ではない．執筆者である自分が論述しなければ，論文とは呼べない．
④ 証拠立てられない私見だけでは論文にならない．論文にはある結論を導き出すための証拠が必要である．
⑤ 他人の業績を無断で使ったものは剽窃（☞ 49ページ）であって研究論文ではない．他人の研究成果は学界の共有財産になるが，その財産を利用するためには，それに頼った部分について，その旨を明らかにするという順序を経なければならない．

　論文とは，研究者が自分の研究結果を，研究領域が同じ研究者に読まれることを期待し，ほぼ一定した形式に従って執筆したものを，定められた手続きを経て刊行し，広く公表する文章をいう[1]．そのために，研究成果をできるかぎり正確に伝えることや，理解してもらうための方法を工夫することが必要である．

2 執筆から投稿まで

a. 論文を執筆するにあたって

　どんなにすばらしい独創的な研究を行っても，それが論文として公にされなければ，本当の意味で研究を行ったということはできない．論文を書くことは研究の一連の流れの最終段階であり，自

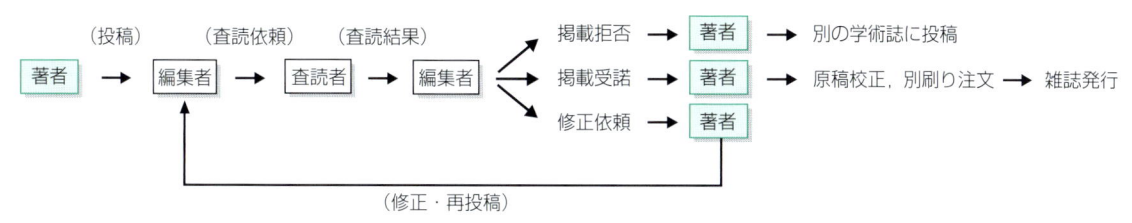

図2 投稿から発行までの流れ

分がいだいた研究疑問になんらかの回答を得たことを同じ領域の人々に広く知らせるという意味がある[4]．したがって，その領域で解決する必要のある研究疑問であればあるほど，その論文は意味をもつことになる[4]．

作業療法士としての業績を科学的な視点で考察し，これを論文として発表することによって，その研究によって得られた経験や知識が科学的業績となり，その研究は完成する．学会発表で終わっている研究も数多いが，学会での発表は研究に対して批判を受ける場であり，研究の完全な発表とはいえない．学会発表での批判をふまえたうえで文献的な検討も十分加え，論文形式に整えて発表までこぎつけたいものである．

論文の執筆で大切なことは，一定の形式があり，これに従って研究の過程，調査試験の結果を正しく記載するということである[1]．したがって，学会発表の原稿は，投稿の際にはすべて書き改めなくてはならない．さらに，論文のなかに挿入される図・表は，学会発表時にスライドで提示した図・表とは異なるものにすべきである．

論文が発表されるには，すでに公に認められた学術雑誌に査読者の眼を経て掲載されなければならず，また公表される雑誌そのものも公正で，しかるべき評価を受けていることが必要である．

b. 論文投稿の準備

自分の研究を発表したい場合には，まず論文を投稿したい学術誌を選ぶところから始まる．作業療法関連の雑誌は日本作業療法士協会発行の『作業療法』をはじめとしていくつかある．まず学術誌の最新号をみて，その雑誌の発行元や発行頻度(月刊：年12回発行，季刊：年4回発行など)を確認しておく．それにより，専門学会の学会誌であるとか，商業誌であるということがわかる．

さらに，その学術誌の投稿規定や執筆要項をよく読み，それに従って投稿の準備を開始する．雑誌によっては毎号投稿規定が掲載されていないものもあるが，最近では，学術誌が開設しているホームページから投稿に必要な情報を得ることもできる．

投稿する学術誌を決定したら，希望する原稿の種目(種類)の執筆形式を確認し，その形式に則って原稿を書かなくてはならない．論文を投稿し，掲載されるまでの一般的なプロセスは図2のとおりである．

c. 要旨

和論文では和文の要旨を編頭においている．また，英文の要旨(abstract)を編末におく．編頭に要旨をおく目的は，その論文にどのようなことが書いてあるかの要点を知るためである．

編頭要旨は全体を縮小したまとめを書くのではなく，その論文の特色，新知見，独創点，意義を強調する．研究方法はできるだけ簡単に書き，主要な所見と結論を述べ，考察は書かない．

要旨は読者にその論文を読もうかどうかを決定させるものであるため，たとえ短くても，とても大切なものである．

d. 英文要旨

非英語の論文に英文要旨をつける形式は，現在では一般的になってきた．バンクーバー方式と呼ばれる投稿論文の統一規格では，普通の編頭要旨の場合は150語以内，"構造的編頭要旨"の場合は250語以内とされる[1]．構造的編頭要旨とは，目的，方法，結果などの項目を立ててつくられた要旨のことである．英文要旨で述べる内容は，研究の目的，対象とその選定理由，観察方法ないし分析方法，主な結果，そして主要な結論である．

非英語の論文に英文要旨をつけることは，より多くの国の人々に研究を伝える機会になる．英文要旨をつけることで国際的な伝達性を高めることができるため，最近では多くの学術雑誌で投稿論文に英文要旨をつけることが求められている．

e. キーワード

要旨のあとに通常3〜5個のキーワード(key words)をつける．キーワードを選ぶ基準は，論文の本筋をよく反映する言葉が適しており，表題，要旨，あるいは本文中に用いられている用語から選ぶ．キーワードをつけることによって，この論文が検索できるようになる．

キーワードは『MEDLINE』や『医学中央雑誌(医中誌Web)』などの検索のためのデータベースの作成にも使われる．自分の論文を確実に探し出してもらえるように，キーワードは慎重に選んでつける．

日本作業療法学会への演題応募，機関誌『作業療法』への投稿の際には，日本作業療法士協会学術部が作成した『作業療法キーワード集』のなかからキーワードを選択することが定められている．

f. 著者の資格

研究論文には1人ないし複数の著者がいる．その部署に所属する人たちの氏名が著者としてずらりと並んでいる論文を目にすることがあるが，ヒュース(Huth)[5]は，著者としての資格を判断する3つの基準を以下のように設定している．

①論文の知的内容の少なくとも一部の形成に関与していなければならない．
②論文の作成，改訂のためのチェックや知的内容の訂正に携わらなければならない
③科学界において論文の知的内容のすべてに関し，公に防御できなければならない．

著者は論文の内容に責任を負える者でなくてはならず，研究協力者とは区別しなければならない．

g. 引用，転載および改変

引用とは「紹介，参照，論評その他の目的で自己の著作物中に，他人の著作物の一部を採録すること」と定義されており，著作権法では，公表された著作物について，「公正な慣行に合致するものであり，かつ，報道，批評，研究その他の引用の目的上正当な範囲内で行われる」場合に限って引用が認められる[6]．

転載とは「引用の範囲を超えて，既存の出版物などから文章や図表等を別の出版物に掲載すること」と定義されている．いずれの場合もその著作物の著作権者から書面で使用許可を得なければならない[6]．許諾を得る場合の書式例(和文，英文)は日本医書出版協会のホームページ(http://www.medbooks.or.jp/forauthor/)からダウンロードできる．その場合，相手方の控え用と返信用として同じものを2通作成し，転載を希望する図・表などのコピーとともに著作権者に送付する．さらに著者にも許諾申請することが求められる場合もある．

また，他の書籍や雑誌に図・表を再利用する際に，自分の著作物であっても，著作権が学会や出版社などに譲渡されている場合には，その著作権者の承諾が必要である．

さらに他者が作成した図・表を改変して転載する場合は，出版社だけでなく，著作者の了解も必要となる．その場合には，改変した図・表のコピーを著作者に送り，許諾を得る必要がある．

海外の学会や出版社から許諾を得る場合には，そのホームページの"permission to reuse"などの欄を参照し，指定された内容を入力したり，指定されたアドレスに必要事項を送信することで迅速に許可が得られることが多い．しかし，出版社によっては許諾料の支払いを求められることもあるので，早めに手続きしたほうがよい．

また，校閲や指導を受けたことについて謝辞でお礼を述べる場合にも，あらかじめ相手に断っておく必要がある．

h. 出典の明示

引用，転載を行った場合には，出所を明示しなくてはならない．文書の場合には，本文と区別をつけ，その文末に出典を付ける．図・表の場合には，その表題に隣接してカッコ書きで出典を付記する．明記すべき事項は，雑誌の場合，著者名，題名，雑誌名，巻，号，所載頁，発行年（発行所名，発行地）である．さらに転載の場合には，"〜より許諾を得て転載"とする[6]．許諾を求めた際に，出典の表記のしかたが指定されている場合には，それに従って表記する．

i. 重複投稿，二重投稿

すでに発表された研究論文，あるいは投稿中および投稿して受け付けられた論文などを別の学術雑誌に再度投稿することは重複投稿あるいは二重投稿と呼ばれ，許されることではない．ただし，他の言語で二次出版することは認められる場合がある．

日本語で書いた論文を英語に書き直し，出版することを希望する場合には，「国際医学雑誌編集者会議による生物医学雑誌投稿に関する統一規定」[1]の基準を満たせば重複出版が認められる場合があるため，次に投稿を希望している雑誌の編集者に問い合わせてみるとよい．

j. 論文の最終チェック

論文を書き上げたらすぐに投稿するのではなく，しばらく時間をおいて見直すとよい[4]．時間が経ってから読んでみると見逃していた点がみえてくるものである．さらに身近な人や親しい人に読んでもらって，わかりにくい点を指摘してもらうことなども必要である．

最後に投稿規定をもう一度読み直し，規定どおりに書かれているか再確認する．また，投稿に際し，封筒の中に入れるべきものを見直して，点検する．一般的には，①投稿用の手紙（カバーリングレターと呼ばれるもの），②オリジナル原稿とそのコピー（多くは2部から3部のコピーが求められる），③原稿を保存した電子媒体（DVD，CD，FDなど．ワープロソフトで作成した場合，フォーマットの形式，ソフトウェアの名称も記しておく），④写真や図・表原稿とそのタイトルの一覧表，⑤転載，引用などに対する必要な許可書や同意書のコピーなどである．これらを保護するように包装して，書留郵便で送付する．

3 査読から掲載まで

a. 査読のプロセス

原稿を雑誌の編集者に送付すると，編集者からは論文が受け付けられたことと，その内容（原稿や図・表の枚数など）を確認するための葉書（原稿受領書）が送られてくる．この葉書や葉書に書かれている照会番号は編集者とのやりとりの際に必要であるため，大切に保管しておかなくてはならない．そして，問い合わせには必ずその照会番号を記して行う．

編集者は投稿された原稿を複数の査読者に送付する．査読者は，学術雑誌にその論文を掲載する意義があるか，読者の関心に合致しているか，時機を得たものであるか，投稿規定に沿って書かれているかなどを査読し，編集者に戻す．この査読の過程では，査読者の氏名は公正を期すために明かされず，また，査読者にも投稿者の氏名，所属

は一切明かされないことになっている．

　編集者は査読結果をもとに採否を判定する．採否の結果は，一般に掲載受諾，修正依頼，掲載拒否（雑誌『作業療法』では掲載可，修正後掲載可，修正後再査読，掲載不可）として著者に通知される．論文が不採用になった場合には，その理由が告げられるが，研究内容が出版する基準に達していないか，内容が専門誌の読者層にふさわしくないか，時宜を得たものでないかのいずれかである．その読者層にふさわしくないと判断された場合には，他に適した学術雑誌を探してみるとよい．

b. 修正と返信

　多くの場合，一度の投稿で掲載されることはまれで，程度の差はあるが加筆や修正が求められる．査読者は採否を決めるだけでなく，全体の印象，文章表現や数値のチェック，論旨の一貫性などを点検してくれる人でもある[4]．

　したがって，一度で諦めてしまうのではなく，査読者の意見を十分に検討しなくてはならない．それが妥当なものであれば最善を尽くして加筆，修正し，より論文の質を上げるように努力すべきである．しかし，査読者の意見に盲従するのではなく，指摘部分を修正すべきでない，あるいは研究の意図を変えてしまうと考えられる場合には，自分の意図していることがより明確になるように書き改める．そして，修正した箇所と内容，その理由をきちんと編集者に説明する手紙をつけて，修正原稿とともに返信する．

　この修正の過程を経て論文が受理された場合には，著者にはその旨が通知され，論文は印刷所に送られる．引用文献のリストに印刷中（in printing）と記されていることがあるが，「受け付け中」や「修正中」の論文はこれには該当せず，少なくとも受理された状態以降にあるものを表している．

c. 原稿の校正

　原稿から作成された校正刷り（ゲラ刷り）と呼ばれるものと著者が送付した原稿が送られてくる．このゲラ刷りが，著者の原稿どおりに作成されているかを検閲し，間違いがあれば訂正する作業を校正という．このゲラ刷りは，編集者によってすでに朱文字や校正記号が記入されている．これを初校といい，ほとんどの学術雑誌の場合，著者に許される校正の機会は初校のみである．

　著者は赤色のペンで訂正を加えるが，このときに決められた校正記号を使用する．校正記号は雑誌によって多少異なる場合があるので，初めて校正を行うときには，その出版社に頼めば校正のしおりなどを送ってくれる．

　最近では，原稿の著作権はその雑誌の出版社にあるとする場合がほとんどである．校正原稿とともに，著作権が出版社に帰属することを承諾する「著作権帰属承諾書」が送られてきたら，署名，捺印して返送する．

C. 海外学術誌への投稿

　英語による学術雑誌は，その出版されている国に限らず，圧倒的な数の読者がいる．研究者であれば，自分の研究がより多くの読者の目に触れることは大変有意義であろう．海外の学術雑誌への投稿もぜひ挑戦したいものである．

1 投稿にあたって必要なこと

　海外雑誌の多くは，American Psychological Association（APA，米国心理学会）あるいはAmerican Medical Association（AMA，米国医師会）の形式を採用している．ちなみに『*American Journal of Occupational Therapy*（AJOT）』ではAPAの出版マニュアル（Publication Manual of the American Psychological Association）[7]に掲載された形式を採用している．あらかじめどのような形式を採用しているか，投稿規定（author's guideまたは instructions for authors）などで調べておく．

最近では投稿に際して，著者がその研究計画書を所属する研究審査機関〔倫理委員会や人権委員会（☞43ページ）〕に提出し，承認を得ていることを条件にしている雑誌も増えてきている．これについても投稿規定で確認しておくことが必要である．

投稿から出版までの過程は国内の学術誌への投稿とさほど異なることはないが，投稿に際して異なるのは，原稿をダブルスペースで打つことと，他者の論文から図・表を引用する際には原著を掲載している出版社から転載許可を得ておかなければならず，論文投稿時にはその承諾書の提出が求められることなどである．最近では，電子メールの添付ファイルや電子媒体による提出を許可している雑誌もある．

2 査読，校正

査読は海外の学術誌では通常3〜4名の査読者により行われ，国内の学術誌に比べるとその内容もより厳しい．

校正作業では，校正記号やその入れ方が異なる．文中には校正記号のみを書き入れ，その行の欄外に校正記号とその校正内容を記入する．これらは外国語で出版されている論文の書き方の本を見れば表になって載っている．校正原稿が送られてきたら，すぐに送り返さなくてはならないため，あらかじめこれらの校正記号について調べておいたほうがよい．校正原稿の返送時に論文の別刷りを申し込むが，ほとんどの場合は有料である．

●引用文献
1) 草間　悟：勉強・研究・発表の技法. 南江堂, 1996
2) 日本医学教育学会発表技法ワーキンググループ（編）：医学生・研修医のための発表のしかた・文書のかき方―レポート・文書・症例提示・学会発表のコツ. 篠原出版, 1997
3) 斉藤　孝, 他：学術論文の技法. 新訂版, 日本エディタースクール出版部, 2005
4) 山田　孝：論文を書くこととは. OTジャーナル 34.865–871, 2000
5) Huth EJ（著）, 植村研一（監訳）：うまい医学論文の準備と作成. 医学書院, 1994〔Huth EJ: How to Write and Publish Papers in the Medical Sciences. 2nd ed, Lippincott Williams & Wilkins, Philadelphia, 1990〕
6) 日本医書出版協会：著作権の知識―編集・執筆のために. 第5版（増補）, 日本医書出版協会, 2006
7) American Psychological Association: Publication Manual of the American Psychological Association. 6th ed, American Psychological Association, Washington D.C., 2000

●参考文献
8) 朝倉隆司（監訳）：保健・医療のための研究法入門―発想から発表まで. 協同医書出版社, 2001〔Bailey DM: Research for the Health Professional: A Practical Guide. 2nd ed, FA Davis, Philadelphia, 1997〕
9) 鎌倉矩子, 他：作業療法士のための研究法入門. 三輪書店, 1997
10) 鈴木庄亮, 他：保健・医療・福祉のための論文のまとめ方と書き方. 第2版, 南江堂, 2006
11) 内山　靖（編）：標準理学療法学 専門分野 理学療法研究法. 第2版, 医学書院, 2006

本章のキーワード

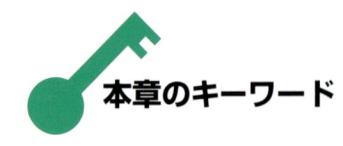

- **指導教員** 研究の指導を担当する教員のこと．大学の学部や大学院，専門学校で卒業論文(卒業研究)，修士論文，博士論文などの指導を担当する教員のことを指す．大学の場合は，教員(国立の場合は官職のため「教官」となる)は特に教育と研究に関して文部科学省の審査を経ている．一般には，より上級の学位(学士，修士，博士になるに従って上級となる)をもつことが望まれる．研究に関する専門知識をもつので，学生の研究疑問をどのように展開すれば，研究成果が得られるかを知っていることになる．

- **成績判定** その科目の学業成績をつけることを指すが，学年に配当されている科目全体を総合的に判定して進級の可否を判定する意味にも用いられる．作業療法士養成校との関係でみると，卒業研究という科目については，最終的に提出された報告書である論文を複数の教員が読んで，その質の程度を判定することである．査読の結果も，広い意味では成績判定である．

- **抄録** アブストラクト(abstract)のこと．要旨，要約などとも呼ばれ，論文や発表を端的に要約したもののことである．論文は一般に数ページから10ページなどにまたがるため，その論文で研究したエッセンスを要約したものを指す．掲載したいと思う雑誌や卒業研究には，必ず執筆要項が示されており，そのなかにも抄録や要約の説明がある．学会発表の場合も，あらかじめ発表するものを短く記載したものを指す．

- **ポスター** posterの訳．ビラ広告や張り札の意味から，学会発表で，模造紙のような紙に研究の内容を書いて，所定の場所に貼り付けて読んでもらう方式を指す．最近では専用のプリンターを用いて，コンピュータから印刷することもできるようになっているが，一般的には，A3判の用紙にコンピュータから印字したものを何枚か連ねて貼ることが多い．発表者がポスターの前に決められた時間に居て質問者に回答するやり方と，決められた時間にポスターを示しながら口頭で発表するやり方がある．

- **バンクーバー方式** International Committee of Medical Journal Editors (医学雑誌編集者国際委員会)が，1978年にカナダのバンクーバー(Vancouver)で開催され，そこで決まった医学論文の構成，統計処理，引用の際の出典の記載方法などに関する統一的な方式をいう．それによれば，著者とは，①研究を立案・企画し，データの分析・解釈し，②多数の論文の学問的内容を批判的に検討した者で，③印刷公表する前の最終原稿を承認した者とされる．また，引用文献の表記法は，「文献番号) 姓 名：題名．雑誌名 巻：開始ページ-終了ページ, 刊行年」の順に記載することとされている．
引用文献の表記法には，ほかにAPA (American Psychological Association；米国心理学会)方式がある．APA方式では，「姓, 名(出版年)：題名．雑誌名 巻：開始ページ-終了ページ．」の順になるため，本文では引用部分に著者名が入ることになる〔例：山田(2003)は……〕．

第5章
臨床研究の実践例と動向

　第5章では，身体機能領域，精神機能領域，発達過程領域，高齢期領域では，どのような作業療法研究が行われているかが示してあります．各項目には，研究を実施する過程で留意すべき事柄が示してあります．まず，各領域の研究例を通じて，研究成果がどのように作業療法に貢献するのかを学びます．次に，各領域で行われている作業療法研究の傾向を各執筆者の分析的視点により学習します．最後に，各領域の研究が直面している課題について学習します．一連の学習を通じて，作業療法の各領域の具体的研究例を知り，研究状況を広い視野で把握するとともに，今後研究活動が発展するためにどのような課題を解決する必要があるかを学びます．

GIO 一般教育目標	SBO 行動目標
1 身体機能領域の作業療法研究の実践例と動向について学習する．	1）身体機能領域の作業療法研究例を想起できる． 2）身体機能領域の作業療法研究の動向と課題を説明できる．
2 精神機能領域の作業療法研究の実践例と動向について学習する．	1）精神機能領域の作業療法研究例を想起できる． 2）精神機能領域の作業療法研究の動向と課題を説明できる．
3 発達過程領域の作業療法研究の実践例と動向について学習する．	1）発達過程領域の作業療法研究例を想起できる． 2）発達過程領域の作業療法研究の動向と課題を説明できる．
4 高齢期領域の作業療法研究の実践例と動向について学習する．	1）高齢期領域の作業療法研究例を想起できる． 2）高齢期領域の作業療法研究の動向と課題を説明できる．

修得チェックリスト

- ☐ ①身体機能領域の作業療法研究論文を読むことができた．
- ☐ ②身体機能領域の作業療法研究の動向を説明できた．
- ☐ ③身体機能領域の作業療法研究の課題を説明できた．

- ☐ ①精神機能領域の作業療法研究論文を読むことができた．
- ☐ ②精神機能領域の作業療法研究の動向を説明できた．
- ☐ ③精神機能領域の作業療法研究の課題を説明できた．

- ☐ ①発達過程領域の作業療法研究論文を読むことができた．
- ☐ ②発達過程領域の作業療法研究の動向を説明できた．
- ☐ ③発達過程領域の作業療法研究の課題を説明できた．

- ☐ ①高齢期領域の作業療法研究論文を読むことができた．
- ☐ ②高齢期領域の作業療法研究の動向を説明できた．
- ☐ ③高齢期領域の作業療法研究の課題を説明できた．

I 身体機能領域の研究の実践例と動向

A. 筆者が今取り組んでいる研究

1 研究の発端

　筆者は在宅脳卒中者が自身の役割や興味活動，存在価値などに関して，病前との連続性をどのように回復するか，その際に作業療法をどのように意味づけているかという研究に取り組んでいる[1]．この研究は，作業療法を実施した脳卒中者20名に面接を行い，質的研究法である修正版グラウンデッドセオリー・アプローチ（M-GTA）（木下[2]と西條[3]による）を用いて分析するものである．この研究は「人は自分の人生を物語として経験し，生きようとする．人は自らおかれた状況を意味づけようとする際，過去によりどころを求め，将来を予測する」[4]という理論に基づいている．この研究の発端を紹介する．

　筆者はこれまで病院の急性期病棟，回復期リハビリテーション病棟，療養病棟，外来のほか，介護老人保健施設で脳卒中者の作業療法にかかわってきた．脳卒中者は，①突然発症し，ショックや恐れで混乱する急性期，②思いどおり回復しないが少しずつ希望が開ける回復期，また，退院を前に不安をいだく時期，③現状維持のためにリハビリテーションを行うが，少しでもよくなる望みをいだく維持期と，時期により異なる心理社会面の問題に直面する．小山は，これを「自分という存在がかすむ」不安状態と表現している[5]．

　筆者が担当したある抑うつ女性脳卒中者は，外来訓練通院期間中に自殺をはかったが，その後患者仲間のサークルに入会し，旅行など積極的に参加するようになった．また，別の若年女性脳卒中者の外来訓練では，筆者は一時訓練の目標を見失ったが，カナダ作業遂行測定（Canadian Occupational Performance Measure; COPM）を用いて，対象者が問題ととらえている作業を明らかにするとともに，言語聴覚士・臨床心理士と話し合って"作業を通じたカウンセリング"を意識した作業療法を行った．また，重度運動・認知障害のある脳卒中者が，集団作業療法のなかで自らの意思を表示するようになった事例もあった．

　筆者はこれらの臨床経験を通して，脳卒中者の心理社会面の問題に対する作業療法の支援の特徴とは何かを明らかにしたいと考えるようになった．そこで研究開始にあたって文献検索などを行ったが，脳卒中者の心理社会面に対する作業療法の効果に関する研究は少ないのが実状であった．脳卒中者への作業療法の効果についてのシステマティックレビューでは，論文36件のうち，心理社会面を扱った論文は4件のみで，それらは脳卒中後のうつと作業療法のQOLの効果を評価していたが，抑うつ状態は治療の焦点ではなかった[6]．

2 研究の構成

　筆者の研究は，①文献研究[7]，②質問紙調査研究[8]，③面接研究のための文献レビュー[9]，④面接研究[1]からなる．

　①では，脳卒中者の心理社会面に対しどのような

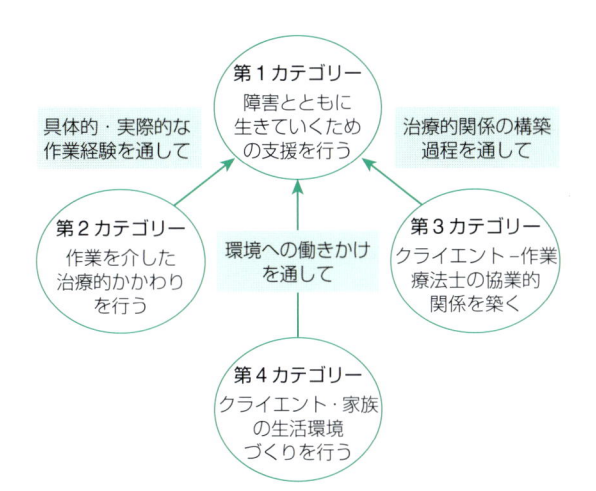

図1 わが国の作業療法で脳卒中者の心理社会面に対して行われている支援

〔小林幸治,他;わが国の作業療法における脳血管障害者の心理社会面への支援内容に関する文献的研究.作業療法 28:266-276, 2009 より〕

表1 脳卒中者の心理社会面への支援に必要となる作業療法技術

	具体的問題,配慮点	必要となる技術
実際の支援における問題点	脳卒中者側の問題	脳卒中者の問題を「家庭内における個人の役割が障害された状態」ととらえる技術
	障害受容を促す	障害受容という一元論に陥らない視点
	作業療法士側の問題	実践的概念モデル(人間作業モデルやカナダ作業遂行モデル)やその評価法の利用
	環境・制度上の問題	地域の社会サービス提供機関との連携をはかる技術
	作業療法士-脳卒中者関係における問題	脳卒中者のおかれた状況を探り,ともに解決の過程を共有する"反省的実践家"の立場に立つ
作業療法士が支援の際に他職種との連携で配慮している点	チームアプローチにおける工夫	脳卒中者や家族の退院後の生活に対するニーズを話し合い,その情報を他職種などに伝える技術
	連携相手とする専門職	
	即時の対応を呼びかける	脳卒中者の個人的因子に関する情報を聞く技術
	脳卒中者との協業	経験者から連携のコツを教わる

作業療法による支援がわが国で報告されているか,過去10年の論文・演題の記述からラベルを抽出し,KJ法(☞75ページ)によりグループ編成した.その結果,作業療法では脳卒中者の心理社会面に対して,「作業経験の提供,作業療法士との関係構築,環境への働きかけを通して,障害とともに生きていくための支援を行う」ことを明らかにした(図1).

②では,病院に勤務する作業療法士129名を対象に,脳卒中者の心理社会面への実際の支援内容と問題点について質問紙調査を行った.因子分析を用いた量的研究[10]の紹介については今回は割愛する.自由記述回答の部分をKJ法によりグループ編成した.その結果,作業療法士は脳卒中者の反応をていねいに観察するとともに,作業療法士の言動が彼らに与える影響を考慮して主体的姿勢を引き出そうとする"治療的なかかわり方"を最も重視していることがわかった.また,支援に必要となる技術についても検討した(表1).同時に病院勤務の作業療法士11名に対して面接研究も実施し,心理社会面の問題で苦慮した事例の臨床経験について聞き取りを行った.その結果,こうした作業療法は,"脳卒中者からのサインを観察"し,本人の力を信じて"ねばる・待つ""受け止める"一方で,"現実理解を促す""クライエントにとって意味のある作業を用いる"かかわりによって,"意欲が出てくる"ことに立ち会うプロセスであることがわかった[11].

③では,脳卒中者自身が心理社会面の問題をどのように経験し,作業療法をどのように意味づけているかを明らかにすることが必要となり,作業療法領域で行われた脳卒中者へのインタビュー調査研究の状況を知るために国内外の文献のレ

ビューを行った.
④を行うにあたっては，在宅脳卒中者2名に予備面接を行った.「妻・母・祖母役割に復帰したい」などの自己の役割や存在価値に関する病前との連続性の回復を見出すことができ，対象者を増やして調査することを考えた[12]. 本研究では，対象者を偏りなく集めるため，麻痺の程度と社会的・家庭内役割変化の2側面から選出した. 20名の在宅脳卒中者に1〜2時間程度の半構造化面接を行った. 結果より，脳卒中者の病前との連続性の回復には「衰えを防ぐために動かす身体」「私の存在自体を支える家族」「仕事に代わる意味ある作業参加」「自己役割完遂への意志」の4つの主題があることを明らかにした. そして，脳卒中者にとって作業療法は，「向き合い受け止めるというかかわりの姿勢」「実際的で入念な計画による作業経験」「心身の回復を引き出す技術」として意味づけられていることを示した. なお，本調査開始後は，モデルの精度を向上させるため，暫定モデルを作成し，学会などで発表し質問や指摘を受け[12-14]，修正を行ってきた. 学会では，現場での脳卒中者の心理社会面への支援に指針がほしいという意見があり，研究の必要性を再認識した.

こうして1つのテーマに対して多角的に，継続的に理解を深めるようにしてきた. そのなかで意識してきたのは，自分や他の作業療法士の臨床に有益となる研究とすることであり，脳卒中者の作業療法で経験する現象を説明できるモデルを作成することである.

B. 身体機能領域の研究の動向

先に紹介した筆者の脳卒中者への面接調査に関する文献レビュー[9]では，検出した33件中，日本語論文は11件と少ない傾向だった. 扱われていた内容は7カテゴリーあり，①脳卒中後の生きられた経験，②回復への過程，③対象者による意味づけ，④介入への主観的効果，⑤脳卒中者の生活状況の経時的調査，⑥対象者との協業による目標設定，⑦対象者のニーズとなっていた.

一方，公衆衛生学のマケビット（Mckevitt）らによる脳卒中に関連した95件の質的研究レビュー[15]では，「脳卒中の人間的な経験」「クライエントと家族がかかえるニーズ」「クライエントと専門家が重視する内容の相違」「最良のケアの質とは何か」に関するものが扱われていた. このうち「クライエントと専門家が重視する内容の相違」「ケアの質」については作業療法領域には見当たらないため，今後の課題と思われる.

木下は「質的研究の一手法である修正版グラウンデッドセオリーは保健医療領域が最も適しており，研究成果を実践現場に戻し，そこでの能動的検証になっていく」と述べている[16]. 作業療法領域においても質的研究に注目が集まっており，生活や作業という次元で対象者の行動や認識の変化を引き出そうとする療法である作業療法には非常に適した方法と思われる. ただ，佐川は「現状では単なる分類で終わってしまい，プロセス性のある理論となっている研究が少ない」と指摘している[17].

質的研究には「ある対象者に現れた現象に関する言語データを研究者が主観的に解釈して再構築（構造化）する研究」という定義もあり[18]，これまで個々の作業療法士の経験にとどまっていた知見も研究となる可能性がある. 高木は，質的研究で用いるテクスト（言語で記述されたデータ）を，心的事象，社会的事象，自然事象に分類した[18]. 心的事象は対象者の心の内部の現象であり，対象者への面接や対象者自身が表現した文書などによってしか情報が得られない. 高木は心的事象を対象とする質的研究を「本質的な質的研究」と呼ぶ. これに従うと，たとえば次のような研究も考えられる. 作業療法では治療的関係に感情移入と信頼の2要素が不可欠とされ，信頼を確立することが作業療法でのクライエントの作業への取り組みとその効果を最大限に引き出すとされている[4]. クライエ

ントが作業療法士に信頼を寄せるときに，どのような心理が働いているか，といった疑問も質的研究で扱える可能性がある．また，「経験のある作業療法士が新人と比較して妥当性の高い判断ができるのはなぜか」という疑問に答えた京極らの非構成的評価法に関する研究があるが[19]，作業療法士の臨床現場での推論能力の向上には，このような研究が必要である．

C. 身体機能領域の今後の課題

脳卒中などの身体機能領域における質的研究の今後の課題には，対象者からみた作業療法の質の研究や，対象者と作業療法士が重視する内容の相違に関する研究がある．また，筆者が現在取り組んでいる研究[1]は脳卒中者の主観的回復過程の全体像に関するものである．これに対して，今後，退院直前のクライエント・家族の不安といった心的事象など，個々の時期や場面における心的事象に関する詳細な"本質的な質的研究"の知見が充実することにより，臨床現場の作業療法士の指針となっていくことを期待する．

●引用文献
1) 小林幸治，他：脳卒中者は病前との連続性を回復する際に作業療法をどのように意味づけているか．作業療法 31:256-266, 2012
2) 木下康仁：ライブ講義 M-GTA 実践的質的研究法．弘文堂，2007
3) 西條剛央：ライブ講義 質的研究とは何か(SCQRM ベーシック編)．新曜社，2007
4) Kielhofner G (著), 山田 孝 (監訳)：人間作業モデル―理論と応用．改訂第3版，協同医書出版社，2007
5) 小山充道：心理的喪失に気づいた中年脳障害者との対話療法．心理臨床学研究 18:69-80, 2000
6) Ma H, et al: A synthesis of the effect of occupational therapy for persons with stroke, partII: remediation of impairments. *Am J Occup Ther* 56.260-274, 2002
7) 小林幸治，他：わが国の作業療法における脳血管障害者の心理社会面への支援内容に関する文献的研究．作業療法 28:266-276, 2009
8) 小林幸治，他：病院の作業療法で行われている脳血管障害者の心理社会面への具体的な支援内容と支援上の問題点についての探索的検討．日保健科学誌 12:31-40, 2009
9) 小林幸治，他：脳卒中者に対してインタビューを用いた作業療法に関する文献的研究．作業行動研 14:15-24, 2010
10) 小林幸治，他：脳血管障害者の作業療法における心理社会的支援を構成する因子の分析．第40回日本作業療法学会抄録集，2006
11) 小林幸治，他：心理社会面での対応に苦慮する脳血管障害者との距離を近づけるための関わり―現場の作業療法士へのインタビュー調査から．第41回日本作業療法学会抄録集，p170, 2007
12) 小林幸治，他：在宅脳血管障害者の生活イメージの変化と作業療法(OT)の意味．日保健科学誌 11(suppl):21, 2008
13) 小林幸治，他：脳卒中者の病前との連続性の構築と作業療法の意味づけに関する暫定モデルの作成．第44回日本作業療法学会抄録集，p105, 2010
14) 小林幸治，他：脳卒中者は作業療法士との協業をどのように経験しているか―1事例へのインタビューを用いた仮モデル作成．第5回南多摩リハビリスタッフ合同会議学術集会抄録集，p22, 2010
15) Mckevitt C, et al: Qualitative studies of stroke: a systematic review. *Stroke* 35:1499-1505, 2004
16) 木下康仁：グラウンデッド・セオリー・アプローチの実践―質的研究への誘い．弘文堂，2003
17) 木下康仁(編)：分野別実践編グラウンデッドセオリーアプローチ．弘文堂，2005
18) 高木廣文：質的研究を科学する．医学書院，2011
19) 京極 真，他：良質な非構成的評価結果を持つ教材の作成．日保健科学誌 11:225-235, 2009

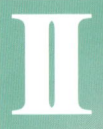

II 精神機能領域の研究の実践例と動向

A. 筆者が今取り組んでいる研究

現在,筆者が取り組んでいる研究は人間作業モデルに準拠した評価である"作業に関する自己評価・第2版(Occupational Self Assessment, version 2.1; OSA II)"の信頼性および妥当性の研究[1,2]である.この評価は面接と一体化した様式なので,評価の段階から対象者との協業によって作業療法の目標が共有できる利点がある.また,作業療法士としての視点からいえば,クライエントが社会で生活していくための技能は不可欠であるため,精神障害者特有の技能の観点から作業療法アプローチを模索している.

OSA II の日本語版の各質問項目は back translation(逆翻訳)の結果により,作成者から意味的な妥当性があることが確認されている.学生を対象とした研究で,信頼性を再検査法とクロンバック(Cronbach)の α 係数,健康関連 QOL 評価の SF-36 による基準関連妥当性を検討した.その結果は,作業遂行の変動しやすさを考慮すると実用的な信頼性を示し,遂行領域の作業有能性尺度は SF-36 と関連し,習慣化および意志領域は医療行為が直接関与できない作業療法独自の QOL 評価視点と考えられた.また,因子分析による構成概念妥当性の検討では「仕事・生産的活動」「日常生活活動」「遊び・余暇活動」という作業療法が想定している作業の分類と,「対人交流」に相当する4因子が明らかとなり,OSA II は作業機能を評価するものと考えられた.この評価の有用性は,身体障害者,高齢障害者,精神障害者,健常者などを対象として,主に事例研究として検討されている.

精神障害者特有の技能に関連したものとしては,キング(King)の感覚統合的アプローチを参考とした,統合失調症者の平衡機能を検討した研究[3]がある.閉眼片足立ちでの平衡機能に問題をもつ可能性がある群において,線上歩行と開眼片足立ちとの間に強い正の相関とその逆に強い負の相関を示す2群が示され,統合失調症者のなかに視覚刺激に対するバランス反応の違いを示す2つのタイプがある可能性を示唆した.このことは,臨床経験的には動きのぎこちなさや不器用さ,あるいは遊びの欠如と表現される身体運動を中心とした行動上の特徴(問題)に関連し,不器用な振る舞いといった運動技能の問題を視覚刺激との関連でとらえられる可能性がある.かつての精神医学的判断である過程性統合失調症や反応性統合失調症という下位分類に対するアプローチも参考にできるが,作業の機能障害と理解するほうがよいかもしれない.こうした環境(視覚刺激)と人間システム(運動技能)との関係を理解するには,人間作業モデルが採用したダイナミカルシステム理論(dynamical system theory)やギブソン(Gibson)が「アフォーダンス」と呼んだ概念を発展させて視覚性運動制御の研究を行っている彼の後継者たち(ギブソニアン)の複雑系に対するアプローチも視野に入れる必要があると考えている.

B. 精神機能領域の研究の動向

簗瀬は1996〜2005年までの10年間に機関誌『作業療法』に掲載された精神科作業療法に関連する63編の論文を，研究方法の領域で「生物学・自然科学的研究」「哲学・心理学的研究」「社会学的研究」，目的の領域では「評価・診断」「介入・治療」という観点から分析した[4]．

生物学・自然科学的研究は8編，哲学・心理学的研究は42編，社会学的研究は7編，その他の研究が6編であった．また，最も多い哲学・心理学的研究のなかで治療・援助に重点をおいた研究のうち，①要素探索的研究が12編，②要素確認的研究は15編，③効果検証的研究は4編，④技法紹介は3編としている[*1]．

この領域では，哲学・心理学的研究が多くを占めており，「ふれないことの治療的意味」「ことばを超えたコミュニケーション」「パラレルな場(トポス)の利用」「からだの声に耳を傾けて聴くこころの声」「開かれた自閉空間」「作業への閉じこもり」などの概念が提唱されている．これらは精神病理学や治療構造論の影響を強く受けたものであることがわかる．

木村らは第2回(1968年)から第31回(1997年)までの30年間にわたる日本作業療法学会の精神科領域における演題を歴史的に検討し，精神科作業療法の理論変遷を示した[5]．これは症例報告などの発表演題を理論的背景の観点から分析したものである．1968年の第2回学会から精神分析理論が用いられており，米国において隆盛であった精神分析理論がわが国の作業療法士教育に導入されたことの反映であると考察している．また，第17回学会(1983年)では精神分析理論の演題はみられなくなったが，第21回学会(1987年)を境にして年次別比率で分類された理論の数が増加していた．このことを，「作業療法の核を問う」という動きのなかで，依然として存在する専門職としての同一性の危機と，作業療法士の急増により，作業療法をさまざまな理論を用いて説明しようとした理論拡散の状態ととらえている．作業パラダイムは第4回学会(1970年)から登場し，全体の比率として他の理論より大きくなっていることから，対象者のQOLの向上を目指した治療的応用の実践は，根源的であると同時に，新しいパラダイムの模索ではないかと考察している．木村らは，わが国の精神科分野の作業療法30年間の歴史にはパラダイム転換がみられているとしている．

木村らと同様の手法で，筆者らは日本作業療法学会論文集に収録された99の症例報告から，その後の5年間(1997〜2001年)を分析・検討した[6]．そこでは，治療者-患者関係，安心できる場，自我などのキーワードに代表される"治療構造論"(25例)と，作業活動や興味といったキーワードに代表される"作業パラダイム"(16例)が競合する理論・モデルとして浮かび上がった．また，4例と少数ではあるが，認知行動療法や生活技能訓練(social skills training; SST)に分類される報告もあった．

さらに，医中誌Web(医学中央雑誌刊行会)を利用した2000〜2010年3月までに発表された統合失調症の症例報告45例を分析した研究[7]では，治療構造論16例，認知行動療法・SST 4例，作業行動・人間作業モデル3例，その他6例，不明16例であった．また，93％にあたる42例でなんらかの作業活動を行っており，明らかに協業的に作業活動を選択・実施していたのは6例であり，18例では協業的ではないが本人の希望を取り入れた作業活動の選択をしていた．残りの18例は，それぞれの病院の精神科作業療法プログラムにある作業活動に参加していた．回復過程という観点からみてみると，治療構造論を理論モデルとした報告のほとんどは，急性期，慢性期にかかわらず自閉，閉じ

[*1] ①要素探索的研究：実施した作業療法を行ううえで重要となる要素を探索する研究，②要素確認的研究：作業療法のある要素について，その重要性を確認する研究，③効果検証的研究：ある要素を備えた作業療法の効果検証を行う研究，④技法紹介：具体的な作業療法の技法についての紹介

こもり，幻覚・妄想状態のため，スタッフのかかわりが難しいとされる症例報告であった．そして，作業行動・人間作業モデル，認知行動療法・SSTを背景とした理論モデルでは，急性期を脱し，回復期から維持期でのかかわりであり，クライエントをとりまく環境にも配慮しているが，作業活動や認知の状態よりもむしろクライエント個人の作業遂行を重視した報告であった．

このように，精神分析理論から由来し，精神分析の治療状況を理解する1つの認識論的な枠組みとしてスタートした治療構造論は，症例報告などの理論的背景において多く用いられている．しかし，作業行動・人間作業モデルといった作業パラダイムをさらに現代化しようする理論モデルや，認知行動療法・SSTといった統合失調症者の認知機能面への関心も増加してきているというのが現在の精神領域における作業療法であろう．

C. 精神機能領域の今後の課題

この領域の課題はおそらく山積しているが，前述したことに関連する2つのことを指摘しておきたい．

1つ目は，理論的背景を検討したものからである．理論や概念は大小さまざまなレベルで互いに排他的，あるいは違いを強調するものである．そうでなければ理論はあいまいになり，その優位性を示すことができない．しかし，効果があったとされるいくつかの症例報告を検討すると，共通した部分に気づく．有名な例としては，「べてるの家」での取り組みがある．べてるの家で行われているSSTについては多数の書籍で紹介されているが，理論的には対極に位置するナラティブアプローチの観点でも紹介されている．共通するのは"問題の外在化"である．問題の外在化という言葉はナラティブアプローチで用いられている用語である．べてるの家では一見相容れないようなこの2つの理論とアプローチが見事に融合されて実践報告されている．作業療法のプロセスでいえば，協業による目標の共有とでもいえるだろう．ナラティブを重視する人間作業モデルと技法としてのみとらえられやすいSSTをつなぐ柔軟な思考が作業療法士に期待されるところである．

急性期ではこうしたナラティブやSSTを理論的背景にした援助が難しいために，安心できる場の設定といった治療構造に着目していると思われる．ただ，クライエントの変化に伴って作業療法士のリーズニングも当然変化するので，ある一定の効果指標に達するまでのリーズニングとその変化を含めて症例報告で開示することが作業療法に貢献する研究となる．

もう1つは，先にこの領域では哲学・心理学的研究が多く，そのなかでも治療・援助に関する治療構造論的な症例の検討が中心となっていると紹介したことに関連している．これらの事実は臨床に携わる作業療法士の関心に沿った結果と考えられ，臨床的に有用なものであるが，精神科作業療法のエビデンスを示す研究にはつながりにくい．治療や効果に関する大規模な研究を行う際には，多方面の協力が得られ，倫理上の問題をクリアしなければ研究することが困難である．今後，大学院レベルでの取り組みが望まれる課題である．

●引用文献

1) 石井良和, 他：「作業に関する自己評価・改訂版」の信頼性および基準関連妥当性に関する研究―作業療法学生を対象として. 作業療法 27:351-362, 2008
2) 石井良和, 他：「作業に関する自己評価・改訂版」の構成概念妥当性の検討―作業療法学生を対象として. 日保健科会誌 11:71-79, 2008
3) 石井良和, 他：精神分裂病者における特徴的平衡機能の一考察. 作業療法 16:451-457, 1997
4) 簗瀬　誠：精神科作業療法に関連する論文の分析と投稿のすすめ. 作業療法 26:239-245, 2007
5) 木村伊津子, 他：作業療法精神科分野の理論の変遷―第1回〜第31回の作業療法学会演題の歴史的分析. 作業療法 17:58, 1998
6) 石井良和, 他：精神科領域における作業療法の歴史分析. 作業行動研 7:17-21, 2003
7) 石井奈智子, 他：精神科作業療法の効果に関する文献レビュー――2000年から2010年の症例報告より. 作業行動研 14:122, 2010

III 発達過程領域の研究の実践例と動向

A. はじめに

　学習障害や注意欠陥/多動性障害，高機能自閉症など発達過程領域の作業療法を実践して，実際の能力に自信をもてない，自己価値が低い子どもがいることに気づいた．作業療法を継続するなかで，「無理」「できない」という発言が，「これはできそう」「頑張ってみる」などに変化し，自分の作業遂行を的確に自己評価できるようになった．そのような経験から，障害のある子どもの自己有能感とは何か，彼らは低い自己有能感をもつ傾向にあるのではないかという疑問をもった．また，自己概念の変化は作業療法の効果と考えられるが，どのように証明できるかと疑問をもった．

　発達過程領域ではクライエント自身が価値をおき，自分の改善に満足や有能性を見いだすことができる作業を治療目標として設定することは，作業療法に対するモチベーションを維持したり，効果を拡大したりすると思われている．子どもは大人ほど論理的には考えをまとめられないにしても，工夫次第では本人から主訴を聞き取れるのではないだろうか．発達過程領域でクライエント中心の実践を行うためには，そのための評価法が必要であると考えるようになった．

　以上から，クライエント中心の実践を可能にし，子どもの自己有能感の変化を測定できる評価法の作成という研究テーマに取り組むこととした．

B. 研究計画の立案

　研究計画を立てるうえで，研究に費やせる時間，労力，費用を勘案して，実現可能な方法を検討する必要がある．実現可能な範囲で高い信頼性や妥当性が担保されたよりよい評価法を作成するためにはどのような方法が好ましいか，以下の点を中心に検討した．

1 作成方法の検討

　文献研究によって，子どもの自己概念やQOL (quality of life) などを測定する尺度，クライエント中心の実践のために作成された尺度を確認した．その結果，コンピテンスや自尊感情，QOLを評価する尺度はいくつかあったが，クライエント中心の作業療法実践には向いていなかった．一方，クライエント中心の作業療法実践のために作成された評価法の1つは人間作業モデル (model of human occupation; MOHO) を背景に作成された child occupational self assessment (COSA) で，もう1つはカナダ作業遂行理論を背景に作成された the perceived efficacy and goal setting system (PEGS) であった．どちらも信頼性と妥当性が確認され，質問項目にはわが国との文化的差異は見当たらないと思われた．クライエント中心の実践のためには，クライエントが関心をもっていることを聞き取ることができる質問項目が望ましいと考え，質問項目が具体的な PEGS よりも，抽象的質問項目からなる COSA のほうがふさわし

いと思われた．したがって，COSA の日本版を作成することとした．

2 対象者の選定

COSA の対象年齢は小学 2 年生から中学 2 年生までであるが，今回は小学 3 年生と 6 年生を対象とした．精神測定学的尺度では 100 以上のサンプル数が必要といわれており[1]，本研究では，各年齢群 100 名以上，合計 200 名以上となるようにした．調査対象地域を都市部に限定して調査を行った．協力依頼方法は，個人情報の保護，倫理的配慮，研究の実現可能性などを考慮し，学校での実施を想定して複数の学校へ依頼した．研究協力の承諾を得た学校で調査を実施し，実際に集めたデータは 350 名程度であった．

3 分析方法の検討

先行研究から検討し，妥当性のうち探索的因子分析による構成概念妥当性と基準関連妥当性，信頼性については内部一貫性と再検査信頼性を検討した．

本研究の場合，有能性と価値を測定する尺度であるが，他の領域で価値を測定する尺度がないため，有能性尺度を用いて基準関連妥当性を検討することにした．有能性，自己効力感，コンピテンス，自尊感情，さらに概念を広げて，QOL，満足感などの関連する尺度も含めて外部基準となる尺度を検討した．信頼性，妥当性が確認されている尺度であることを第一条件として，いくつかを外部基準として選択した．

C. 具体的調査方法と結果

1 言語的妥当性検討の方法

外国語版尺度の日本語版作成の手順[2] を参考に，以下の手順で COSA の日本語訳を作成した．
① 原作者の承認を得て，COSA のマニュアルを日本語に順翻訳した．
② 米国の大学院を修了した作業療法士に依頼し，順翻訳を英語に逆翻訳した．
③ 逆翻訳した COSA を原作者に送付し，言語的に妥当かどうかを検討してもらった．
④ 原作者からもらった意見をもとに，MOHO に精通した 5 名以上の作業療法士が順翻訳版を再検討し，意見を集約した．
⑤ 集約した意見を原作者に返答し，再検討後に再び意見をもらった．
⑥ 前記④と⑤の手順を，原版 COSA の意図を反映したものになるまで繰り返し，日本語版の COSA を作成した．

原作者とのやり取りが終了した時点で，質問項目の表現が子どもに理解されているか調査を実施した．対象は，保護者と本人から書面にて研究協力の承諾が得られた通常学級に通学する 4 名の小学生であった．COSA に記入したのち面接を行い，項目に対してどのようなことを想像して記入したのかなどを聞き取った．面接結果と COSA マニュアルに示されている「意図された意味」，そして原作者からのコメントを併せて分析した．

2 言語的妥当性検討の結果

原作者に逆翻訳した COSA を送付し，検討してもらう過程（前項の④と⑤）を 4 回繰り返し，すべての項目の意味の妥当性を確認した．

COSA 日本語修正版に対する調査で，小学生はすべての項目について，原作者の意図どおりに解釈していた．

3 日本語版の COSA を用いた信頼性と構成概念妥当性検討の方法

a. 対象

東京都内の通常学級に通う小学生 356 名を対象とし，本人の同意を得るとともに，校長の同意を得て実施した．

b. 調査方法

学校で日本語版 COSA を実施した．再検査時の対象児を同定するために配布番号をつけた回答用紙を用いた．2週間後に全対象児童に再度日本語版 COSA を行った．

c. 分析方法

有能性尺度と価値尺度の評定をそれぞれ1～4点として集計し，統計量を算出した．構成概念妥当性検討のために主因子法プロマックス回転を用い，因子負荷量の基準は0.35として探索的因子分析を行った．また信頼性を検討するために，スピアマン (Spearman) の順位相関係数を用いた検査-再検査法とクロンバック (Cronbach) の α 係数による内部一貫性の検討を行った．

4 構成概念妥当性検討の結果

25項目の COSA の有能性尺度の因子分析から，以下の4因子構造が分析された．

第1因子は「難しくても頑張ってやり続ける」「やっていることは，すぐに疲れないで，やり遂げる」などの6項目であった．遂行が困難である課題に挑戦したり，努力したり，解決したりすることを示す項目であるため，「挑戦的作業」因子とした．

第2因子は「友達と一緒に何かをする」「家族と一緒に何かをする」「自分が好きなことをする時間が十分にある」などの6項目であった．児童にとって「人と一緒に何かをする」ことは，友達と遊ぶことや家族と出かけるなどの動機づけられた活動が多いと考えられ，「動機づけられた作業」因子とした．

第3因子は「手伝ってもらわずに，自分で食べる」「自分の体をきれいにしておく」などの6項目であった．これらは日常生活に関連した内容であるため，「日常生活課題」因子とした．

第4因子は「宿題をやり遂げる」「クラスのルールを守る」などの4項目であった．これらは学校や家で行うことを期待されている課題に関連した内容であるため，「期待された課題」因子とした．

これらの因子は，作業との関連では，第2因子は"遊び・余暇活動"，第3因子は"日常生活活動"に該当し，第1因子と第4因子は児童にとって頑張ってやるべき義務的作業活動であり，"仕事(生産的活動)"に該当するものと考えられる．以上より，COSA の因子構造は作業の分類に関連するものと考えられた[3]．

5 信頼性検討の結果

有能性尺度と価値尺度の内部一貫性は $\alpha = 0.86$，$\alpha = 0.92$ で，ともに高い内部一貫性が認められた．

一方，検査-再検査法の相関係数は，一般的には 0.80 以上の値が望ましいとされるが[4]，有能性尺度と価値尺度の検査-再検査相関は $r = 0.78$ と $r = 0.76$ で，ともに 0.80 には満たなかった．COSA の質問項目は抽象的表現で示されており，対象者はそのときに関心のある具体的な作業行動場面や作業形態を想起して回答するためであったと考えられる．臨床的使用では，想起する場面や作業形態を項目ごとに確認しながら実施するなどの工夫が必要と考えられた．

D. 取り組んだ研究の成果と今後の課題

今後の課題として，障害のある子どもたちの自己有能感と価値がどのようなものなのかを検証すること，さらに，この評価法を用いてクライエント中心の作業療法実践を積み重ね，その成果を検証することが求められる．

E. 発達過程領域の研究の動向

「発達」または「小児」と「作業療法」の語にて抽出された2006～2011年の5年間の発達過程作業療法領域の原著論文は91編であった．これらの論文を研究手法による類型によって分類した結果，文

献研究が 2 編,実践研究が 2 編,事例研究が 34 編,実験研究が 2 編,調査研究が 43 編,その他尺度作成のための妥当性研究や運動プログラムの開発などが 8 編であった.

1 文献研究

1 編は感覚統合療法の効果に関する文献レビュー[5]であり,エビデンスレベル IV と V が示された.もう 1 編は知的障害児への作業療法のエビデンスに関する文献レビュー[6]であり,エビデンスレベル III,IV,V が示された.これら 2 編の文献研究からは,発達過程領域の作業療法に関するエビデンスが十分でないことが示唆される.

2 実践研究

実験的デザインを用いた作業療法効果研究 2 編を実践研究と分類した.1 編では,高機能広汎性発達障害 (pervasive developmental disorder; PDD) 児 4 名の小集団作業療法の効果を,心の理論検査を用いて検討した[7].この研究では治療前後にコントロール期間を設け,各期間の前後の検査を盲検化試験にて行っており,2 名の高機能 PDD 児に効果が認められた.もう 1 編は,最重度知的障害者 1 名への作業療法の効果を表情の変化から検討したシングルシステムデザイン (SSD) 研究であった[8].

3 事例研究

エビデンスレベル V にあたる事例研究の大半が,1 事例の実践結果を報告した症例報告であった.事例研究のなかには作業療法開始前に研究デザインを立てて行われた比較研究が 1 編あった.通常学級に在籍する 2 名の PDD 児を作業療法実施児と非実施児に分けて,授業に適応的に参加した時間を指標として効果を検討したものである[9].この研究では,作業療法実施児で適応的参加時間が有意に増したことが示された.

4 実験研究

作業療法の実験的デザイン実践研究に関しては実践研究に含めた.2 編の実験研究は,平衡反応定量的評価システム作成のための姿勢反応実験[10]と,学習障害児の眼球運動と視覚認知機能との関連性を検討するための滑動性追従眼球運動を測定した実験であった[11].

5 調査研究

調査研究に分類された論文は大きく 3 つに分けられた.1 つ目は定型発達児を対象に調査を行い,人物画,身体図式,両手動作,リーチ動作,把持と操作などのマイルストーンや発達過程を示したものである.2 つ目は障害児を対象に調査を行い,学校適応,行動調査,視空間情報処理などの状況を示したものである.3 つ目は障害児の親や施設職員,作業療法士などを対象に行ったアンケート調査やインタビュー調査で,内容は効果研究[12,13]や親のストレス状況の調査[14],作業療法のリーズニングを明らかにするための調査[15]など,さまざまなものが含まれた.

F. 発達過程領域の今後の課題

発達過程領域の研究の多くが調査研究や症例報告であり,発達過程作業療法のエビデンスレベルは最高でレベル III であった.レベル V の症例報告や症例集積研究において,臨床実践の成果をより客観的に示すためには,治療開始前から計画的に評価データを蓄積すること,評価には標準化された尺度を用いることが求められる.また,作業療法を受けるまでの待機期間にベースラインデータを得ることができれば,エビデンスレベル III にあたる SSD が可能になる.さらに,作業療法を受ける児と心理療法やグループ療育など他の療育を受ける児との比較が可能であれば,各群の等質性を確認したうえで盲検化検査を行い,一定数

のデータを蓄積して比較することで，エビデンスレベルIIIの比較研究が可能となる．対象者の人数が限られる場合には，クロスオーバーデザインを用いることで解決できるかもしれない．クロスオーバーデザインとは，治療群と非治療群を一定期間後に入れ替えて，倍のサンプルデータを得る方法である．このような工夫を駆使し，よりエビデンスレベルの高い研究を目指したい．

5年間の発達過程領域の研究を概観し，さまざまな研究が取り組まれていることがわかったが，効果研究はそれほど多くなかった．誰のための研究か，作業療法の効果とは何かを考えて研究計画を検討することが大切であろう．発達過程にある対象児は日々の生活のなかでさまざまな能力を獲得していく．家庭や学校などの環境からも大きな影響を受ける．そのようななかで行われる発達過程領域の作業療法は複雑な構造をもつと考えられ，作業療法の成果を明確に示すことは大きな課題となるであろう．今後の研究成果が望まれる．

● 引用文献
1) 村上宣寛：心理尺度のつくり方. pp22-27, 北大路書房, 2006
2) 鈴鴨よしみ：計量心理学. 池上直己, 他(編)：臨床のためのQOL評価ハンドブック, pp8-15, 医学書院, 2001
3) 鷲田孝保：作業療法における作業. 鷲田孝保(編)：作業療法学全書 基礎作業学, 改訂第2版, pp1-17, 協同医書出版社, 1999
4) 村上宣寛：心理尺度のつくり方. pp1-2, 北大路書房, 2006
5) 有川真弓, 他：わが国の感覚統合療法効果研究の現状—文献のシステマティックレビュー. 日保健科会誌 9:170-177, 2006
6) 辛島千恵子：知的障害児・者の作業療法のエビデンスとノーマライゼーションの具現化—国内外の文献レビューから. OTジャーナル 43:445-451, 2009
7) 岩永竜一郎, 他：小集団作業療法が高機能広汎性発達障害児の心の理論に及ぼす効果—パイロットスタディ. 作業療法 24:474-483, 2005
8) 辛島千恵子, 他：最重度知的障害をもつ対象者への作業療法の効果を「幸福の表情」で測定する. 作業療法 24:349-359, 2005
9) 第十麻紀, 他：特別支援教育に生かす作業療法の理念と成果—通常の学級における特別支援教育を必要とする児童への作業療法の効果. 作業療法 28:510-515, 2009
10) 伊藤祐子, 他：発達障害児の平衡反応に対する評価・支援システムの開発—感覚統合の視点から. 日保健科会誌 9:164-169, 2006
11) 世良彰康, 他：学習障害児の滑動性追従眼球運動におけるサッケード混入率と視覚認知機能との関連. 作業療法 29:215-226, 2010
12) 美和千尋, 他：広汎性発達障害児の行動面における乗馬活動の影響. 作業療法 29:299-308, 2010
13) 有川真弓, 他：母親の語りから検討した感覚統合療法の効果. 作業療法 28:286-297, 2009
14) 北山 淳, 他：発達障害児と定型発達児の育児ストレスに関する比較. 関西総合リハビリテーション専門学校紀要 3:15-20, 2010
15) 長谷龍太郎, 他：脳性マヒ児に対する作業療法におけるクリニカルリーズニング区分の研究. 日保健科会誌 10:101-115, 2007

● 参考文献
16) 有川真弓, 他：日本版「小児版・作業に関する自己評価」の構成概念妥当性と信頼性の検討. 作業療法 29:130-138, 2010
17) 有川真弓, 他：日本語版「小児版・作業に関する自己評価(Child Occupational Self Assessment: COSA)」の言語的妥当性. 作業行動研 13:182-188, 2009

IV 高齢期領域の研究の実践例と動向

老年期障害作業療法学が養成教育の枠組みに正式に位置づけられたのは，1990年の指定規則改正の際であった．これ以降，高齢期領域の研究は活発となり，研究論文の発表件数も増加傾向を示している．ここでは，医中誌Web（医学中央雑誌刊行会）による原著論文検索で検索語を「高齢者」と「作業療法」（関連用語を含む）とした際にヒットする論文を中心に，研究動向を概説する．

A. 対象と研究デザインからみた高齢期領域の研究の動向

医中誌Webに登録された高齢期領域の作業療法に関する原著論文数はここ数年，年間60件以上あり，その半数以上が認知症者を対象としている．特色のある作業療法支援についての事例報告が多くを占めるが，特定のプログラムや環境調整についての効果検証を目的とした研究も徐々に増えている．たとえば，回想，ライフレビュー，園芸，音楽，音読，手工芸，計算課題，記憶課題，玩具，食事，机やいすの調整，家具の配置などをテーマとした報告がある．

研究が行われる場所については，介護保険制度が施行された2000年以降，それまでの老人病院から主に介護老人保健施設（老健）へとシフトしている．また時期を同じくして，対象者の自宅をフィールドとした研究も少しずつ増えている．訪問リハビリテーションの事例報告のほか，介護者の介護負担，住環境整備に関する調査研究などがある．最近では，特に介護予防をはじめとする予防関連（認知症予防，転倒予防など）の研究の増加が目立つ．これは予防重視が強く叫ばれるようになった2005年ごろから増え始め，今では介護老人保健施設での研究報告に迫る件数となっている．

研究デザインについては，事例報告を除くとQOL(quality of life)に影響する要因を検討するなどの調査研究が多い．作業療法の効果の検証や評価法開発の1ステップとして比較試験を取り入れた研究も毎年20件ほど報告されているが，そのほとんどは非ランダム化比較試験である．ランダム化比較試験(randomised controlled trial; RCT)による高齢期作業療法の研究は，準ランダム化比較試験を含めても過去10年で数件しかヒットしない．シングルシステムデザイン(single system design; SSD)による研究も同様に数える程度しか該当しない．これらの研究デザインによる論文を参照したい場合には，外国語論文を中心に検索する必要がある．

B. 高齢期領域の研究の動向と実践例

1 良質な効果研究の増加

作業療法の臨床は事例ごとの個別性の高さゆえに，実験的な効果研究は行いにくいと考えられてきた．しかし，高齢者人口の増加に伴い特定の条件に合う被験者を集めることが以前よりも容易と

なってきたことや，支援内容を操作的定義をする学問的基盤が整ってきたことなどを背景に，比較臨床試験やSSDによる効果研究が年々増えている．以下に良質と思われる効果研究をいくつか紹介する．

自立高齢者向け作業療法プログラムの効果を検討したYamadaら[1]，川又ら[2]の研究は，作業療法の効果研究のなかでも研究デザインの質や規模の点から注目される．この研究の内容は他章でも取り上げられているので説明を割愛する．駒井ら[3]が行った軽度アルツハイマー型認知症者に対する注意機能訓練の効果研究も，エビデンスの高さから注目に値する研究である．介入効果をクロスオーバー法を取り入れた研究デザインで検証し，注意機能や作業記憶の改善に効果的であることを報告している．自宅環境改善活動による転倒予防効果を検証した岡村[4]の報告は，ランダム割り付けを取り入れたシンプルな研究デザインとして参考になる．対象者を無作為に2群に分け，実験群にはセラピストが訪問して自宅環境に関するアドバイスや改善策を実施した．その効果を転倒やつまずきの頻度などによって比較し，セラピストによる自宅訪問活動が有効であることを証明している．

人間作業モデルの効果を検討した篠原ら[5]の報告は，論文の執筆スタイルが参考になる．具体的実践内容や対象者の変化を詳細に記述することで，単なる統計学的分析結果以上の説得力を示している．この論文も他章に登場するので参照されたい．

SSDは条件に合う対象者を相当数集めるのが困難であったり，統制群を設けるのが倫理的に難しかったりする場合に有効な効果研究デザインである．作業療法の研究としては，重度認知症者および重度失語症者に対する注目・賞賛の強化刺激としての有効性について報告した研究（鈴木ら）[6]や，認知症高齢者施設の食卓テーブル周囲に仕切りを設置することによる情動，社会的交流への効果について検討した研究（久野ら）[7]などがある．

2 作業療法オリジナルの評価法開発

近年，わが国の作業療法オリジナルの尺度や評価法が次々と研究開発されている．小林ら[8]は生活習慣の評価法として，日常生活を構成する作業の意味に着目した「作業バランス自己診断」を開発している．この評価法は信頼性や妥当性の検討よりも臨床的利便性や有用性が先行し，老健，デイケア，介護予防教室，一般市民講座など，多くの使用例が報告されている．また作業療法士のみならず，公衆衛生の専門家が介護予防訪問の支援ツールとして活用し，RCTによって介入効果を証明した研究（池野ら）[9]があるなど，学際的な広がりもある．井口ら[10]が開発した「絵カードを用いた認知症高齢者の作業評価法」もユニークかつ臨床的利便性の高い評価法として期待される．認知症により想起やコミュニケーション能力の低下した対象者から意味のある作業を聞き出すのは難しいため，作業場面が描かれた数十種の絵カードを用いて意味のある作業を特定する．鎌田ら[11]による「高齢者版・手工芸に対する自己効力評価」は自己効力の手工芸版として便利に使える．そのほか，「食事チェック表」（ピラヤら）[12]など，特定の作業のための評価表もいくつか開発されている．

3 質的研究による新たな概念の生成

作業療法では他のリハビリテーション専門職に比べ，質的研究が盛んである．質的研究の成果は，まだ言葉では説明しきれない経験的な感覚や混沌とした臨床の事象を説明する概念やモデルを提供してくれる．たとえば，齋藤ら[13]は「ケアハウス居住者の今後新たにしたい作業の意味とその作業が開始されない理由」を説明し，効果的な支援を行うための手がかりを考察している．また，白井ら[14]は「重度認知症高齢者に対する熟練作業療法士の介入ストラテジー」を，坂上ら[15]は「ケアハウスに入居する高齢女性の転居後の自分らしさ発現過程」を説明している．質的研究は局所的な場面の

説明にも利用される．たとえば，爲近ら[16] は「熟練介助者がかかわったときの認知症高齢者の食事行動」を，久野ら[17] は「痴呆性高齢者の間で営まれる社会的交流」を，白井ら[18] は「重度認知症高齢者の笑い」の表出状況を説明している．

4 環境に着目した研究

老化は基本的に不可逆であり，高齢者の心身機能の低下は避けられない．この事実をふまえると，作業遂行の問題に対するアプローチとして心身機能よりも環境調整が注目され，研究対象となるのは自然な流れである．

籔脇ら[19] は環境の評価に特化した高齢者版「包括的環境要因調査票」を開発している．この研究は開発プロセスの各段階も論文報告されていることから，尺度開発の基本的な流れを知るのにも役立つ研究である．環境調整やその効果についての研究も多々ある．久野ら[7,17,20] による，いすやテーブル，家具の配置といった環境調整が高齢者にもたらす影響を分析した一連の研究は示唆に富む内容である．再掲になるが，岡村[4] による自宅環境改善による転倒予防の効果研究もある．そのほか，シーティングや福祉用具，自助具関係の報告も多数ある．

C. 高齢期領域の今後の課題

専門職がその存在を自他ともに認められ，必要とされるには，専門職独自の視点で対象者の課題や問題をとらえ，評価し，クライエントに支持される成果をあげ，新しい知識を体系的に生み出し続けなければならない．ここで紹介した研究は，いずれもこれに寄与する"作業療法の研究"である．しかし，そのほとんどは教育職または研究職にある作業療法士によってなされている．クフイエントと日々向き合っている臨床家による研究報告が他の領域に比べて少ない．臨床現場は尽きることのない業務で溢れ，常に多忙であるが，そうした状況でも自分のやり方やアイデア，臨床の手応えを研究で実証し，論文として知識の共有をはかる専門職としての責任がある．そうした努力や体制づくりが望まれる．

●引用文献

1) Yamada T, et al: A randomised clinical trial of a wellness programme for healthy older people. *Br J Occup Ther* 73:540–548, 2010
2) 川又寛徳, 他：地域で生活する健康な高齢者に対する健康増進・障害予防作業療法プログラム(65歳大学)の効果に関する予備的研究. 作業行動研 14:25–32, 2010
3) 駒井由起子, 他：軽度アルツハイマー型認知症者の記憶障害に対する注意機能訓練の効果. 作業療法 29:479–487, 2010
4) 岡村太郎, 他：作業・理学療法士の在宅訪問による高齢者転倒予防への生活・環境改善活動の有効性に関する無作為化比較試験. 新潟医学会雑誌 121:201–208, 2007
5) 篠原和也, 山田　孝：脳卒中維持期の対象者に人間作業モデルを用いた実験群とそれ以外の理論を用いた統制群の作業療法効果の比較検証. 作業療法 29:422–434, 2010
6) 鈴木　誠, 他：重度失語および重度痴呆患者における注目・賞賛の有効性. 作業療法 23:198–205, 2004
7) 久野真矢, 他：高齢者施設食堂のテーブル周囲に仕切りを設置した環境設定が, 認知症高齢者の情動, 社会的交流に及ぼす影響. 作業療法 27:17–26, 2008
8) 小林法一, 他：義務的作業と願望的作業のバランスによる日常生活の評価—評価法としての有用性. 作業療法 24(suppl):175, 2005
9) 池野多美子, 他：生活機能改善を目的に作業療法学的視点を取り入れた予防型家庭訪問の試験的研究. 北海道医学雑誌 84:439–449, 2009
10) 井口知也, 他：絵カードを用いた認知症高齢者の作業評価法の作成—絵カードの表面的妥当性の検討. 作業行動研 14:237–245, 2011
11) 鎌田樹寛, 他：「高齢者版・手工芸に対する自己効力評価」の作成—妥当性と経験値からの検討. 作業療法 29:721–732, 2010
12) ピラヤ洋子, 他：高齢者の「食事チェック表」—その信頼性と妥当性の検討. 作業療法 26:459–466, 2007
13) 齋藤さわ子, 他：ケアハウス居住者の今後新たにしたい作業の意味とその作業が開始されない理由. 作業科学研究 2:18–25, 2008
14) 白井はる奈, 他：重度認知症高齢者に対する熟練作業療法士の介入ストラテジーに関する探索的研究. 作業療法 30:52–61, 2011
15) 坂上真理, 他：ケアハウスに入居する高齢女性の転居後の自分らしさ発現過程. 作業療法 29:587–596, 2010
16) 爲近岳夫, 他：熟練介助者が関わった時の認知症高齢者の食事行動の分析—マイクロ分析を用いて. 作業療法 29:597–605, 2010
17) 久野真矢, 他：痴呆性高齢者の間で営まれる社会的交流に対する行動分析. 作業療法 24:60–70, 2005
18) 白井はる奈, 他：重度認知症高齢者の笑い・笑顔表出に関する探索的研究. 作業療法 24:253–261, 2005
19) 籔脇健司, 他：Nominal group technique を用いた在宅高齢者の生活満足感に影響する環境要因の検討—高齢者を対象とした包括的環境要因調査票の開発に関する予備的研究. 作業療法 26:567–582, 2007
20) 久野真矢, 他：畳腰掛空間と洋式家具空間の設定が認知症高齢者の行動に及ぼす差異. 作業療法 26:364–373, 2007

本章のキーワード

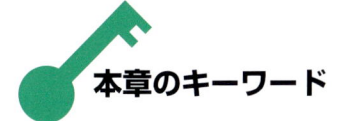

- **カナダ作業遂行測定**

  カナダ作業遂行測定(Canadian Occupational Performance Measure; COPM)は，対象者を中心とする作業療法実践を理念とするカナダ作業遂行モデル(Canadian Model of Occupational Performance; CMOP)の考えに基づいて開発された作業療法評価である．この評価は，対象者の作業遂行に対する認識を主観的尺度で測定するものであり，作業療法士と対象者の面談を通じて評価が行われる．この測定尺度では，対象者にとって意味のある重要な作業の決定と優先順位の判定，作業療法で行われる作業に対する遂行度と満足度の評定・再評定が行われる．

- **OSA II**

  作業に関する自己評価・第2版(Occupational Self Assessment, version 2.1; OSA II)は，人間作業モデル(model of human occupation; MOHO)の対象者中心の作業療法実践を理論的基礎とし，質問紙による作業療法評価である．OSA IIは，自分についてと環境についての2部で構成され，MOHOによる意志，習慣化，遂行および環境に対応した設問で構成されている．質問紙から対象者の作業的有能性と価値そして環境の影響を理解できる．OSA IIによって，対象者が認識している有能性と適応に対する環境の影響を理解できる．また，対象者と作業療法士の間に協働関係を育むとともに，作業療法士に対象者の作業に関する視点と価値に関する情報を提供してくれる．

- **ダイナミカルシステム理論**

  ダイナミカルシステム理論(dynamical systems theory)は，一般システム理論に続く第二世代のシステム理論として開放系の動的非平衡を扱うもので，複雑な要因が動的な振る舞いをして，安定した平衡状態に到達しない状況を対象とするシステム理論である．一般システム理論が扱った階層的な因子関係のシステムでは，上位のシステムによって安定と統一が行われるが，階層の関係性はシステム内の動的振る舞いによって形成されていくために，時間性，複雑性，無作為性，非直線性が加わり，多元的なものとなる．ダイナミカルシステム理論は，運動学習や運動発達の領域で，これまで利用されていた階層構造の統制を肯定していたシステム論を否定する考えとして利用されている．生物，人間そして社会において，各個体が外部環境との交流からどのように動的振る舞いへと変化したかは，当事者自身の内部からの叙述が得られなければ理解できないであろう．

- **アフォーダンス**

  米国の心理学者ギブソン(Gibson)により考案された言葉で，afford(与える・提供する)という言葉からつくられた造語である．アフォーダンス(affordance)は環境が動物に提供する"価値"であり，環境のもっている物事の物理的性質ではない．また，アフォーダンスは環境を知覚したものが主観的にもつ印象や知識ではなく，環境のなかで生存している動物が知覚者として環境から与えられる意味づけられた情報である．

- ●広汎性発達障害　　広汎性発達障害(pervasive developmental disorder)はICD-10の1つの区分として扱われた疾病群である．この障害は，相互的な社会関係とコミュニケーションパターンにおける質的障害，および限局した常同的で反復的な関心と活動の幅によって特徴づけられる類型をもつ障害である．この障害の質的な異常は，さまざまな状況において患者個人の機能に広汎に観察される．幼児期から患児の発達には異常が感じられ，生後3〜5年以内に顕在化する．広汎性発達障害には，小児自閉症，レット(Rett)症候群，アスペルガー(Asperger)症候群などの下位分類がある．広汎性発達障害児に知的障害を伴わない場合には，高機能という表現がつけられる．

- ●介護老人保健施設　　介護老人保健施設は，介護保険法に基づいて，疾病や負傷などにより寝たきりの状態にある高齢者，またはこれに準ずる状態にある高齢者に対し，看護，医学的管理のもと介護および機能訓練，その他必要な医療を行うとともに，日常生活上の世話を行うことを目的とする施設として，都道府県知事の許可を受けたものである．家庭復帰を目的にしているため，3か月をめどにケアプランの見直しが行われる．慢性疾患の病状安定期にあり，入院治療を必要とするほどでもないが，医師のもとで医学的管理を必要とする場合は，介護老人保健施設の利用対象となる．

- ●ケアハウス　　軽費老人ホームは老人福祉法に基づく老人福祉施設で，60歳以上の単身者あるいは一方が60歳以上の夫婦で，家庭環境や住宅事情により自宅生活が困難な高齢者が入所する施設である．軽費老人ホームには，所得制限があって給食つきのA型，所得制限があって自炊のB型，所得制限がないC型の3種類がある．軽費老人ホームの過半数がC型で，このC型の軽費老人ホームは一般にケアハウスと呼ばれている．ケアハウスはバリアフリーに配慮された個室を中心とする形態の施設で，入居に際して賃貸か利用権の購入が求められる．

作業療法研究法の発展に向けて

A. 学問としての作業療法の発展

昭和41(1966)年に資格制度が開始されたときの作業療法士の数は22名であったが[1],それから45年後の平成23(2011)年には56,000名以上になり,現在では毎年4,000名以上が増え続けている.実に,45年で2,545倍である.

社団法人日本作業療法士協会は,昭和42(1967)年に第1回学会を主催して以来,毎年1回の学会を開催しており,平成24年には第46回学会が開催される.会員発表が始まった昭和43(1968)年の第2回学会では発表演題は6題しかなく,論文集は1論文あたり4ページで,総ページ数は33ページだった[2].それが,平成18(2006)年の第40回学会からは学会抄録集はCD-ROM化され,平成23年には演題は573題に上っている[3].

この45年間で,学会発表数からみた作業療法の学問的業績は実に95倍以上も増えているともいえる.最近では,質的研究に基づく研究数が増加傾向にあるのをはじめ,さまざまな形の研究が発表されている.

しかし,この研究疑問はすでに数年前に発表されており,解決されているのではないかと思われる発表に接することがある.そうした発表者は,おそらくきちんと文献レビューをしていないのであろう.他の人がすでに発表しているのに,同じ疑問を改めて持ち出して発表するというのでは,学問としての作業療法はまだまだ未熟であるとみなされても仕方がない.

B. 研究の必要性

筆者は25年以上前から研究をすることが重要であると考え,当時勤務していた北海道大学医療技術短期大学部の卒業生を集めて,研究法の勉強会を開き,疑問解決の指導を行い,一緒に学会で発表してきた.

筆者が改めて研究の必要性を感じたのは,専門学校から国立の短期大学の教員に移動したときの体験に根ざしている.そこで大学教員には研究業績(論文)の提出が求められ,その数によって教授,准教授といったポストが決定されることを初めて知った.しかし,そのときの自らの研究業績は恥じ入るほどの数でしかなかった.

1 サイエンス的手法による研究

さらに,きちんと研究をして発表しなければと思ったきっかけは,第20回日本作業療法学会の特別講演で,「作業療法が科学を目指すならば,二重盲検法といった科学の方法を用いた効果を実証する必要がある」という特別講演者の厳しい指摘に接したときであった[4].それは「作業療法は科学なのか」という疑問も同時に芽生えたときでもあった.以来,作業療法の効果を中心に研究を続けると同時に,「科学とは何なのだろう」という問題を考えてきた.

「科学(サイエンス)とは,本質的には自然現象を解明することと,その方法である」という答えに到達したのは,第1章「研究とは何をするのか」で示

したように，「サイエンス学部とは何学部だろうか」と考えたことからであった．サイエンスとは，数学，物理学，化学，生物学，地学などの理学であるならば，作業療法はこのいずれにも当たらない．物理学や化学を基礎とする応用領域の工学でも，生物学や化学を基礎とする臨床領域の医学でもない．そうなると，「作業療法学を科学にしようとする必要性はどこにあるのだろうか」というリーズニングが成り立つ．そのような観点からみると，20年前ころから，米国の作業療法学の研究手法に社会科学や哲学の方法が導入されていることの意味に気づいた．社会学や人類学などを社会科学（social science）という呼び方は気になるものの，従来のサイエンスという範疇以外の学問領域の手法を導入し，サイエンスの手法と併用することにより，作業療法学を1つの学問領域にすることができるのではないかと期待するようになった．そうした今後の展開への期待が，第1章の"サイエンス（自然科学）的手法"と"アート（人文科学）的手法"という記載になっている．

2 アート的手法による研究

アート的手法は，わが国の作業療法学の研究では端緒に就いたばかりであるが，かなりの成果を上げているように思う．障害をもつ人々が生活のどのようなことに困難さを感じているのか，自分が作業療法で提供したことはその人が価値をおいていることと同じなのか，その人が興味をもつことを作業療法で提供したのかといったことは作業療法をうまく進めるうえで重要である．それらのことが明らかになれば，作業療法は新たな様相を示すことになり，クライエントを中心に据えた実践やクライエントとの協業の重要性を示すことになる．作業療法学の基礎研究とはこうしたことなのではないだろうか．

平成3（1991）年に札幌で開催された第25回日本作業療法学会は，筆者のそうした考え方に大きな影響を及ぼした．筆者は，イリノイ大学シカゴ校作業療法学科のキールホフナー教授が，作業療法の定着に必要なことを米国の75年の作業療法史から論じた特別講演に翻訳者としてかかわった[5]．

南カリフォルニア大学の1年先輩であった彼が，作業療法の知識には，①作業療法の中核となる哲学的基盤（パラダイム），②その哲学を反映し，実践のために有効な方法を示す概念的実践モデル，③作業療法の中核ではないが，作業療法実践のために必要な他の領域の知識という3種類があると整理してくれたことは，目から鱗が落ちる思いであった[6]．また第1章 II–A「歴史研究」（☞ 24ページ）で説明したように，米国においてパラダイムがどのように変化したのかということを雄弁に語ってくれた．これらのことは，必要な知識が時代とともに変化し，臨床家はその変化に対応しなければならないことを示している．

3 生活を探索することから研究へと結びつけていく

作業療法士が，障害をもつ人々が感じている生活のしにくさを改善することを支援する専門職ならば，クライエントであった人たちが書いた闘病記や，退職者の自分史といったものなど，人々の生活の出来事を知ると，作業療法をうまく進めるためのヒントが得られるように思われる．読者にはぜひともそれらのことを探索するようおすすめしたい．

物事は探索的な形で始まる．質的研究はその疑問を解決するために始まったものである．質的な探索的研究で明らかになったことに基づき記述的研究に進み，さらに要因間の関係を明らかにすることが必要ならば実験的研究へと進んでいく．こうしたことを繰り返すなかで，作業療法学の学問としての業績は蓄積していくように考えられる．

本書の初版は，これらの思いを具体的な形に示すために多数の筆者の支援によって書かれた．本書は，かつての同僚であった湯浅孝男氏や中田眞

由美氏，日本作業療法士協会をはじめとするさまざまな場での仕事をともにする機会のあった永井洋一氏，奈良進弘氏，吉川ひろみ氏，鈴木久義氏，そして，かつての教え子で，さまざまな事柄に支援をしてくれている長谷龍太郎氏，村田和香氏といった方々のご執筆がなければ完成することがなかったであろう．この第2版では，さらに教え子である石井良和氏，小林法一氏，小林幸治氏，有川真弓氏，川又寛徳氏，篠原和也氏に執筆者として加わっていただき，各領域の最近の研究の動向を書いていただいた．本書が私たちの熱い思いをうまく読者に伝えるものであることを確信し，筆を置くことにしたい．

● 引用文献

1) 日本作業療法士協会（編）：30周年記念誌．1996
2) 日本作業療法士協会（編）：第2回日本作業療法士協会学会論文集．1968
3) 第45回日本作業療法学会（編）：学会抄録集 CD-ROM．2011
4) 上田　敏：人間科学としての作業療法学をめざして．作業療法 10(suppl):259, 1986
5) Kielhofner G: 作業療法の定着に何が必要か—米国における75年の歴史が教えてくれるもの．作業療法 10:46, 1991
6) Kielhofner G（著），山田　孝（監訳）：作業療法の理論．第3版，医学書院，2008

さらに深く学ぶために

『作業療法研究法』は，作業療法の臨床実践のなかから実践が確かなものであるという証拠となる事実を生み出すための方法を説明するものであると同時に，作業療法をとりまく他の学問領域における認識論の変化を説明し，作業療法学に取り入れようとする試みでもある．後者は，どのようなテーマを研究テーマとして選び出すのかということに関連するものである．私たちは現実をどのように認識するのかということについて，既存の認識論にとらわれず，絶えず目を光らしていなければならない．そのためには，米国，カナダ，英国など，諸外国の作業療法関連の雑誌に目を通し，諸外国ではどのようなテーマで研究がなされているのかをみておく必要がある．

また，病気や障害をもつ人々の支援を直接的に行っている医学，看護学，心理学，社会学などの領域の雑誌にも目を通し，他の学問領域ではどのようなことが研究されているのかをみておく必要もある．

こうしたことは，作業療法士の国際的なコミュニティの一員であるという自己認識をもたらすと同時に，わが国の病気や障害をもつ人々を支援するというコミュニティの一員でもあるという自己意識を喚起するものである．

■認識論に関する深い知識を得るために

作業療法学では，人間の行為（または動作，action）を人体運動学とその背景を成す筋骨格系の解剖学や生理学を中心に説明してきた．しかし，人間の行為の背景にはその人の能力に関する自己認識や価値観などがあり，そうしたことを十分に認識する必要があるとする考え方がおこった．そうした事柄はクライエント中心やトップダウン・アプローチと呼ばれる．これらの考え方を理解すると，研究の新たなテーマが創発する可能性が高い．

- Kielhofner G（著），山田　孝（監訳）：人間作業モデル―理論と応用. 改訂第4版, 協同医書出版社, 2012
- Law M（編），宮前珠子，長谷龍太郎（監訳）：クライエント中心の作業療法―カナダ作業療法の展開. 協同医書出版社, 2000
- Townsend E, Polatajko H（編），吉川ひろみ，吉野英子（監訳）：続・作業療法の視点―作業を通しての健康と公正. 大学教育出版, 2011
- Stewart M, Brown JB, Weston WW, et al（著），山本和利（監訳）：患者中心の医療. 診断と治療社, 2002

■量的研究に関する深い知識を得るために

統計学の世界も日進月歩で，次々と新しい手法が生み出されている．たとえば，「運動および処理技能評価法(Assessment of Motor and Process Skills; AMPS)」や「コミュニケーションと交流技能評価法(Assessment of Communication and Interaction Skills; ACIS)」などの評価法を生み出したRasch測定法である．

- Silverstein B, Kilgore K, Fisher W: Implementing patient tracking systems and using functional assessment scales. Center for rehabilitation outcome analysis monograph series on issues and methods in rehabilitation outcome analysis, 1. Marianjoy Rehabilitation Center, Wheaton, 1989
- Wright BD, Linacre JM: Observations are always ordinal; Measurements, however, must be interval. *Arch Phys Med Rehabil* 70:857–860, 1989

■質的研究に関する深い知識を得るために

認識論の変化は研究法にも影響を及ぼしている．本書の質的研究であげた文献のほかに，以下のような著書が参考になる．

- Pope C, Mays N（編著），大滝純司（監訳）：質的研究実践ガイド―保健・医療サービスの向上のために．第2版，医学書院，2008
- Lofland J, Lofland L（著），進藤雄三，宝月　誠（訳）：社会状況の分析―質的観察と分析の方法．恒星社厚生閣，1997

また，研究の実施や発表のためには，パーソナルコンピュータ(PC)を活用することが不可欠になってきている．有益なソフトウェアが販売されているので，それらにも絶えず注意を払っておく必要がある．

さあ，これであなたも研究ができるようになりました．計画書をきちんと書いてみて，それに従って最後まで実施し，結果を整理し，考察し，報告書(論文)を書いてみましょう．

索引

* 用語は，片仮名，平仮名，漢字（第1字目の読み）の順の電話帳方式で配列した．
* 数字で始まる用語は「数字・欧文索引」に掲載した．
* ✓はキーワードのページを示す．

和文

あ

アート　12, 20
　——，作業療法　21
　——としての研究　22
アート的手法　13, 256
アイビー（Ivy）　42
アクションリサーチ　54, 209
アフォーダンス　240, 253✓
アレキサンダー（Alexander）　42
アレン（Allen）　164
アンケート　49, 77

い

イニシャル　49
インターネット検索　70
インターネットを利用した調査　82
インフォームドコンセント　46, 47
医学中央雑誌，医中誌　71
医学用語シソーラス　72
医療経済学　175
意味的微分法　92
引用　49, 228
引用文献　144
印刷中　230
因果関係　64
因子分析　94

う

ウィルコクソン（Wilcoxon）順位和検定　180
ウィルコクソンの符号付き順位検定　89, 196
ウェルチ（Welch）の方法　192
ウォーカー（Walker）　164
後向き研究　171, 216✓
後向きコホート研究　171

え

エアーズ（Ayres）　164

エスノグラフィー　21, 29, 181, 206
エビデンスに基づく医療（EBM）　29, 51, 164, 170
エビデンスに基づく実践（EBP）　14, 51, 170
エリクサ（Yerxa）　12
エンドポイント　173
英文の要旨　227
疫学　170
演繹的方法　40

お

オサリバン（O'Sullivan）　207
オッテンバッカー（Ottenbacher）　120
オペラント学習理論　119, 138✓

か

カイ2乗（χ^2）検定　180, 188
カウンターバランス　128
カッツ（Katz）　50
カナダ作業遂行測定（COPM）　236, 253✓
カナダ作業遂行モデル　29
カバーリングレター　229
カプラン（Kaplan）　62
ガットマン尺度　91
加減速線法　131, 133
仮説生成　112
仮題　148
科学的パラダイム期　22
課題
　——，高齢期領域の　251
　——，身体機能領域の　239
　——，精神機能領域の　242
　——，発達過程領域の　247
介護老人保健施設（老健）　249, 254✓
介入期　53
解釈的研究　181
概念　35
確実性　78, 137✓
確率　186

き

語り　182
学会発表　224
間隔尺度　89, 180
感覚統合的アプローチ　37
還元主義パラダイム　26
観察　83
頑健性　104

キーインフォーマント　66
キールホフナー（Kielhofner）　24, 35, 163, 203, 256
キーワード　145, 228
キング（King）　240
ギブソン（Gibson）　240
ギューバ（Guba）　201
危機期　25
　——，作業療法の　26
既定群間比較研究　106
帰納的方法　40
帰無仮説　123, 179
記述的デザイン　63, 64, 177
記述的レビュー　72
記録
　——，作業療法　113
　——の方法　114
　——の目的　114
記録調査法　80
基準関連妥当性　90
基準変更デザイン　125
基準変数　36
機能障害　18
擬似的実験研究法　101
共著　162
協業　16
勤労者役割面接　18, 56✓

く

クーン（Kuhn）　24
クオリー（QALYs）　176
クライエント　12
クリニカルリーズニング　14

クロスオーバーデザイン　102
クロンバック（Cronbach）　240, 246
グラウンデッドセオリー
　　　　　21, 29, 181, 203, 216✓
グレイザー（Glaser）
　　　　　　　29, 165, 203, 208
グローブ（Grove）　205
群間比較研究　101
　──，ランダム割り当てあり
　　　　　　　　　　101, 104
　──，ランダム割り当てなし　102
群内前後比較研究　103

け

ケースカンファレンス　109
ケースコントロール研究　171
ケーススタディ　118
ケア　17, 56✓
ケアハウス　250, 254✓
ケンドール（Kendall）の順位相関係数
　　　　　　　　　　　　190
ゲラ刷り　230
形成的研究　62
系統的文献レビュー
　⇒システマティックレビュー
計数尺度　88
計量尺度　89
傾向　131
結果　156, 212
結論　160, 213
研究
　──の動向，高齢期領域の　249
　──の動向，身体機能領域の　238
　──の動向，精神機能領域の　241
　──の動向，発達過程領域の　246
　──の到達目標　220
　──の必要性　255
　──の評価　223
　──の標本（対象）　146
研究疑問　33, 112, 148
研究計画　147
研究計画書　144, 147, 221, 231
研究者　12, 56✓
研究テーマ　13
研究デザイン　145
　──の特徴　63
研究報告書　144
研究方法論　211

研究命題　35
研究倫理委員会（IRB）　43, 47
研究論文　220
検査−再検査信頼性　90
検査者間信頼性　90
現象学　21, 181
現象学的アプローチ　207
現地調査　206

こ

コービン（Corbin）　209
コクラン（Cochran）　172
コクラン共同計画（CC）　172
コクランライブラリー　172
コホート研究　171
個人情報　49
個人面接　81
口述発表　224
勾配　131
広汎性発達障害（PDD）　247, 254✓
交替操作法　128
考察　158, 212
校正記号　230, 231
校正刷り　230
国際障害分類（ICIDH）　14, 18
国際生活機能分類（ICF）　14, 18
国勢調査　66
根拠に基づく医療（EBM）
　　　　　29, 51, 164, 170
根拠に基づく作業療法（EBOT）　53

さ

サイエンス　12, 19
　──，作業療法　20
　──，手法　13, 20, 255
　──としての研究　21
サケット（Sackett）　170
サンプリング　179
作業科学　29, 57✓
作業形態　19
作業遂行　19
作業遂行歴面接第2版　18, 56✓
作業中心　14
作業に関する自己評価・第2版
　　（OSA II）　240, 253✓
作業の機能障害　164
作業パラダイム　26
作業療法リーズニング　14, 163

　──の分類　15
作業療法を"科学"にする　27
査読　146, 216✓, 229
査読者　229
雑誌　162
参与（参加）観察　83

し

シェル（Schell）　165
システマティックレビュー（系統的文
　　献レビュー）　16, 65, 72, 172
ショーン（Schön）　165
シングルシステムデザイン（SSD）
　　34, 38, 53, 68, 118, 147, 172, 178
　──の特徴　121
シンボリック（象徴的）相互作用論
　　　　　　　　　　　　208
支払意志法　176
仕事環境影響尺度　18, 56✓
自然観察　83
自然主義的研究　181
自然主義的探究　201
指導教員　221, 232✓
施設内審査委員会（IRB）　43
視覚的アナログスケール（VAS）
　　　　　　　　　　93, 200
自己決定権　47
自己相関　133
自由回答法　86
　──，選択（肢）法　86
事例研究　66, 111, 114
事例検討　64, 118
事例検討会　109
事例バンク　117
事例報告　112
　──の作成要領　116
時間見本法　83
時間連続性研究　38
執筆要項　149
質的研究　181, 202
　──の限界　205
　──の分類　206
質的尺度　88
質問紙　85
　──，集団調査法　81
　──，調査法　66, 80
　──，留め置き調査法　81
　──，郵送法　80

実験研究　66, 98
実験的観察（法）　83, 101
実験的デザイン
　　　　　　63, 64, 101, 147, 177
実証主義　201, 216
社会科学　256
社会的不利　18
謝辞　86, 229
尺度　88, 180, 187
──，安定性　90
──，基準関連妥当性　90
──，構成概念妥当性　90
──，種類　88
──，信頼性　89
──，妥当性　90
──，同等性　90
──，内的整合性　90
──，内容的妥当性　91
守秘　48
集積評定尺度　91
集団面接　66, 81
重要な用語　145
従属変数　36, 100
出典　229
出版バイアス　174
順位相関係数　190
──，ケンドール（Kendall）　190
──，スピアマン（Spearman）
　　　　　　　　　　94, 180, 190
順序（順位）尺度　88, 180, 187
準実験研究法　101, 102
準実験的デザイン　102, 177
所属の英文名　149
緒言　149, 211
序論　145
叙述的レビュー　172
抄録　224, 232
症例対照研究　171
条件統制　98
信頼性　180
真の実験デザイン　177
人格の尊厳　47
人体運動学　28, 57
人的資本法　176

す

スケーログラム　92
スチュワート（Stewert）　123
ストラウス（Strauss）
　　　　　　　29, 165, 203, 208
スピアマン（Spearman）　246
──の順位相関係数　94, 180, 190
スピリチュアリティ　29
スピリチュアル　17
スライド　224
スレーグル（Slagle）　26
水準　129
推奨度　174

せ

セルティズ（Selltiz）　62
正規分布　187
正の相関　106
生活技能訓練（SST）　241
成績判定　222, 232
──のポイント　223
整理法　74
折半法　90, 131
説明
　──，医師中心基準　47
　──，患者中心基準　47
説明的デザイン　63, 64
説明変数　36
先行調査　79
全数調査　66, 137
前実験的デザイン　177
前パラダイム期　25
──，作業療法の　25

そ

相関係数　105, 189
──，ピアソン（Pearson）　190
相関研究　105
層化　173
総説　172
操作的定義　36
測定　87
卒業研究　220
──，採点のポイント　223

た

タイムサンプリング法　122
ダイナミカルシステム理論
　　　　　　　　　　240, 253
ダブルブラインド法　⇒ 二重盲検法
多標本実験計画法　120

──の特徴　121
妥当性　101, 180
対象者　12
対面面接法　66
対立仮説　179
第1のパラダイム期，作業療法の　26
第2種の過誤　174
第2の危機期，作業療法の　27
第2のパラダイム期，作業療法の　26
題名　144, 148
単回帰分析　94
単著　162
探索的研究　112
探索的デザイン　63, 64

ち

チェックランド（Checkland）　209
チャード（Chard）　207
中央値　88
中間発表　222
注意点　213
著作権　228
著者名　144
緒言　149, 211
重複投稿　229
調査　77
調査研究　37, 66, 77
調査法，質問紙による　80

て

テイラー（Taylor）　27
データ収集　211
データ分析　212
ディア（Deer）　62
デカルト（Descartes）　20
哲学的基盤　256
転載　228
転載許諾　228
電話調査　82
電話面接法　66

と

トライアンギュレーション
　　　　　　　　113, 138, 182
投稿　227
──，海外学術誌への　230
統計ソフト　186
統計的仮説検定　179

統計的推定　177
動作　28
道徳療法　25
特殊事例　112
独立変数　36, 100

な

ナラティブ　17, 56✓, 182
　── に基づく実践（NBP）　14
ナラティブアプローチ　182, 242
ナラティブ（物語的）リーズニング
　　　　　　　　　　　　29, 182
ナラティブレビュー　72
内的整合性　90

に

ニーズ評価　67
ニュールンベルク綱領　42, 43
二次資料　80, 137✓
二重投稿　229
二重盲検法（ダブルブラインド法）
　　　　　　　　　　　　52, 100
人間作業モデル（MOHO）
　　　　　　　　　18, 29, 56✓, 148

の

ノンパラメトリック検定　88, 193
ノンパラメトリック法　180
能力低下　18

は

ハッセルカス（Hasselkus）　183, 207
ハンドレイ-モア（Handley-More）
　　　　　　　　　　　　128
ハンメル（Hammel）　206
バーク（Burke）　24
バートレット（Bartlett）検定　134
バートン（Barton）　126
バーンズ（Burns）　205
バイアス　171, 173
　──, 選択　171
　──, 想起　171
バイヤット（Buyatt）　29
バンクーバー方式　228, 232✓
パターナリズム　46
パラダイム　24, 256
　── への回帰　25
パラダイム期　25

パラメータ　36
はじめに（緒言）　149
長谷川式認知症スケール（HDS-R）
　　　　　　　　　　　　34
背理法　179
「外れ」値　119
反証　112
反証法　179

ひ

ヒポクラテス（Hippocrates）　41
ヒュース（Huth）　228
ピーターセン（Pettersson）　207
ピアソン（Pearson）積率相関係数　94
比較研究法　165
比較臨床試験（CCT）　171
比率（比）尺度　89, 180
皮膚電気抵抗値（GSR）　122
非治療期間　121
費用-効果分析（CEA）　175
費用-効用分析（CUA）　176
費用最小化分析　176
費用分析　176
費用-便益分析（CBA）　176
表計算ソフト　73
表題　144
評定尺度　18, 56✓
剽窃　49, 226
標本　77
標本抽出法　179
標本調査　77

ふ

フーバーマン（Huberman）　206
フィドラー（Fidler）　164
フィールドワーク　206
フェイスシート　85
フェイススケール（face scale）　93
フォーカスグループ　49, 54
フォッシー（Fossey）　203
フランク（Frank）　18, 182
フレミング（Fleming）　18, 165, 203
フローチャート　152
ブラインド化　100
ブルーマー（Blumer）　203, 208
ブルンストローム（Brunnstrom）ステージ　187
ブルンストローム法　28

ブレイ（Bray）　46
プライバシー　48
プライバシー権　48
プレゼンテーションソフト　225
負の相関　106
分散分析（ANOVA）　104, 198
分類学　62
文献　161
　── の読み方　73
文献引用　75
文献カード　74, 75
文献研究　49, 65, 69, 74, 211
文献レビュー　64, 65, 69, 145, 255

へ

ヘルシンキ宣言　43
ベースライン期（間）　53, 121, 126
ベースライン法
　──, 行動間時差型多重　127, 134
　──, 個体間時差型多重　127, 134
　──, 条件間時差型多重　127, 134
　──, 多重　127
ベック（Beck）　205
米国作業療法協会（AOTA）　12
変数　35, 36, 57✓
　── の関連性　94
変動　131
偏相関係数　106

ほ

ホルム（Holm）　54, 167
ボバース（Bobath）　28, 164
ポープ（Pope）　205
ポーリット（Polit）　205
ポスター　225, 232✓
ポスター発表　225
母集団　77
方法　152
本研究　222
本文　144, 145
本論　145
　──, 結果　146
　──, 考察　146
　──, 方法　145
翻訳書　162

ま

マイルズ（Miles）　206

マガシ(Magasi)　206
マギル(Magill)　126
マクナリー(McNary)　27
マケビット(Mckevitt)　238
マサガタニ(Masagatani)　165
マスク化　100
マッチング　173
マッティングリー(Mattingly)　165, 203
マニュアル検索　70
マン-ホイットニー(Mann-Whitney)検定　88, 180, 197
前向き研究　171
前向きコホート研究　171

み

未来のパラダイム，作業療法の　27
南カリフォルニア回転後眼振検査　38
民族誌学　21, 29, 181, 206

め

メーリングリスト　49
メイズ(Maze)　205
メジアン　88
メタアナリシス　72, 174
メタ分析研究　16
メトリック　180
名義(名目)尺度　88, 180
命題　35
命題検証型の研究　37
命題生成型の研究　37
面接　18, 83
　──の分類　84
面接調査法　81
面接法　66, 137

も

モゼイ(Mosey)　164
モンデビル(Mondeville)　46
目視法　129
物語　17, 56
　──と対話による医療(NBM)　164
物語的説明　17

よ

ヨーク(York)　125
予備的研究　222
要因計画研究法　103

要旨　227
要素還元主義　20, 26

ら

ライフステージ　164
ライリー(Reilly)　164
ラッシュ分析　96
ラポート(ラポール)　84
ランダム化　99, 173
ランダム化比較試験(RCT)　29, 30, 38, 51, 148, 152, 170
ランダムサンプリング　64, 66, 179
ランダム割り付け　170

り

リーズニング　15, 163
　──, 誤った　168
　──, 科学的　166
　──, 実際的　167
　──, 熟練作業療法士の　168
　──, 相互交流的　168
　──, ナラティブ　167
　──, 倫理的　167
　──の質　168
リカート(Likert)法　91, 183
リンカーン(Lincoln)　201
リンダーマン(Linderman)　123
利得　177
理学部　20
理性ある市民の基準　47
理由づけ　163
量的研究　30, 177, 202
量的尺度　89
倫理　40
倫理委員会　43
倫理原理　40, 53
倫理綱領　41
臨床医学研究を進めるための3つの基本認識　54
臨床疫学　170
臨床経済学　175
臨床実践　109, 164
臨床の知　110
臨床の論理　169

る

類型
　──, 研究　62

　──, 手法による　65
　──, 目的による　62

れ

レイ(Ray)　122
レイニンガー(Leininger)　205
レイブランド(Leibbrand)　42
レクセル(Lexell)　208
レビュー　172
レビン(Lewin)　209
歴史研究　24

ろ

ローレンス(Llorens)　164
ロジャース(Rogers)　15, 165
ロス(Roth)　226
老健　→ 介護老人保健施設
論文　144, 226
　──の構成　144
　──の構成, 質的研究の　210
　──の仕上げ　116
　──の評価　145
論文作成　147

数字・欧文

1元配置分散分析　199
2標準偏差帯法　132
65歳大学　148

A

A期　53
ABデザイン　53, 123
ABAデザイン　53, 124
ABABデザイン　53, 124
abstract　227
action　28
AHRQ (Agency for Healthcare Research and Quality；米国健康政策研究局)　173
AJOT(*American Journal of Occupational Therapy*)　71
Alexander(アレキサンダー)　42
Allen(アレン)　164
alternative hypothesis　179
AMPS (assessment of motor and process skills)　96, 186

ANOVA（analysis of variance；分散分析） 104, 198
AOTA（American Occupational Therapy Association；米国作業療法協会） 12
APA（American Psychological Association；米国心理学会）方式 161
autocorrelation 133
Ayres（エアーズ） 164

B

B 期 53
BAB デザイン 125
Bartlett（バートレット）検定 134
Barton（バートン） 126
Beck（ベック） 205
bias 171, 173
Blumer（ブルーマー） 203, 208
Bobath（ボバース） 28, 164
Bray（ブレイ） 46
Brunnstrom（ブルンストローム）stage 187
Brunnstrom 法 28
Burke（バーク） 24
Burns（バーンズ） 205
Buyatt（バイヤット） 29

C

χ^2（カイ2乗）検定 180, 188
case conference 109
case study 118
causality 64
CBA（cost-benefit analysis；費用−便益分析） 176
CC（The Cochrane Collaboration；コクラン共同計画） 172
CCT（controlled clinical trial；比較臨床試験） 171
CEA（cost-effectiveness analysis；費用−効果分析） 175
census 66
Chard（チャード） 207
Checkland（チェックランド） 209
client 12
clinical economics 175
clinical epidemiology 170
clinical reasoning 14

Cochran（コクラン） 172
Cochrane Library 172
collaboration 16
concept 35
confidentiality 48
construct validity 90
content validity 91
COPM（Canadian Occupational Performance Measure；カナダ作業遂行測定） 236, 253
Corbin（コービン） 209
correlational coefficient 105
correlational research 105
COSA（child occupational self assessment） 244
cost analysis 176
cost minimization analysis 176
crisis 25
criterion-related validity 90
criterion variables 36
Cronbach（クロンバック） 240, 246
CUA（cost-utility analysis；費用−効用分析） 176

D

Deer（ディア） 62
dependent variable(s) 36, 100
Descartes（デカルト） 20
descriptive review 72
disabilities 18
dynamical system theory 240, 253

E

EBM（evidence-based medicine；根拠に基づく医療） 29, 51, 164, 170
EBOT（evidence-based occupational therapy；根拠に基づく作業療法） 53
EBP（evidence-based practice；エビデンスに基づく実践） 14, 51, 170
endpoint 173
enquête 49, 77
epidemiology 170
ethnography 21, 29, 181, 206
experimental observation 83
explanatory variables 36

F

face scale（フェイススケール） 93
Fidler（フィドラー） 164
Fleming（フレミング） 18, 165, 203
formal study 62
Fossey（フォッシー） 203
Frank（フランク） 18, 182

G

gain 177
Gibson（ギブソン） 240
Glaser（グレイザー） 29, 165, 203, 208
grounded theory 21, 29, 181, 203, 216
Grove（グローブ） 205
GSR（galvanic skin reflex；皮膚電気抵抗値） 122
Guba（グーバ） 201
Guttman Scale 91

H

Hammel（ハンメル） 206
handicaps 18
Handley-More（ハンドレイ−モア） 128
Hasselkus（ハッセルカス） 183, 207
HDS-R（Hasegawa dementia scale；長谷川式認知症スケール） 34
health economics 175
Hippocrates（ヒポクラテス） 41
Holm（ホルム） 54, 167
Huberman（フーバーマン） 206
human capital method 176
Huth（ヒュース） 228

I

ICF（International Classification of Functioning, Disability and Health；国際生活機能分類） 14, 18
──の特徴 19
ICIDH（International Classification of Impairments, Disabilities and Handicaps；国際障害分類） 14, 18
impairments 18
independent variable(s) 36, 100
informed consent 46, 47

in printing　230
internal consistency　90
interpretative research　181
inter-rater reliability　90
interval scale　89
interview　18, 83
IRB（Institutional Review Board；施設内審査委員会，研究倫理委員会）　43, 47
Ivy（アイビー）　42

J

JANCOC（The Japanese informal Network for the Cochrane Collaboration）　173

K

Kaplan（カプラン）　62
Katz（カッツ）　50
Kendall（ケンドール）の順位相関係数　190
key informant　66
key terms　145
key words　145, 228
Kielhofner（キールホフナー）　24, 35, 163, 203, 256
kinesiology　28
King（キング）　240
KJ法　29, 75, 137✓, 182
Kuhn（クーン）　24

L

Leibbrand（レイブランド）　42
Leininger（レイニンガー）　205
level　129
Lewin（レビン）　209
Lexell（レクセル）　208
Likert technique　91, 183
Lincoln（リンカーン）　201
Linderman（リンダーマン）　123
Llorens（ローレンス）　164

M

Magasi（マガシ）　206
Magill（マギル）　126
Mann-Whitney（マン-ホイットニー）検定　89, 180, 197
Masagatani（マサガタニ）　165

matching　173
Mattingly（マッティングリー）　165, 203
Maze（メイズ）　205
Mckevitt（マケビット）　238
McNary（マクナリー）　27
measurement　87
median　88
MEDLINE　29, 70
meta-analysis　72, 174
meta-analytic studies　16
metric　180
Miles（マイルズ）　206
MOHO（model of human occupation；人間作業モデル）　18, 29, 56✓, 148
Mondeville（モンデビル）　46
morale treatment　25
Mosey（モゼイ）　164

N

narrative　17
—— review　72, 172
naturalistic inquiry　181
natural observation　83
NBM（narrative-based medicine；物語と対話による医療）　164
NBP（narrative-based practice；ナラティブに基づく実践）　14
nominal scale　88
non-parametric 検定　88, 193
null hypothesis　179

O

observation　83
occupational science　29
occupational therapy reasoning　14
operational definition　36
ordinal scale　88
OSA II（Occupational Self Assessment, version 2.1；作業に関する自己評価・第2版）　240, 253✓
O'Sullivan（オサリバン）　207
Ottenbacher（オッテンバッカー）　120

P

paradigm　25

participatory observation　83
PDD（pervasive developmental disorder；広汎性発達障害）　247, 254✓
Pearson（ピアソン）積率相関係数　94
peer review　146, 216✓, 229
PEGS（the perceived efficacy and goal setting system）　244
Pettersson（ピーターセン）　207
phenomenology　181
pilot study　79
plagiary　49
Polit（ポーリット）　205
Pope（ポープ）　205
population　77
positivism　201
pre-paradigm　25
privacy　48
propositions　35
prospective cohort study　171
prospective study　171
PubMed　70

Q

QALYs（quality adjusted life years；クオリー）　176
qualitative research　181
quantitative research　177
quasi-experiments　101

R

random allocation　171
randomization　173
rapport　84
ratio scale　89
Ray（レイ）　122
RCT（randomized controlled trial；ランダム化比較試験）　29, 30, 38, 51, 148, 152, 170
reasonable citizen standard　48
reasoning　15, 163
reductionism　20, 26
Reilly（ライリー）　164
reliability　180
retrospective cohort study　171
retrospective study　171
returning to paradigm　25
review　64, 172

Rogers（ロジャース） 15, 165
Roth（ロス） 226

S

Sackett（サケット） 170
sample 77
—— survey 77
scale 88
Schell（シェル） 165
Schön（ショーン） 165
Selltiz（セルティズ） 62
Slagle（スレーグル） 26
slope 131
social science 256
Spearman（スピアマン） 246
—— の順位相関係数 180, 190
spiritual 17
SSD（single systems design；シングルシステムデザイン）
　34, 38, 53, 68, 118, 147, 172, 178
SST（social skills training；生活技能訓練） 241

statistical estimation 177
statistical hypothesis testing 179
Stewert（スチュワート） 123
stratification 173
Strauss（ストラウス）
　29, 165, 203, 208
summated rating scale 91
survey 64, 77
systematic review(s)
　16, 65, 72, 172

T

t 検定 107
taxonomy 62
Taylor（テイラー） 27
test-retest reliability 90
time sampling 83
trend 131
triangulation 113, 138✓, 182
type I error 174
type II error 174

V

validity 101, 180
variability 131
variables 36
VAS（visual analogue scale；視覚的アナログスケール） 93, 200
visual analysis 129

W

Walker（ウォーカー） 164
Welch（ウェルチ）の方法 192
Wilcoxon（ウィルコクソン）順位和検定 180
Wilcoxon 符合付き順位検定（Wilcoxon signed rank test）
　89, 196
willingness to pay method 176

Y

Yerxa（エリクサ） 12
York（ヨーク） 125